多学科联合诊治
肝胆胰外科疑难病例精选

名誉主编　赵玉沛
主　　编　梁廷波
副 主 编　白雪莉

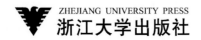

ZHEJIANG UNIVERSITY PRESS
浙江大学出版社

图书在版编目（CIP）数据

多学科联合诊治肝胆胰外科疑难病例精选／梁廷波主编.
—杭州：浙江大学出版社，2017.10
　　ISBN 978-7-308-17349-0

　　Ⅰ.①多… Ⅱ.①梁… Ⅲ.①肝疾病—疑难病—外科学
—诊疗 ②胆道疾病—疑难病—外科学—诊疗 ③胰腺疾病
—疑难病—外科学—诊疗 Ⅳ.①R656

中国版本图书馆 CIP 数据核字（2017）第 214322 号

多学科联合诊治肝胆胰外科疑难病例精选

梁廷波　主编

责任编辑	伍秀芳（wxfwt@zju.edu.cn）	
责任校对	杨利军　候鉴峰	
封面设计	周　灵	
出版发行	浙江大学出版社	
	（杭州市天目山路 148 号　邮政编码 310007）	
	（网址：http://www.zjupress.com）	
排　　版	浙江时代出版服务有限公司	
印　　刷	浙江海虹彩色印务有限公司	
开　　本	710mm×1000mm　1/16	
印　　张	22	
字　　数	431 千	
版 印 次	2017 年 10 月第 1 版　2017 年 10 月第 1 次印刷	
书　　号	ISBN 978-7-308-17349-0	
定　　价	128.00 元	

序 一

肝胆胰外科疾病复杂且危重,病情变化快,治疗方式和手段因人因时而异,加上近年来新技术新方法的不断出现,基础研究成果在临床应用中的快速转化等,既往对该学科疾病的治疗模式也在悄然发生变化。单一学科"单兵"作战的治疗模式已经不适应目前医学的发展和患者治疗的需要。多学科联合诊治模式(MDT)是当今临床医学的要求,体现了以患者为中心的个体化、人性化、科学化和综合化的治疗特点,也体现了循证医学的理念,体现了学科建设和医院管理的水平。虽然MDT概念已提出多年,但目前在国内开展得并不理想,主要表现在:形式不一、组织困难、内涵不够、时效性差、缺乏长久性等。近年来梁廷波教授的MDT团队充分认识到上述问题,并借鉴国外成熟的经验,工作开展得有声有色,获得国内外同行的高度认可和赞誉,使患者得到了最佳的治疗和照护,提高了团队的业务水平。他们在实施过程中积累了许多复杂和罕见的病例,并认真记录下来。这次他的团队从几千例的MDT讨论病例中精选出部分病例,首次编纂成书,并把每例诊治要点提炼出来,配以相应的影像学和手术图片,目的是与国内同行共享诊治中的经验教训,指导今后的临床工作,培养年轻一代的肝胆胰外科医生。这是一件非常有意义的事情。

梁廷波教授是国内肝胆胰外科领域优秀的中青年代表,他有种求知似渴、永不停步的精神;他的团队充满活力、富有朝气、保持开放、不乏睿智、勇于创新。相信该团队出版的这部《多学科联合诊治肝胆胰外科疑难病例精选》专著,一定具有可读性,对该领域的各级医生有所裨益。

值此著作出版之际,我希望梁廷波教授及其团队继续努力,积累经验,累积成文,为下一部MDT专著的出版奠定基础。

北京协和医院院长

中国科学院院士

中国科协副主席

中华医学会常务副会长、外科学分会主任委员

序 二

我与梁廷波教授相识多年，也多次到他带领的团队进行学术交流，彼此在肝胆胰外科问题上一直保持着探讨和联系。我深知他在探索本学科发展上是一个不知疲倦、永不停步的国内年轻人代表；在他身上，总是有种求知似渴的精神。同样他的团队也一直充满干劲，保持开放，不乏睿智，勇于创新。

欣闻他的团队将要出版一部《多学科联合诊治肝胆胰外科疑难病例精选》专著，邀我作序，我非常荣幸和感谢。我也借此想为这部书说几句话。

医学经历过数千年的延绵嬗变，包括现代医学的繁荣发展，至今迎来了它"最好的时代"。大量新知识的涌现和技术革新以及专业精细化，使得医疗服务能力大幅提升，人类健康和生命安全得到了前所未有的保障。专科化为医生创造了在某一领域深入钻研和取得突破性成绩的条件，但是过度的专科化也带来了疾病诊治上的弊端：缺乏整体性、系统性、综合性和个体化。多学科联合诊治（MDT）模式就是为了克服上述弊端而诞生的，它为患者提供规范及优化的诊疗方案，减少误诊率及漏诊率，最大限度地降低外科并发症，科学地评估病人的获益和风险，促进学科建设和年轻医师的培养。

MDT概念虽然提出了多年，但国内开展得并不理想，主要表现在：形式不一、组织困难、内涵不够、时效性差、缺乏长久性等方面。近年来梁教授的MDT团队充分认识到上述问题，并借鉴国外成熟的经验，工作开展得有声有色，得到了国内外同行的高度认可和评价。他们把MDT的经验和精选病例首次编纂成书，非常有意义。在新书中，梁教授及其MDT团队展示了许多肝胆胰外科的复杂疑难和少见病例，并对每个病例总结出诊治经验和教训，与同行分享，值得一读。

我在肝胆胰外科领域从业数十年，深刻体会到肝胆胰外科是一个具有挑战性的学科，需要我们不断探索，不断突破，不断完善。该书是一部"鱼"与"渔"兼授的著作，原创性、可读性与先进性强，既体现了多学科综合特点，又符合当今精准医疗的新趋势，目前市场上尚无类似书籍，值得向各级医生推荐。

值此著作出版之际,我希望梁廷波教授及其团队能继续努力探索,积累更多的宝贵经验,也希望优秀的 MDT 模式在国内能够早日推广,造福更多患者。

中国科学院院士、香港中文大学教授

2017 年 6 月于香港

前　言

　　肝胆胰外科疾病的诊治复杂且困难,手术技术要求高,涉及学科面广。近年来,新知识和新理念不断涌现,给以手术为主的综合治疗手段赋予了更多的内涵,肝胆胰外科疾病的诊治模式也随之发生变化,产生了多学科联合诊治(multi-disciplinary team,MDT)。MDT 的目的是经过多学科专家的联合讨论,为每位患者制订最优化的治疗方案,打破既往各专科单兵作战、治疗随意性强的不科学局面;其基础是以患者为中心,以循证医学和技术规范为依据。MDT 在诊治复杂疑难疾病方面的作用越来越被学术界肯定,为患者健康、人才培养和学科建设均带来了益处。

　　浙江大学医学院附属第二医院肝胆胰外科 MDT 团队,包括了国内外的多学科专家,五年多来完成了数千例疑难杂症的讨论和总结,在实践过程中既积累了宝贵经验,又有一些值得吸取的临床教训。为了使这些经验和教训成为今后工作中的借鉴,经团队成员磋商,决定编纂《多学科联合诊治肝胆胰外科疑难病例精选》一书,其目的:一是帮助广大读者能从每一个病例中学到新知识,掌握临床逻辑思维分析方法,吸取教训;二是改善因目前国内肝胆胰外科疾病的 MDT 模式尚处于初级阶段,缺乏该方面的专著的情况。这些是撰写该书的初衷和出发点。

　　本书汇集了 54 例肝胆胰外科典型病例,涵盖了肝脏、胆道和胰腺领域的疑难、复杂和少见病例。在编写结构上,采用多学科讨论的形式呈现每一个病例,从多层次多学科的角度上对病例进行详细的临床逻辑分析,最后总结出每个病例的诊治要点,充分体现了该书的原创性、实用性、可读性和先进性。相信该书会是肝胆胰外科及其相关学科各级医生、医学生的一本有用的参考书。

　　在整个编写过程中,赵玉沛院士给予了精心指导和鼎力支持;全体编写人员的忘我工作精神也令我非常感动,在此一并表示衷心感谢!

　　谨以此书作为对母校浙江大学双甲华诞校庆的特别献礼。

　　鉴于我们的编写时间仓促，编写队伍学识有限，经验欠缺，书中难免有纰漏、争议和不足之处，敬请广大读者在使用过程中不吝批评、指正。

梁廷波

2017 年 5 月　杭州

目　录

常用医学术语缩略词

3DCRT　three dimensional conformal radiation therapy　三维适形放射治疗

ACTH　adrenocorticotropic hormone　促肾上腺皮质激素

AFP　alpha-fetoprotein　甲胎蛋白

AIC　autoimmune cholangitis　自身免疫性胆管炎

AIP　autoimmune pancreatitis　自身免疫性胰腺炎

AJCC　American Joint Committee on Cancer　美国癌症联合会

ALB　albumin　白蛋白/清蛋白

ALP/AKP　alkaline phosphatase　碱性磷酸酶

ALPPS　associating liver partition and portal vein ligation for staged hepa-
　　tectomy　联合肝脏离断与门静脉结扎的分步肝切除术

ALT　alanine transaminase　谷丙转氨酶

AMA　anti mitochondrial antibody　抗线粒体抗体

AMY　serum amylase　血清淀粉酶

ANA　antinuclear antibody　抗核抗体

APUD　amine precursor uptake and decarboxylation　胺前体脱羧

AST　aspartate transaminase　谷草转氨酶

BCLC　Barcelona Clinic Liver Cancer　巴塞罗那肝癌分期

BDI　bile duct injury　胆管损伤

BD-IPMN　branch-duct type intraductal papillary mucinous neoplasm　分支
　　胰管型胰腺导管内乳头状黏液性肿瘤

BRPC　borderline resectable pancreatic cancer　可能可切除胰腺癌

BSC　best supportive care　最佳支持治疗

CDFI　colour Doppler flow imaging　彩色多普勒血流成像

CEA　carcinoembryonic antigen　癌胚抗原

CRP　C-reactionprotein　C 反应蛋白

CS Cushing's syndrome 库欣综合征

CTA CT angiography CT 血管成像

CT computed tomography 电子计算机断层扫描

CUSA cavitron ultrasonic surgical aspirator 超声吸引手术刀

DBIL direct bilirubin 直接胆红素/结合胆红素

DCD donation after cardiac death 心脏死亡器官捐献

DNA deoxyribonucleic acid 脱氧核糖核酸/去氧核糖核酸

DWI diffusion weighted imaging 弥散加权成像

ECT Emission Computed Tomography 发射型计算机断层扫描仪

EMEA European Medicines Evaluation Agency 欧洲药品评价局

ENBD endoscopic nosal biliary drainage 内镜下鼻胆管引流术

ENETS European Neuroendocrine Tumor Society 欧洲神经内分泌肿瘤学会

Eos eosinophils 嗜酸粒细胞

ERBD endoscopic retrograde biliary drainage 内镜下胆道支架引流术

ERCP endoscopic retrograde cholangiopancreatography 内镜逆行胰胆管造影术

ESD endoscopic submucosal dissection 内镜下黏膜剥离

EUS endoscopic ultrasonography 超声内镜

EUS-FNA EUS-guided fine needle aspiration 超声内镜引导下细针穿刺

FDA Food and Drug Administration 食品药品监督管理局

FLR future liver remnant 残余肝脏体积

FNA fine needle aspiration 细针穿刺细胞学检查

FNH focal nodular hyperplasia 肝脏局灶性结节增生

GELs granulocyte epithelial lesions 粒细胞性上皮损害

GGT glutamyl transpeptidase 谷氨酰转肽酶

GIST gastroinstestinal stromal tumor 胃肠间质瘤

HBcAb hepatitis B core antibody 乙肝核心抗体

HBeAb hepatitis B e antibody 乙型肝炎 E 抗体

HBsAb hepatitis B surface antibody 乙型肝炎表面抗体

HBsAg hepatitis B surface antigen 乙型肝炎表面抗原

HBV-DNA hepatitis B virus-DNA 乙肝病毒的脱氧核糖核酸/乙肝病毒基因

HCC   hepatocellular carcinoma   肝细胞肝癌

HCCA   hilar cholangiocarcinoma   肝门部胆管癌/Klatskin 瘤

HP/EP heterotopic pancreas/ectopic pancreas   异位胰腺

HGD   high-grade dysplasis   重度异型增生

HIFU   high intensity focused ultrasound   高强度聚焦超声

IAP   International Association of Pancreatology   国际胰腺病学会

IBD   inflammatory bowel disease   炎症性肠病

IBDI   iatrogenic bile duct injury   医源性胆管损伤

IBIL   indirect bilirubin   间接胆红素

IC   invasive cancer   浸润癌

ICDC   International Consensus Diagnostic Criteria   国际共识诊断标准

ICG   indocyanine green   吲哚菁绿

ICG R15   吲哚菁绿 15 分钟滞留率

IDCP   idiopathic duct-centric pancreatitis   特发性导管中心性胰腺炎

IgG   Immunoglobulin G   免疫球蛋白 G

IgG4-RD   IgG4-related disease   IgG4 相关性疾病

IHCC   intrahepatic cholangiocarcinoma   肝内胆管细胞癌

IMRT   intensity-modulated radiation therapy   调强放射治疗

INR   international normalized ratio   国际标准化比值

IPMN   intraductal papillary mucinous neoplasm   导管内乳头状黏液性肿瘤

IPMN-B   intraductal papillary mucinous neoplasm of the bile duct   胆管内乳头状黏液性瘤

IPNB   intraductal papillary neoplasm of the bile duct   胆管内乳头状瘤

ISGPS   International Study Group of Pancreatic Surgery   国际胰腺外科学研究组

ISI   international sensitive index   国际敏感指数

LAPC   local advanced pancreatic cancer   局部晚期胰腺癌

LC   laparoscopic cholecystectomy   腹腔镜胆囊切除术

LPSP   lymphoplasmacytic sclerosing pancreatitis   淋巴浆细胞硬化性胰腺炎

MCN   mucinous cystic neoplasm   黏液性囊性肿瘤

MDT   multi-disciplinary team   多学科联合诊治

MD-IPMN　main-duct type intraductal papillary mucinous neoplasm　主胰管型胰腺导管内乳头状黏液性肿瘤

MEN　multiple endocrine neoplasia　多发性内分泌肿瘤

m-FOLFIRINOX　modified-FOLFIRINOX　改良 FOLFIRINOX 方案

MOF　multiple organ failure　多器脏功能衰竭

MPC　metastatic pancreatic cancer　转移性胰腺癌

MR　magnetic resonance　磁共振

MRCP　magnetic resonance cholangiopancreatography　磁共振胰胆管造影

MRI　magnetic resonance imaging　磁共振成像

MT-IPMN　mixed type intraductal papillary mucinous neoplasm　混合型胰腺导管内乳头状黏液性肿瘤

MVI　microvascular invasion　微血管侵犯/微血管癌栓

NCCN　National Comprehensive Cancer Network　美国国立综合癌症网络

NEC　neuroendocrine carcinoma　神经内分泌癌

NET　neuroendocrine tumor　神经内分泌肿瘤

NSE　neuron-specific enolase　神经元特异性烯醇化酶

ORR　objective response rate　客观缓解率

OS　overall survival　总生存期

PACC　pancreatic acinar cell carcinoma　胰腺腺泡细胞癌

PCCCL　primary clear cell carcinoma of the liver　原发性透明细胞型肝癌

PCLs　pancreatic cystic lesions　胰腺囊性疾病

PCNs　pancreatic cystic neoplasms　胰腺囊性肿瘤

PCT　procalcitonin　降钙素原

PD　pancreaticoduodenectomy　胰十二指肠切除术

PDAC　pancreatic duct adenocarcinoma　胰腺导管腺癌

PET-CT　positron emission tomography-computed tomography　正电子发射计算机断层显像

PFS　progression free survival　无进展生存期

PLT　blood platelet　血小板

PNET　pancreatic neuroendocrine tumor　胰腺神经内分泌肿瘤

PNS　paraneoplastic syndrome　伴癌综合症

POHF　postoperation hepatic failure　术后肝衰竭

PPC　pancreatic pseudocyst　胰腺假性囊肿

PR　partial response/remission　部分缓解

PT　prothrombin time　凝血酶原时间

PTCD　percutaneous transhepatic cholangial drainage　经皮经肝穿刺胆道引流

PTCS　percutaneous transhepatic cholangioscopy　经皮经肝胆道镜检查

PTGD　percutaneous transhepatic gallbladder drainage　经皮经肝胆囊穿刺引流

PTH　parathormone　甲状旁腺素

PV　portal vein　门静脉

PVE　portal vein embolization　门静脉栓塞

PVTT　portal vein tumor thrombus　门静脉癌栓

RAMPS　radical antegrade modular pancreatosplenectomy　根治性顺行模块化胰脾切除术

RBC　red blood cell　红细胞

RFA　radiofrequency ablation　射频消融

RPC　resectable pancreatic cancer　可切除胰腺癌

SBRT　stereotactic body radiation therapy　立体定向放射治疗

SCN　serous cystic neoplasm　浆液性囊性肿瘤

SD　stable disease　病情稳定

SLV　standard liver volume　标准肝体积

SMA　smooth muscle autoantibody　平滑肌自身抗体

SMCA　serous micro-cystic adenoma　微囊型浆液性囊腺瘤

SMV　superior mesenteric vein　肠系膜上静脉

SOIA　serous oligocystic and ill-demarcated adenoma　寡囊型浆液性囊腺瘤

SPT/SPN　solid pseudopapillary tumor/neoplasm　实性假乳头状瘤

SSCA　solid-type serous cystadenoma or solid serous adenoma　实性浆液性囊腺瘤

T1WI　T1 weighted imaging　T1 加权像

T2WI　T2 weighted imaging　T2 加权像

TACE　transcatheter arterial chemoembolization　经肝动脉插管灌注化疗栓塞

TBIL/STB　total bilirubin/serum total bilirubin　总胆红素

TNM　tumor/node/metastasis　肿瘤学中对肿瘤的一种分期形式

UCLA　University of California，Los Angeles　加州大学洛杉矶分校

UCSF　University of California，San Francisco　加州大学旧金山分校

WATIMV　Whipple at the inferior mesenteric vein　近肠系膜下静脉 Whipple 手术

WATSA　Whipple at the splenic artery　近脾动脉 Whipple 手术

WBC　white blood cell　白细胞

WON　walled-off necrosis　包裹性坏死

γ-GT　γ-glutamyltranspeptidase　γ-谷氨酰转肽酶

1　　原发性透明细胞型肝癌

🐧要点：

（1）原发性透明细胞型肝癌（primary clear cell carcinoma of the liver，PCCCL）与普通型肝细胞肝癌（hepatocellular carcinoma，HCC）虽然在影像学上强化均呈"快进快出"征象，但前者肿瘤富含脂质成分，周边可形成假包膜，因此，需注意对二者进行鉴别，减少误诊；

（2）手术切除是治疗透明细胞型肝癌的最佳手段，其预后显著优于非透明细胞型 HCC。

一、　病例简介

肝胆胰外科医师：

患者男性，71 岁，因"乏力 16 天，体检发现肝占位 7 天"入院。既往曾患"慢性支气管炎"30 年、"房颤"3 年，3 年前行"主动脉瓣（生物瓣）置换术"。查体无殊。

实验室检查：PT 20.2s，INR 1.76，HBsAb（＋），糖类抗原 CA12-5 39.6U/ml，AFP 和糖类抗原 CA19-9 正常，肝功能 Child-Pugh 分级为 A 级，ICG R15 6.5％。

辅助检查：超声造影和肝脏 CT、MRI 均提示肝Ⅵ段占位伴部分坏死，首先考虑细胞型肝癌。

二、　鉴别诊断

超声科医师：

超声造影显示肝Ⅵ段有一高回声肿块，大小约 4.1cm×3.6cm×4.4cm，边界不清,周边见声晕,CDFI 示其内见点状血流信号。注入造影剂后,肿块动脉期呈不均匀高增强,门静脉期呈等增强,延迟期呈低增强。以上均符合 HCC"快进快出"的表现,因此诊断首先考虑 HCC。

放射科医师:

上腹部 CT 增强(图 1)及肝脏 MR 增强扫描(图 2)提示肿瘤位于肝 VI 段,由右肝动脉供血,余肝未见病灶。门静脉、肝静脉及下腔静脉未见癌栓形成。肿瘤未见穿透腹膜及侵犯邻近脏器。肝门部及后腹膜未见肿大淋巴结。胸部高分辨率 CT 平扫未发现肺内转移。从影像学上看,肝 VI 段肿瘤富含脂质成分,强化呈"快进快出"征象,周边有假包膜,首先考虑原发性细胞型肝癌(透明细胞型),术前 MRI 分期为 T1N0M0。但此细胞型肝癌与普通型 HCC 的影像表现不完全一致,肿瘤内富含脂质成分有一定的提示作用,需要与血管平滑肌脂肪瘤及转移性透明细胞型肝癌区分开。血管平滑肌脂肪瘤成分多样,可以含较多脂肪,但很少有包膜,病灶中常见粗大血管影;而转移性透明细胞型肝癌,尤其是肾透明细胞癌肝转移,一般有原发肿瘤的病史。

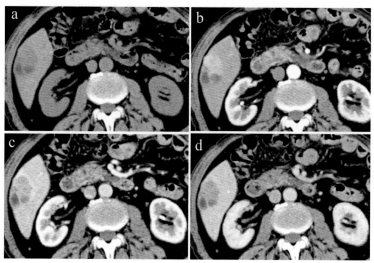

图 1　上腹部 CT 增强扫描显示第肝 VI 段见一等低混杂密度肿块,大小约 4.2cm×3.0cm×4.2cm,其内见斑片状脂肪密度影,肿块边界尚清。增强后动脉期病灶明显不均匀强化,门脉期减退,其内见斑片状无强化低密度区,病灶周边见斑片状异常灌注。(a)平扫;(b)动脉期;(c)门脉期;(d)实质期

肝胆胰外科医师:

根据影像学检查,该病例临床诊断为肝恶性肿瘤,诊断基本明确。但由于肿瘤内富含脂肪成分,有可能属于一种比较少见的肝癌亚型,即透明细胞型肝癌。该亚型肝癌临床上缺乏特异性表现,性别上以男性较多,可有 HBsAg 阳性

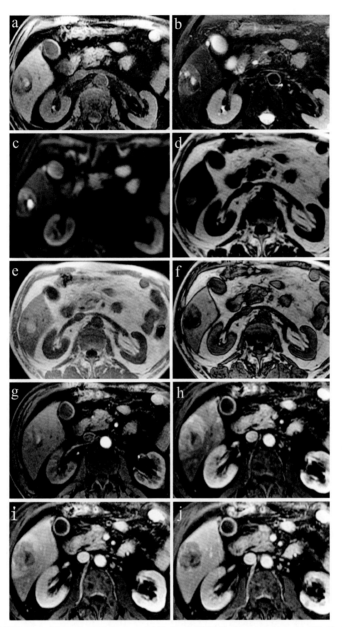

图 2　肝脏增强 MR 扫描显示肝 Ⅵ 段有一团块状异常信号影,以长 T1、长 T2 为主,病灶内可见结节状短 T1、长 T2 信号影,DWI 呈不均匀高信号;脂肪相可见肿块内斑片状高信号;反相位可见部分信号较同相位减低;增强后动脉期及门脉期病灶实性部分明显不均匀强化,实质期减退,周围见包膜样强化,病灶周边见斑片状异常灌注。(a)T1WI;(b)T2WI;(c)DWI;(d)脂肪相;(e)同相位;(f)反相位;(g)动脉期;(h)门脉期;(i)实质期;(j)延迟期

和 AFP 增高,影像学上表现不典型,容易和其他肝脏肿瘤混淆,最终确诊需靠病理诊断。

三、 初步诊断

(1)肝细胞型肝癌;(2)主动脉瓣置换术后;(3)心房颤动;(4)慢性支气管炎。

四、 诊疗计划

肝胆胰外科医师:

患者肝Ⅵ段恶性肿瘤诊断基本明确,根治需行手术切除,排除手术禁忌后行腹腔镜下肝脏肿瘤切除术。但患者系心脏瓣膜置换术后,且合并有房颤及慢性支气管炎,心肺功能较差,术前需仔细评估心肺功能,术中注意加强监测,维持血压、心率等,术后需注意深静脉血栓形成、肺栓塞以及肺部感染风险,加强围手术期监护及气道管理。

五、 治疗经过

肝胆胰外科医师:

患者入院后,排除手术禁忌后于全麻下行"腹腔镜右肝癌切除术"。术中腹腔内未见明显腹水,肝脏正常形态,色红,无硬化表现;右肝后叶Ⅵ段可见一直径约 4cm 的肿瘤,包膜完整,边界清;余肝脏未见明显肿块;膈肌、胃肠、网膜、腹膜及盆腔未见明显转移性结节。手术顺利,术后安返病房。术后主要予抗感染、护胃、护肝、强心、利尿等对症支持治疗。术后第 4 天因右侧胸水行胸腔穿刺置管引流术,术后第 8 天拔除胸、腹腔引流管,术后第 12 天出院。

病理科医师:

术后常规病理(图 3 和图 4):(右肝)部分肝切除标本,大体切面见 4cm× 2.5cm 大小的灰黄肿瘤。组织学:肝细胞型肝癌,透明细胞型,实体型,假腺样,伴脂肪变,可见大片凝固性坏死,组织学分级为Ⅱ级。未见明确脉管内癌栓,MVI 评级为 M0。切缘:肝脏断端切缘为阴性。

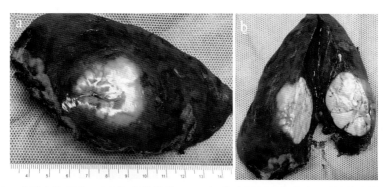

图 3　术后大体标本。(a)肿瘤直径约 4cm;(b)肿瘤断面呈灰黄色,可见脂肪样组织

图 4　术后常规病理符合肝细胞型肝癌,透明细胞型,实体型,假腺样,伴脂肪变,可见大片凝固性坏死

肝胆胰外科医师:

根据《AJCC 癌症分期手册》(第 7 版)肝癌 TNM 分期为 T1N0M0,Ⅰ 期。术后常规随访,肝功能良好。复查肝脏增强 CT 和 MR(图 5)均未提示复发,已无瘤生存 3 个月。

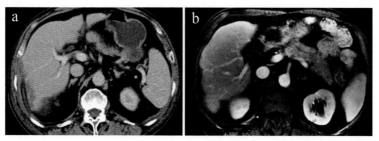

图 5　术后 3 个月复查肝脏 CT 及 MRI。(a)CT 增强门脉期:术区少量积液;(b)MR 增强实质期:未见复发征象

六、 总 结

肝胆胰外科医师：

PCCCL 是 HCC 的一种较少见的特殊病理类型，发病率不足 HCC 的 10%[1,2]。PCCCL 的主要病理特点是由于细胞内代谢途径的缺陷和变化导致细胞内大量的糖原和脂质蓄积，从而使细胞在苏木素伊红染色时因为细胞质的透明状态表现为空泡样改变[3]。随着病理诊断技术的不断发展，对 PCCCL 的确诊率也逐渐提高。其影像学特点较普通型 HCC 相对不典型，术前容易误诊，此外还需与血管平滑肌脂肪瘤、炎性假瘤、血管瘤等肝脏肿瘤鉴别。手术切除是治疗 PCCCL 的最佳手段。研究显示，PCCCL 患者的预后显著优于非透明细胞型 HCC[1,2]，1 年、3 年和 5 年总体生存率可分别达到 90.2%、70.6% 和 55.9%。

七、 最终诊断

原发性透明细胞型肝癌(T1N0M0，Ⅰ期)。

参考文献

[1] Liu Z, Ma W, Li H, Li Q. Clinicopathological and prognostic features of primary clear cell carcinoma of the liver. Hepatol Res，2008,(38):291—309.

[2] Li T, Fan J, Qin LX, et al. Risk factors, prognosis, and management of early and late intrahepatic recurrence after resection of primary clear cell carcinoma of the liver. Ann Surg Oncol, 2011, (18):1955—1963.

[3] 李涛,樊嘉,钦伦秀,等.透明细胞型肝癌的临床病理特点及预后.中华普通外科杂志,2012,27(2):96—99.

2 ALPPS 治疗肝细胞肝癌

🐧 **要点:**

右肝弥漫性肝细胞肝癌伴门静脉主干及左右分支癌栓形成,残肝体积不足患者,行 ALPPS 术式疗效确切,可以尝试。

一、 病例简介

肝胆胰外科医师(主管医师):

患者男性,43 岁,因"上腹部胀痛不适 7 天"入院。当地 CT 提示右肝多发肝细胞肝癌伴门静脉癌栓形成,肝硬化,门脉高压。既往乙肝病史 30 余年,未正规抗病毒治疗。其父亲因肝癌去世,否认其他消化道恶性肿瘤家族史。查体未见明显阳性体征。患者入院后,实验室检查提示 AFP 及 CA19-9 正常水平,肝肾功能、血常规、凝血谱正常水平,乙肝大三阳,乙肝病毒 DNA 定量 3.1×10^5,ICG R15 6.7%,肝功能 Child-Pugh A 级;影像学提示右肝弥漫性肝细胞肝癌伴门静脉主干及左右分支癌栓形成,无肿瘤远处转移依据。

二、 鉴别诊断

肝胆胰外科医师:

患者既往有慢性乙型病毒性肝炎病史,此次影像学发现右肝多发占位,该病例的临床诊断为右肝癌,应该无异议。现在的主要问题是肿瘤的影像学表现如何,包括局部浸润、血管侵犯及远处转移情况,这决定了肿瘤是否可行根治性切除。这是外科医师术前最关注的问题。

放射科医师:

患者术前肝脏增强 CT(图 1(a)和(b))提示右肝多发肝癌伴门静脉右支、

左支矢状部及主干内癌栓形成。肝脏增强 MRI 扫描（图 1c）进一步明确了右肝肿块及门静脉右支、左支矢状部及主干充盈缺损情况，左肝未见肿瘤。胸部高分辨率 CT 平扫未发现肺内转移。全身骨 ECT 未发现明显转移灶。综上所述，从影像学上看，肝右叶弥漫型原发性肝细胞肝癌诊断明确，术前 MRI 分期为 T3bN0M0，伴门静脉右支、左支矢状部及主干广泛癌栓形成（程氏分型为Ⅲ型）。

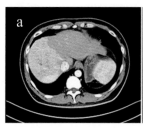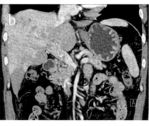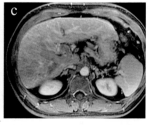

图 1　(a)术前肝脏增强 CT 门静脉期示肝右叶弥漫型肝癌；(b)术前肝脏增强 CT 门静脉期冠状位示门静脉主干及左右支癌栓形成；(c)术前肝脏增强 MRI 延迟期示右肝癌伴门静脉主干及左右支癌栓形成

三、 初步诊断

右肝肝细胞肝癌伴门静脉癌栓形成；慢性乙型病毒性肝炎；糖尿病。

四、 诊疗计划

肝胆胰外科医师：

由于肝癌的生物学特性和肝脏解剖学特点，肝癌细胞易侵犯肝内的脉管系统尤其是门静脉系统，形成门静脉癌栓（portal vein tumor thrombus，PVTT），文献报道其发生率达 44.0% ～ 62.2%[1]。肝癌患者一旦出现 PVTT，病情发展迅速，短时间内即可发生肝内外转移、门静脉高压、黄疸、腹水，平均中位生存时间仅为 2.7 个月。目前，针对 PVTT 的分型标准有日本的 Vp 分型和我国程树群提出的程氏分型。本例患者目前一般情况尚可，ECOG PS 评分为 0 分，肝功能 Child-Pugh A 级；PVTT 根据 Vp 分型为 Vp4型，根据程氏分型应该为Ⅲ型。总的治疗原则是应该尽可能控制或去除肝癌原发病灶及 PVTT。患者肿瘤集中于右肝，左肝未见肿瘤，首先应考虑行标准右半肝切除以去除原发病灶。对于 PVTT，目前的手术方式包括经肝断面门静脉断端取栓术、PVTT 及受累门静脉切除后行门静脉重建以及门静脉断端取栓并门静脉内膜剥脱术。这 3 种手术方式的预后无明显差别[2]。但我们经术前的影像学评估及计算发现,若患者行标准右半肝切除,残余左肝体积为 269ml,占标准肝脏体积的 21.6%,小于 40.0%,术后出现肝功能衰竭甚至死亡的风险较高。患者门静脉主干及门静脉左右分支内均有癌栓形成,不适合行 PVE 治疗,对此可以考虑行 ALPPS 术式快速增大残余肝脏体积,加大患者手术机会[3]。但患者需承担相关风险,因为 ALPPS 术式手术创伤大,且患者短期内需接受 2 次手术,有 2 个肝断面存在,可导致胆漏、腹腔感染等严重并发症[4]。据统计,ALPPS 术后并发症发生率高达 40%~64%,死亡率可达 12%~27%,主要死亡原因为胆漏以及继发的出血与腹腔感染。此外,AL-PPS 对于高肿瘤负荷的结直肠癌肝转移患者是重要的可选治疗方式,但对于肝硬化基础上的原发性肝细胞肝癌患者是否同样有良好的效果,目前还存在争议,部分患者可能无法顺利实施二期手术[5]。此外患者存在门静脉癌栓,手术后有可能会出现肿瘤的播散与远处转移等。如患者愿意承担手术风险,可考虑行手术治疗。

放疗科医师:

目前指南对于肝功能 Child-Pugh A 级,PVTT Ⅲ型的 PVTT 患者,建议放疗联合 TACE。放疗靶区可包括原发灶和 PVTT 或仅为 PVTT。放疗技术包括三维适形放射治疗(3DCRT)/调强放射治疗(IMRT)以及立体定向放射治疗(SBRT)。随着放疗技术的进步,3DCRT、IMRT 和 SBRT 的发展可以提高靶区剂量,并最大限度地保护正常组织,适用于肝癌合并所有类型 PVTT 患者。同时对部分 PVTT Ⅲ型患者(如癌栓不超过门静脉主干起始处 2cm)术前小剂量放疗,可能可以实现 PVTT 降期,降低手术风险及术后肝功能衰竭的发生率,但术前 TACE 对患者是否获益目前存在争议。术后辅助 TACE 或口服索拉非尼可降低 PVTT 患者的术后复发率,延长生存时间,但目前尚缺少大样本临床研究证实。

五、 治疗经过

肝胆胰外科医师(主管医师):

患者排除手术禁忌后首先行 ALPPS 一期手术,术中见腹腔内严重粘连,少量腹水,盆腔及膈肌未见明显转移病灶(图 2)。肿瘤位于右半肝,约10cm×7cm 大小,周围子灶形成,门脉主干及右支内均见癌栓,予以充分取尽门静脉癌栓后离断门静脉右支,同时离断左右半肝。术中 B 超提示门静脉内未见癌栓残留,肝中静脉血流正常。

术后对患者予以护肝降黄、营养支持等治疗。术后患者恢复良好,术后1周肝功能逐渐恢复至术前水平,期间未发生明显并发症。

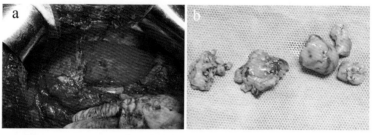

图2　(a)ALPPS 一期手术术中照片;(b)术中取出的门静脉癌栓

放射科医师:

患者术后1周行增强CT及检查提示左肝体积明显增大,门脉左支内未见癌栓,门脉右支未见显影。术后2周行增强CT及增强MRI评估提示剩余肝脏体积进一步增长,门脉左支及其分支显示清晰,其内未见癌栓,门脉右支未见显影。腹腔内未见新发肿瘤病灶(图3)。

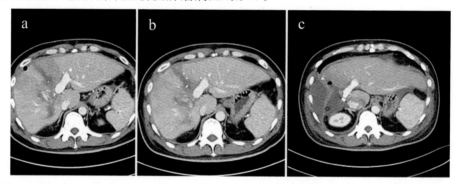

图3　(a)ALPPS 一期术后4天,全腹部增强CT门脉期示左右肝脏分离,门静脉右支结扎,门静脉左支及主干充盈良好;(b)ALPPS 一期术后10天,全腹部增强CT门脉期示左肝体积代偿性增大;(c)ALPPS 二期术后4天,全腹部增强CT门脉期示右半肝切除,左半肝体积进一步增大

肝胆胰外科医师(主管医师):

术后1周,患者 ALPPS 术式一期手术后恢复良好,未出现严重并发症,肝功能基本恢复正常,Child-Pugh 分级为 A 级,影像学评估剩余肝脏体积为540ml,较术前增加100%,占标准肝脏体积的43.4%。术后2周,患者影像学评估剩余肝脏体积为594ml,较术前增加120%,占标准肝脏体积的47.7%,门脉主干、左支及其分支内未见癌栓,患者已达到手术切除的安全范围。

患者于 ALPPS 一期手术 2 周后再行 ALPPS 二期手术(图 4),将肿瘤及右半肝完整切除,同时行胆总管与左肝管端吻合。术中见左肝体积明显增大,未见明显肿瘤。术后患者恢复良好,术后 3 天出现右胸大量胸水,予以置管引流后症状缓解,余未发生明显并发症。术后 1 周复查,增强 CT 检查提示左肝未见明显缺血坏死改变,左肝未见肿瘤,门静脉左支内未见癌栓。

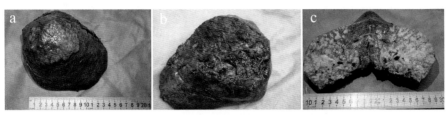

图 4　ALPPS 二期术后手术标本,可见右肝弥漫性肝癌

术后病理提示:右半肝中分化肝癌,脉管内见癌栓,周围肝组织可见结节性肝硬化,切缘阴性。术后 2 周患者开始服用索拉非尼,定期复查,AFP 及 CA19-9 均正常水平,目前已无瘤生存 18 个月。

六、总　结

肝胆胰外科医师:

回顾该病例我们发现,肝脏肿瘤的完整切除是肝癌患者获得根治性治疗效果的主要途径。肝功能及肝叶切除后的残余肝脏体积不足是导致大型肝脏切除术肝衰竭的主要因素,对于术前估计残肝体积不足的晚期肝脏肿瘤,可以考虑行 ALPPS 手术,以快速增大残余肝脏体积,使得患者获得手术机会。既往研究认为,对于肝癌合并门静脉癌栓的患者而言,ALPPS 手术疗效不佳,因为癌栓的存在可能导致一期术后残肝血供增加不明显。但我们认为,对于巨块型肿瘤合并Ⅰ～Ⅱ级门静脉癌栓的患者,依然可以尝试 ALPPS 手术。

七、最终诊断

右肝肝细胞肝癌伴门静脉癌栓形成;慢性乙型病毒性肝炎。

参考文献

[1] Chok KS，Cheung TT，Chan SC，Poon RT，Fan ST，Lo CM. Surgical outcomes in hepatocellular carcinoma patients with portal vein tumor thrombosis. World J Surg，2014，38(2)：490—496.

[2] Zhang ZM，Lai EC，Zhang C，et al. The strategies for treating primary hepatocellular carcinoma with portal vein tumor thrombus. Int J Surg，2015，20(1)：8—16.

[3] 吴孟超，汤钊猷，刘允怡，等.肝细胞癌合并门静脉癌栓多学科诊治中国专家共识(2016 年版).消化肿瘤杂志(电子版)，2016，(3)：130—135.

[4] Alvarez FA，Ardiles V，Sanchez CR，Pekolj J，de Santibañes E. Associating liver partition and portal vein ligation for staged hepatectomy (ALPPS)：tips and tricks. J Gastrointest Surg，2013，17(4)：814—821.

[5] Schnitzbauer AA，Lang SA，Goessmann H，et al. Right portal vein ligation combined with in situ splitting induces rapid left lateral liver lobe hypertrophy enabling 2-staged extended right hepatic resection in small-for-size settings. Ann Surg，2012，255(3)：405—414.

3 肝细胞肝癌 ALPPS 术

🐧要点:

(1)ALPPS 新术式通过短期内快速增长患者的残余肝脏体积(future liver remnant,FLR)以使患者获得根治性切除的机会。

(2)ALPPS 相比传统肝切除术发病率和死亡率增高。准确评估肝脏储备功能,保留足够残余肝脏体积是保证 ALPPS 手术安全的关键。

(3)对肝癌合并肝硬化门静脉癌栓患者行 ALPPS 需经 MDT 综合治疗,并严格评估,密切随访。

一、 病例简介

患者男性,44 岁,因"肝癌术后 3 年,乏力 2 天"入院。体格检查无异常。实验室检查:血清 AFP 539μg/L,乙肝表面抗原阳性,Child-Pugh 评分 A 级,ICG R15<10%。患者入院后先后接受了肝胆胰脾 B 超、肝脏 MRI 增强扫描、全腹 CTA、PET-CT 等检查,检查结果提示肝脏肿瘤,无远处转移征象。

二、 鉴别诊断

放射科医师:

腹部增强 CTA 示右肝大片状不均匀强化影,动脉期及门脉期强化明显,实质期减退,内见小斑片状低密度不强化影,门静脉右支及主干内见不均匀强化充盈缺损影,肝门部见多发迂曲侧枝形成。肝门部及后腹膜未见明显肿大淋巴结。肝脏增强 MRI 扫描进一步明确了右肝肿块、门静脉右支及主干充盈缺损情况,左肝未见肿瘤。胸部高分辨率 CT 平扫未发现肺内转移。全身 PET-CT 未发现明显转移灶。综上所述,从影像学上看,肝右叶弥漫型原发性肝细胞肝癌诊断明确,术前 MRI 分期为 T3bN0M0,伴门静脉右支及主干广泛癌栓形成(图 1)。

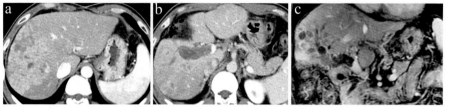

图 1 术前影像学评估。(a)术前腹部增强 CTA 门静脉期示肝右叶弥漫型肝癌;(b)术前腹部增强 CTA 实质期示门静脉主干及右支广泛癌栓形成;(c)术前肝脏增强 MRI 延迟期冠状位示右肝癌、门静脉主干及右支广泛癌栓形成

肝胆胰外科医师:

该病例在临床诊断上是较为典型的肝癌肝硬化,鉴别诊断难度不大。现在的主要问题是对于体积较大或位于多个肝段的肿瘤,大范围肝切除术常因 FLR 不足而使患者面临肝衰竭的风险。因此,外科医师术前最关注的问题是准确评估肝脏储备功能,精细评定残余肝体积大小,而保留足够 FLR 是防止肝衰竭的关键。另外,需关注肿瘤的影像学表现,包括肿瘤大小、门静脉侵犯、肝内转移、淋巴结转移及远处转移情况。因此,我们进行了一系列影像学检查、肝脏储备功能检查、残余肝体积计算等,获得了充分的临床资料。

三、 初步诊断

肝右叶弥漫结节型肝细胞癌,伴门脉主干及右支广泛癌栓形成;肝癌术后,慢性乙型病毒性肝炎肝硬化。

四、 诊治计划

肿瘤内科医师:

对于弥漫性肝癌伴门脉癌栓患者,索拉菲尼全身靶向治疗是指南推荐的方案之一。2007 年 10 月后,欧盟 EMEA、美国 FDA 和中国 FDA 相继批准索拉菲尼作为首个可用于临床治疗肝细胞癌的分子靶向药物。大量临床试验证明,索拉菲尼单药在肝癌治疗上的疗效是肯定的;同时,索拉菲尼联合化疗药物以及索拉菲尼联合介入等在肝细胞癌治疗方面也显示出了可观的疗效,为晚期肝细胞癌患者的治疗带来新的希望。但索拉菲尼相对治愈性手术来说,对生存期的改善尚有不足;如有手术切除可能,建议手术切除。

肝胆胰外科医师:

患者诊断明确,乙肝肝硬化肝癌合并门脉癌栓。肿瘤临床 TNM 分型为 T3bN0M0。根据程氏癌栓分型,该患者为Ⅲ型门静脉癌栓。入院评估残余肝体积(FLR)为 570.14cm³ 而标准肝体积(SLV)为 1442.54cm³,FLR/SLV ＝ 39.5%,因此,若行大范围肝切除术,患者极易发生术后肝衰竭。联合肝脏离断与门静脉结扎的分步肝切除术(ALPPS),是针对 FLR 非常少量而要求行扩大肝切除术的晚期肝脏恶性肿瘤患者采用的改良二步肝切除术[1]。该手术方式的特点为通过使残余肝脏急速增生而安全地施行扩大肝切除术,从而扩大肝癌根治性切除术的适应证。它为传统意义上认为肝脏不可切除的肝癌患者赢得手术治疗机会。尽管 ALPPS 在外科学界受到热烈讨论,但其实践优势仍存在疑问,因为该手术并发症发生率和病死率高,与 FLR 不足或残余肝功能不足有关,患者往往不能耐受大范围肝组织切除术,且激进的肝切除是否对肿瘤患者获益也尚未被证明[2]。通过多学科讨论,反复评估患者术前术后残余肝储备功能、残余肝体积等,制订准确的手术方案和手术时机。

五、 治疗经过

肝胆胰外科医师:

排除手术禁忌后行 ALPPS 术(左右肝脏分离,右肝门静脉结扎术)(图 2)。术中发现腹腔内未见明显腹水,肝脏大小正常,右肝质地弥漫性偏硬,左肝质地尚软。右肝门静脉广泛癌栓,门静脉主干及左支局限性癌栓形成。病人恢复良好,围手术期未发生明显并发症,术后行 CT(腹部)复查提示肝脏肿瘤行肝叶部分切除术后改变,腹腔少量积气积液,右肝内胆管扩张。肝右叶部分肿瘤残留考虑。术后残余肝体积增加,可行 ALPPS Ⅱ期肿瘤切除术,遂于第一次术后 15 天行"右半肝切除术"(图 3)。术中发现大网膜、肝脏与腹壁有轻度粘连,腹腔内见大量清亮的腹水,右肝质地弥漫性偏硬,色暗;左肝明显增大,质地尚软且饱满。右肝门静脉广泛癌栓考虑。左、右半肝分离,中间未见明显积血水。切除右半肝内弥漫性结节和静脉内癌栓。术后患者恢复佳,围手术期未发生明显并发症。术后 2 个月及 3 个月共行 2 次 TACE 术,并针对门静脉癌栓于术后 2 个月行放射性粒子植入术,术后恢复尚可。患者在介入治疗前由放射介入科主任进行评估,认为患者血 AFP 升高,肝脏 MR 提示病灶复发,有介入治疗指征。患者肝功能 Child-Pugh 评分 5 分,A 级;肝癌分期为晚期（巴塞罗那指南），无 TACE 手术禁忌证，TACE 治疗期间无明显不良反应。令人满意的是，经过 2 次肝癌 TACE 术，我们对患者进行再次评估。患者第二次 TACE 结束 2 周后复查肝脏增强 MRI 显示，门静脉左支远段、左肝Ⅱ段异常信号在进行介入治疗后改变，未见明显存活肿瘤，并提示胰头肿块明显缩小，期间监测血清 CA19-9 水平也呈进行性下降趋势。

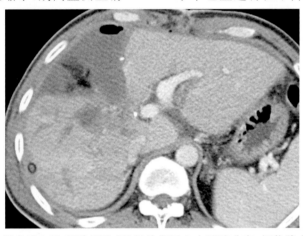

图 2　ALPPS Ⅰ期术后 8 天，肝脏增强 CT 门脉期示左右肝脏分离，门静脉右支结扎，门静脉主干充盈良好

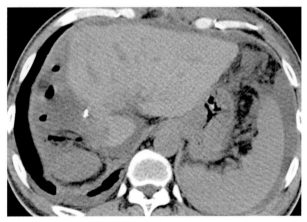

图 3　ALPPS Ⅱ期术后 5 天，全腹部 CT 平扫示右半肝切除

六、总　结

　　作为"拯救性手术"，ALPPS 手术治愈了传统手术无法切除的肝硬化肝癌，被誉为肝脏外科领域的革命性突破，为不可切除肿瘤的肝癌患者赢得了根

治性手术的机会。该手术方式的理论基础是肝脏再生需要富含肝脏再生因子的门静脉血流供应,通过选择性结扎患侧肝脏门静脉,调整改变入肝血流,增加剩余肝脏门静脉供血量,同时分隔肝脏组织,促进肝切除术后剩余肝组织再生。带瘤侧的肝脏组织虽缺乏门静脉血供,但保留了肝动脉血供,使其仍具备一定功能,避免了急性肝衰竭的发生。由于该患者肝癌临床及病理学分期均较晚,虽然达到了 R0 切除,但在严格随访过程中,出现再发肝癌病灶。本院立即组织中心 MDT 讨论并重新评估,给予积极的综合治疗,如 TACE 术和粒子植入放疗。

七、　最终诊断

肝右叶弥漫结节型肝细胞癌,伴门脉主干及右支广泛癌栓形成;肝癌 AL-PPS 术后,慢性乙型病毒性肝炎肝硬化。

参考文献

[1] Schnitzbauer AA,Lang SA,Goessmann H,et al. Right portal vein ligation combined with in situ splitting induces rapid left lateral liver lobe hypertrophy enabling 2-staged extended right hepatic resection in small-for-size settings. Ann Surg,2012,(255):405—414.
[2] Schadde E,Aridles V,Robles-Campos R,et al. Early survival and safety of ALPPS:first report of the international ALPPS registry. Ann Surg,2014,(260):829—838.

4　　肝癌复发综合治疗

🐧**要点：**

肝癌伴门脉癌栓患者术后复发率高，以手术为主的肝癌综合治疗是目前的最佳手段。

SBRT可用于复发性HCC的治疗，可作为辅助化疗的优先选择之一。

一、 病例简介

肝胆胰外科医师（主管医师）：

患者女性，49岁，因"肝癌复发术后2年，发现AFP升高半个月"入院。患者2年前因"肝细胞肝癌"于当地医院行"肝癌切除术"；1年前因"肝癌术后复发"于我院行右半肝切除术，病理明确为肝细胞肝癌复发及门脉右支癌栓。术后影像学提示肝癌术后残缘局部强化灶，予TACE治疗1次。查体无殊。AFP 42.3ng/ml，较前次术后AFP显著上升，余肿瘤标志物无殊；肝功能未见异常。入院后接受了肝脏MRI增强扫描、腹部增强CT扫描等检查，结果提示肝癌术后复发。

二、 鉴别诊断

放射科医师：

肝脏增强MRI示右肝缺如（图1），右肝切缘见一稍长T1、稍长T2信号肿块，大小约3.2cm×1.8cm×2.8cm，增强动脉期较明显强化，门脉期及实质期强化减退，肝胆期（延迟20分钟）呈低信号。左肝及尾状叶代偿增大；肝Ⅲ段动脉期及门脉期类圆形强化影，平扫及延迟期均呈等信号改变，考虑主动脉搏动伪影。余肝内未见异常强化灶。门静脉左支及主干内未见充盈缺损征象。胆囊缺如,肝内外胆管无明显扩张。肝门部见稍大淋巴结,后腹膜未见明显肿大淋巴结。综上考虑右肝癌术后,右肝切缘肝癌复发;肝硬化、脾肿大;胆囊切除术后。

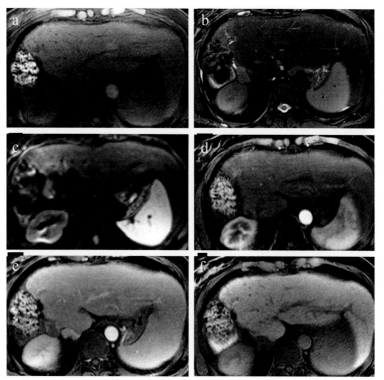

图 1　肝脏增强 MR 结果。(a) T1WI;(b) T2WI;(c) DWI;(d) 增强动脉期;(e)增强实质期;(f) 增强延迟 20min 肝胆期

肝胆胰外科医师：

患者 AFP 显著上升,结合影像学检查结果,目前考虑肝癌复发可能性大。

三、 初步诊断

肝癌术后复发。

四、 治疗计划

介入科医师：

射频消融或微波消融对小于 3cm 的肝脏肿块有显著效果。患者右肝切缘复发肿块直径约 5cm。有研究表明,针对单个≥5cm 肿块的肝癌,接受手术切除的患者中位生存期约为 80 个月,而接受消融疗法的患者中位生存期仅为 21.5 个月[1]。建议手术切除。

肝胆胰外科医师:

评估患者复发肝癌病灶为可切除,预计残肝体积可代偿,建议先行外科手术切除。复发肝癌的外科治疗主要包括再次手术切除和肝移植。(1)再次手术切除是治疗肝癌术后复发的最有效手段,再次手术切除病例占术后复发病例的 10%~30%,术后 5 年生存率为 22%~83%,与首次切除预后相近,明显好于未治疗患者。目前对于肝癌术后复发行再次肝切除的适应证没有统一的标准,但其基本原则是一致的:具有良好的肝功能,一般要求 Child-Pugh 评分 A 级;余肝有不同程度的代偿性增生,再次手术后残肝体积足够;复发肿瘤单发,多发结节应局限于一叶或一肝段内,无肝门主要血管及胆管侵犯;若伴单发或较局限的肝外转移病灶可手术切除者,亦可考虑同时切除。应综合考虑肿瘤数目、部位、肝功能等因素,争取在完整切除肿瘤的前提下,尽量保存更多的正常肝组织来确定手术方式。可供选择的有局部切除术、肿瘤剜除术、肝段或肝叶切除术。局部切除及肿瘤剜除术的主要优势在于可以保存更多的正常肝组织,特别是对于肿瘤数目为多发且不在同一肝段的患者。局部切除及肿瘤剜除术对于正常肝组织的保护程度更明显,且此类手术操作上更加简单易行,在复发性小肝癌的应用中也更广泛。而肝段切除或肝叶切除术可以根据血管的分布进行解剖性的肝切除,可以更大程度地切除沿微血管播散的肿瘤细胞,但其切除的肝组织更多,可能引起复发性肝癌患者术后肝功能严重不全甚至肝功能衰竭。(2)挽救性肝移植,是指对于术前无肝硬化或肝硬化不严重、肝功能良好的肝癌先行肝切除,术后出现肿瘤复发者,考虑再次行肝移植,又称补救性肝移植或二期肝移植。本例患者具有再次手术切除的指征,为目前最有效的治疗手段,因此建议手术切除复发病灶。

五、 治疗经过

肝胆胰外科医师:

排除手术禁忌证后,患者接受了"肝癌复发灶切除术"。术中见腹腔内广泛粘连,肝表面欠光整,质地韧,色暗红。右肝切缘可及一质硬肿块,约 5cm×4cm 大小,边界不清;该肿块位于下腔静脉右前方、右肝静脉及右肾上嵴旁。切除右肝切缘肿块剖检,断面呈灰白鱼肉状,包膜完整(图 2)。常规病理为肝细胞肝癌,Ⅱ级,伴脉管内瘤栓形成,断端切缘阴性。免疫组化结果:Arginase-1(+),AFP(−),HepPar-1 小灶(+),CK7 灶(+),CK19(+),CAM5.2(+),HBsAg(−),Ki-67 30%～40%,P53(+)。术后恢复顺利。术后 1 个月行肝脏 MRI 复查提示原右肝近膈顶处小结节,AFP 1.3ng/ml。

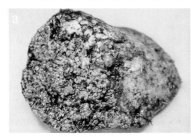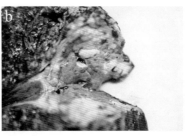

图 2　复发病灶。(a)切除标本;(b)剖检结果

【第 2 次 MDT】*

放射科医师:

术后 1 个月影像学复查(图 3),胸部高分辨率 CT 平扫提示右肺下叶膈上小结节,大小约 2.0cm×2.3cm×2.1cm。一周后肝脏 MRI 增强扫描,提示原右肝近膈顶处可见小结节状异常信号影,T2WI 高信号,T1WI 高信号,增强后未见明显强化,较 CT 平扫有所缩小。综上所述,右肺下叶膈上结节,考虑包裹性积液,目前暂不考虑转移瘤。

术后 1 个月回顾手术病理报告切缘阴性,此次影像学上近膈顶结节暂不考虑转移,但上次术中见肿瘤局部侵犯较严重,标本病理提示脉管内瘤栓形成。因此,辅助治疗仍很有必要,建议行术区断面切缘局部放疗治疗。

放疗科医师:

同意外科医师意见,病人目前情况尚可,可行术区局部放疗以减少复发可能。肝癌术后复发放疗的适应证较广泛[2]:(1)一般情况好,无严重肝功能损害和肝硬化,无黄疸、腹水,肿瘤局限而且发展缓慢,无远处转移的患者。(2)虽已有肝内播散或弥漫型肝癌,但一般情况好,无黄疸、腹水者先行全肝移动条野放疗,根据情况部分患者可缩野加量至 50～60Gy。(3)有门静脉癌栓者,可先对准癌栓放疗,待癌栓缩小甚至消失后,再视情况对复发病灶进行放疗。(4)腹水是放疗的相对禁忌证,如对症利尿有效,可对复发病灶进行放疗,尚有姑息性疗效。(5)对复发肿瘤位于肝门区压迫所致的黄疸或腹水,可对准肝门靶区进行放疗,以解除压迫,缓解症状。(6)肝硬化不是放疗的禁忌证,只要无

---

　* 之前内容为第 1 次 MDT。

严重肝硬化伴有肝功能损害,都可进行放疗。(7)对肝门或胰周淋巴结转移,放疗多有效。完善相关检查后,行肝内瘤区 PTV D95/50.4Gy/28F 6MV-X 线多野等中心放疗 2 次,后定期随访复查。

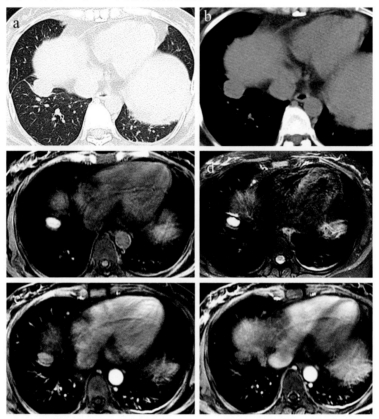

图 3 术后 1 月复查的影像学结果。(a)胸部高分辨率 CT 平扫肺窗;(b)胸部高分辨率 CT 平扫纵隔窗;(c)T1WI;(d)T2WI;(e)增强动脉期;(f)增强实质期

【第 3 次 MDT】

放射科医师:

患者肿瘤复发基本明确,但肿瘤位于食管旁,为兼顾安全性和疗效,虽不宜行手术或微波消融一次性根治,但局部放射治疗不失为较理想的治疗方法。因此,我们行肝Ⅱ段复发瘤区 PTV D85 16Gy/2F PGTV D85 24Gy/3F 立体定向放射治疗(SBRT)1 次。放疗后肝脏 MRI 复查提示肝Ⅱ段癌结节基本完全坏死(图 4)。现患者术后一般情况良好,自末次放疗后规律随访 1 年,无新的复发及转移灶出现。

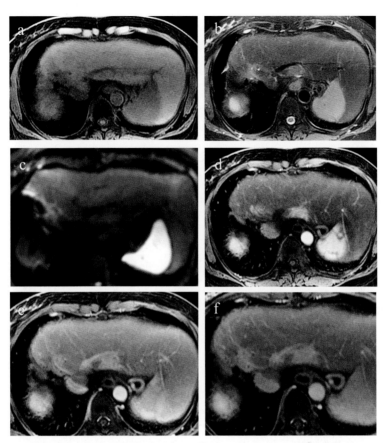

图4 肝Ⅱ段癌灶放疗后复查的肝脏增强 MRI 结果。（a）T1WI 呈等稍高信号；（b）T2WI 呈稍高信号；（c）DWI 未见弥散受限征象；（d）、（e）增强扫描持续明显强化；（f）延迟期仍呈高信号。考虑肝Ⅱ段癌灶基本坏死，伴放疗后炎性反应

介入科医师：

为彻底有效地治疗，防止肿瘤复发，一般要求热消融的范围至少覆盖病灶边缘外 0.5cm 以上。如病灶靠近食管，行微波消融治疗后容易发生食管漏等并发症。患者目前复发灶位于食管旁，行微波消融风险较大，不建议在超声引导下行微波消融治疗肝Ⅱ段复发病灶。

肝胆胰外科医师：

鉴于患者多次术后，腹腔粘连明显，预计残肝体积小（38％），无法耐受手术治疗，不建议手术治疗。可考虑再次行局部治疗。部分肝癌术后复发转移者，由于肿瘤多发、肝脏的基础病变以及肝功能等影响，或如本例已行多次手术无法耐受再次手术切除治疗。而局部治疗对患者肝功能影响较小，对于合并严重肝硬化、肝功能不全的复发患者亦能施行。

放疗科医师：

患者肿瘤复发基本明确，由于肿瘤位于食管旁，为兼顾安全性和疗效，虽不宜行手术或微波消融一次性根治，但局部放射治疗不失为较理想的治疗方法。因此，我们行肝Ⅱ段复发瘤区 PTV D85 16Gy/2F PGTV D85 24Gy/3F 立体定向放射治疗(SBRT)1 次。不同于传统放疗，SBRT 是指高能放射线束聚焦靶区的单次或分次大剂量照射。大剂量集中照射不但可达预期的放射生物学效应，而且剂量梯度变化大，周围正常组织受量少，同时每次放疗剂量增大可以使放疗次数减少，患者接受肿瘤治疗的周期缩短。肝脏既是一个放射耐受性较差的器官，同时又是一个再生能力极强的器官，这是肝癌术后复发可采用立体定向放射治疗的有利条件。一般情况下，只要肝功能基本正常，能按要求保持一定体位的患者均可耐受立体定向放射治疗，而对姑息性治疗的患者可视具体情况适当放宽标准[2]。放疗后肝脏 MRI 复查提示肝Ⅱ段癌结节基本完全坏死。现患者术后一般情况良好，自末次放疗后规律随访 1 年，无新的复发及转移灶出现。

六、总　结

本例为反复复发的肝癌 MDT 综合治疗，充分显示了贯穿肝癌治疗过程中的外科、放疗科、放射科、介入科等多学科联合诊治的重要性。肝癌术后复发是一个复杂问题，复发的原因与肝癌多中心发生和早期肝内播散的生物学特性有关[3]。复发分为 3 种类型：(1)切缘单结节复发；(2)残肝单结节复发；(3)多结节复发。其中残肝单结节复发较多见。切缘单结节及多结节复发多发生在术后第 1 年内，而残肝单结节复发时间分散性较大。多结节复发一般发生于术后 10 个月左右，时间与肝癌的 AFP 低浓度至亚临床期的生长时间相同，其多结节分布又与继发性肝癌肝内播散性分布一致，因此严格说来此种复发不是复发，属首次漏切的小病灶或术后经门静脉肝内播散的病灶，其复发较早，往往是多个病灶复发，疗效亦差。切缘单结节及残肝单结节复发，发病时间短，且有的术后 AFP 降不到正常水平，实为残余的肿瘤，也不能算作复发。只有晚期残肝单结节复发才可能是真正的复发肝癌。本例中术后第 1 次复发为切缘单结节复发，第 2 次复发为残肝单结节复发。

早期诊断对于肝癌复发的治疗非常重要。对首次切除和再次切除后的患者应坚持定期随访，每 3 个月复查 AFP、肝脏 B 超、CT 或 MRI 检查，可较早发现复发病灶，根据具体情况选择不同的治疗方法，并辅助以局部治疗的外科综合治疗以提高患者的生存期。反复手术的复发性肝癌再次手术风险较大，术后出血、胆瘘的发生率均较首次手术的患者高，因此微创甚至无创性的治疗极为重要，以 TACE、SBRT 为首的辅助疗法，对复发患者有明确的疗效。近年来，放疗在肝癌综合治疗中的地位正在逐步提高，不仅在不可切除肝脏肿瘤的肝癌患者的局部治疗中发挥着重要作用，而且对于手术患者也可提高生存率，降低复发率。

七、 最终诊断

肝癌复发：综合治疗后。

参考文献

[1] Ruzzenente A，Guglielmi A，Sandri M，Campagnaro T，Valdegamberi A，Conci S，Bagante F，Turcato G，D'Onofrio M，Iacono C. Surgical resection versus local ablation for HCC on cirrhosis：Results from a propensity case-matched study. J Gastrointest Surg，2012，16(2)：301—311.

[2] Su TS，Liang P，Lu HZ，Liang J，Gao YC，Zhou Y，Huang Y，Tang MY，Liang JN. Stereotactic body radiation therapy for small primary or recurrent hepatocellular carcinoma in 132 Chinese patients. J Surg Oncol，2016，113(2)：181—187.

[3] Chan AC，Chan SC，Chok KS，Cheung TT，Chiu DW，Poon RT，Fan ST，Lo CM. Treatment strategy for recurrent hepatocellular carcinoma：Salvage transplantation，repeated resection，or radiofrequency ablation? Liver Transpl，2013，19(4)：411—419.

5　　肝癌伴胆管内癌栓形成

要点：

(1)肝细胞肝癌伴梗阻性黄疸需警惕胆管内癌栓的可能。

(2)立体定向放疗对肝细胞肝癌伴脉管内癌栓的治疗效果显著。

一、　病例简介

肝胆胰外科医师（主管医师）：

患者男性,43岁,因"皮肤巩膜黄染半个月余"入院。体格检查提示皮肤及巩膜明显黄染,余无明显异常。血常规、凝血功能、乙肝三系、乙肝病毒核酸定量等未见明显异常。肝功能示：总胆红素 98.2μmol/L（正常值：5～21μmol/L）,直接胆红素 51.1μmol/L（正常值：0～3.4μmol/L）,间接胆红素 47.1μmol/L（正常值：5～20μmol/L）,谷丙转氨酶（ALT）221U/L（正常值：0～45U/L）,谷草转氨酶（AST）161U/L（正常值：0～35U/L）；丙肝抗体阳性。血肿瘤标记物示：CA19-9 120.5U/ml（正常值：0～37U/ml）,甲胎蛋白（AFP）293.3ng/ml（正常值：0～20ng/ml）。患者入院后接受了肝胆胰脾 B 超及超声造影、胸部高分辨率 CT 平扫、肝脏 MRI 增强扫描等检查,初步结果提示肝门部肿块伴肝内胆管明显扩张,考虑肝门部胆管癌的可能。

二、　鉴别诊断

超声科医师：

超声表现提示肝内胆管明显扩张,肝门部可见低回声团,累及肝总管及其二级分支,首先考虑肝门部胆管癌。

放射科医师:

肝脏 MR 增强检查(图 1a)示:肝门部见富血供不规则软组织肿块,最大直径约 30mm,部分位于胆管内,远侧胆系明显扩张;肿块累及尾状叶,余肝内未见转移及伴发病灶;肝硬化影像;肝门及腹膜后多发稍肿大淋巴结。综上所述,肝门胆管癌或肝细胞肝癌合并胆管癌栓均有可能。MRCP(图 1b)示:肝门部肿块累及范围自肝总管分叉部至左右二级胆管,远侧胆系扩张明显。

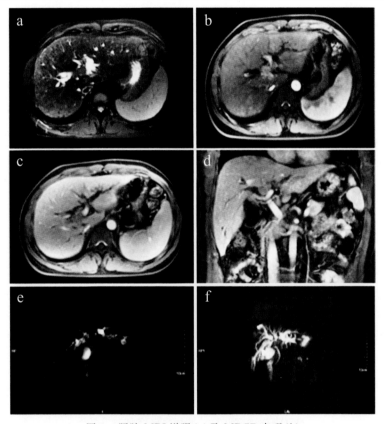

图 1　肝脏 MRI 增强(a)及 MRCP 表现(b)

肝胆胰外科医师:

该患者初始症状为无痛性黄疸,有慢性丙型肝炎病史,CA19-9 及 AFP 均明显升高,影像学表现提示肝内胆管扩张,肝门部肿块。故临床上诊断为肝脏恶性肿瘤伴梗阻性黄疸。但结合患者病史及血肿瘤指标的异常情况,肿瘤的确切性质尚无法明确。虽影像学表现符合肝门部胆管癌,但伴有 AFP 明显升高的肝门部胆管癌很少;若为肝细胞肝癌,除非肿块或转移淋巴结压迫肝门,否则很少出现双侧广泛的肝内胆管扩张,且该病例肝门部病灶的强化方式与典型的肝细胞肝癌不同。故目前诊断肝细胞肝癌伴胆管癌栓或肝门部胆管癌均有可能。

三、 初步诊断

肝脏恶性肿瘤伴梗阻性黄疸,肝硬化,慢性丙型病毒性肝炎。

四、 诊治计划

肝胆胰外科医师(主管医师):

目前患者的确切诊断尚无法明确,肝门部胆管癌可能性较大,也不能排除肝细胞肝癌侵犯肝门的可能。鉴于患者目前总胆红素水平不到 $100\mu mol/L$,黄疸时间短,因此主张积极手术探查,争取实现肿瘤的根治性切除。根据肿瘤的影像学表现,根治性手术需要行右半肝及尾叶切除、胆肠高位吻合。

五、 治疗经过

肝胆胰外科医师(主管医师):

术中探查见腹腔内无明显腹水,盆腔、大网膜、肠系膜、膈肌等处未见明显转移结节。肝脏呈明显硬化表现,表面凹凸不平,瘀胆明显,胆总管直径约 1.2cm,内含癌栓及血块,癌栓下缘为胆囊管开口水平,右肝管起始部及左肝管、左尾叶胆管内均见癌栓,质脆。肿瘤病灶位于右尾状叶,大小约 3cm×2cm。术中取尽癌栓(图 2),癌栓冰冻病理提示低分化癌伴大片坏死组织,肝细胞肝癌栓子首先考虑。由于患者肝硬化严重,肝功能储备差,难以耐受大范围的肝切除,

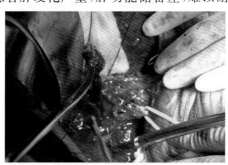

图 2　清除癌栓手术

术中清除部分癌栓后决定中止进一步手术,胆总管内置入T字管引流。

肝胆胰外科医师：

该病例术中确诊为肝细胞肝癌伴胆管癌栓形成,否定了术前影像学检查认为的肝门部胆管癌的诊断。患者的肝硬化水平也超过了术前的估计,部分原因可归于梗阻性黄疸导致无法通过吲哚菁绿清除试验评估肝储备功能。胆管内癌栓形成虽未纳入到肿瘤分期,但往往发生于高侵袭性肝癌或终末期肝癌,一般为巴塞罗那HCC分期的C级或D级,提示不良预后[1]。若一般条件允许,治疗上推荐可考虑行放疗、TACE及索拉非尼靶向治疗。

放疗科医师：

因全肝对放射线的耐受量较低,放疗所致的严重肝损伤长久以来制约了其在肝癌中的应用。近年来随着医疗技术的不断进步,新的放疗技术可针对肝癌实施大剂量、精确的放疗,可明显提高肝癌放疗的疗效。SBRT便是这些新技术中的佼佼者。SBRT可精确定位肿瘤,短时间内可给予肿瘤组织大剂量的照射,而周围正常组织承受的射线剂量较低,肝损伤明显减轻。一项包括八例HCC的Ⅰ/Ⅱ期临床研究提示,SBRT(总剂量:25～37.5Gy,分3次)可实现82%的局部控制率,1年生存率达到75%[2]。Bujold等在一项囊括了102例无法耐受手术切除及其他局部治疗HCC的Ⅰ/Ⅱ期临床研究中发现,SBRT(总剂量:24～54Gy,分6次)的局部控制率达87%[3]。另外一项样本量为26的Ⅰ/Ⅱ期临床研究则发现SBRT(总剂量:24～48Gy,分3～5次)的局部控制率约73%,1年存活率约77%[4]。故对于本病例建议待患者肝功能改善后行SBRT。患者于术后1个月至我科行肝门部胆管内癌栓6MV-X线PTV D80 16Gy/2F、PGTV D80 24Gy/3F SBRT,无明显放疗相关并发症。

肝胆胰外科医师(主管医师)：

患者放疗结束后开始口服索拉非尼治疗,不良反应轻微,3个月后复查肝脏磁共振提示肿瘤连同癌栓基本消失。患者目前一般情况良好,T管已拔除,无明显腹痛腹胀腹泻、恶心呕吐、畏寒发热等不适。多次复查AFP均在正常范围。

放射科医师：

SBRT后复查肝脏MRI(图3)及肝脏增强CT(图4)示:肝门部呈术后改变;肝门胆管壁呈炎性增厚,肝内胆管轻度扩张,未见肿瘤复发及转移征象。

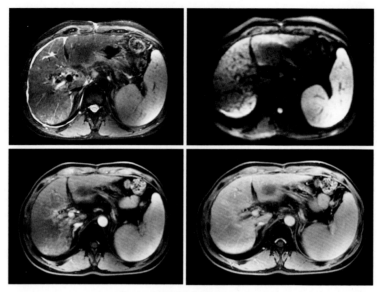

图 3　SBRT 后肝脏 MRI 表现

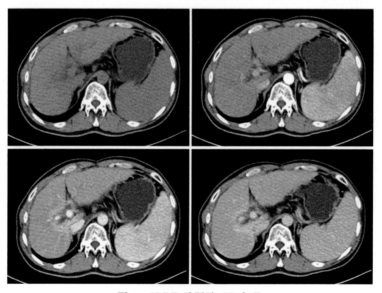

图 4　SBRT 后肝脏 CT 表现

六、总　结

肝胆胰外科医师：

该病例为较为少见的肝细胞肝癌合并大胆管癌栓导致梗阻性黄疸的病

例,虽未行根治性切除,但经过我们多学科联合诊治后现已生存 13 个月,目前一般状况良好。总结该病例的诊治过程,有如下几点感受:(1)肝门部肿块伴梗阻性黄疸不可轻易诊断为肝门部胆管癌,要结合患者病史、辅助检查等综合判断;(2)肝细胞肝癌合并大胆管内癌栓虽为终末期,但也不应放弃积极的综合治疗;(3)放疗对局限性肝细胞肝癌伴有脉管癌栓的效果显著,相应的多中心临床研究势在必行。

七、 最终诊断

肝细胞肝癌伴胆管内癌栓,肝硬化,慢性丙型病毒性肝炎。

参考文献

[1] Navadgi S, Chang CC, Bartlett A, McCall J, Pandanaboyana S. Systematic review and meta-analysis of outcomes after liver resection in patients with hepatocellular carcinoma (HCC) with and without bile duct thrombus. HPB(Oxford), 2016,18(4):312—316.

[2] Méndez Romero A, Wunderink W, Hussain SM, et al. Stereotactic body radiation therapy for primary and metastatic liver tumors: A single institution phase i-ii study. Acta Oncol, 2006,(45):831—837.

[3] Bujold A, Massey CA, Kim JJ, Brierley J, Cho C, Wong RK, Dinniwell RE, Kassam Z, Ringash J, Cummings B, Sykes J, Sherman M, Knox JJ, Dawson LA. Sequential phase I and II trials of stereotactic body radiotherapy for locally advanced hepatocellular carcinoma. J Clin Oncol, 2013,(31):1631—1639.

[4] Price TR, Perkins SM, Sandrasegaran K, Henderson MA, Maluccio MA, Zook JE, Tector AJ, Vianna RM, John-stone PA, Cardenes HR. Evaluation of response after stereotactic body radiotherapy for hepatocellular carcinoma. Cancer, 2012,(118):3191—3198.

6　肝癌伴下腔静脉癌栓体外转流胸腹联合手术切除

要点：

（1）肝癌伴下腔静脉广泛癌栓提示终末期肿瘤，若患者基础条件允许，积极的手术切除可能带来部分生存获益。

（2）对于癌栓达右心房附近的病例，体外循环支持下的胸腹联合手术为首选，术中应注意减少癌栓脱落的风险。

一、　病例简介

肝胆胰外科医师（主管医师）：

患者女性，49 岁，因"发现肝占位 2 周"入院。外院检查提示肝占位性病变，考虑肝癌可能；肝右静脉、下腔静脉癌栓突入右心房。有慢性乙肝病史 7 年，服用"阿德福韦酯"3 年；3 年前行脾脏切除术。查体无明显异常体征。实验室检查：WBC 4.9×10^9/L，RBC 3.64×10^{12}/L，PLT 86×10^9/L，TBIL 10.6μmol/L，ALB 31.7g/L，HBsAg（＋），HBcAb（＋），PT 14.1s，INR 1.18，乙肝病毒 DNA 定量<10^3，ICG R15 18.1％，AFP 20ng/ml，Child-Pugh A 级。患者入院后，先后接受了肝胆胰脾 B 超、肺部高分辨率 CT 平扫、肝脏 MRI 增强扫描、肝脏 CT 增强扫描、心脏超声等检查。

二、　鉴别诊断

超声科医师：

肝脏质地整体呈慢性肝病改变，右肝 Ⅵ 段见一大小约 3.6cm×4.0cm 低回声肿块，边界清，内部见点状及斑片状强回声（超声造影显像见团块内部呈

"快进快出"表现,增强范围边界清晰,符合 HCC 典型造影表现);门脉主干及分支内未见血流通畅;肝后段下腔静脉内可见两处低回声团,较大者位于第二肝门部,大小约 5.2cm×2.3cm,而另一个位于其下方,大小约 3.2cm×1.9cm。经 SonoVue 超声造影剂检查发现,该两处栓子呈低增强表现(超声造影显像可以根据团块内部造影剂微泡灌注情况排除腔内血栓形成)。因此,诊断为右肝癌 TACE 术后伴下腔静脉癌栓形成,肝硬化。右心房未见明显癌栓。

放射科医师:

肝脏增强 CT 扫描(图 1)提示肝右叶多发结节状及团片状稍低密度影,呈"快进快出"强化,伴门静脉右支及下腔静脉多发癌栓形成,癌栓达右心房下缘水平,右肝静脉受侵犯。肝门部及后腹膜淋巴结未见明显肿大。肝硬化、门脉高压,食管胃底静脉曲张,脾脏术后缺如。未见明显腹水。肝脏增强 MR 扫描及腹部血管 CTA 进一步揭示了肿瘤主要位于肝Ⅵ、Ⅶ段,由右肝动脉供血;门静脉右支及下腔静脉多发癌栓形成,癌栓达右心房入口水平,右肝静脉受侵犯,未见穿透腹膜及侵犯邻近脏器;左半肝未见病灶;肝门部及后腹膜淋巴结未见明

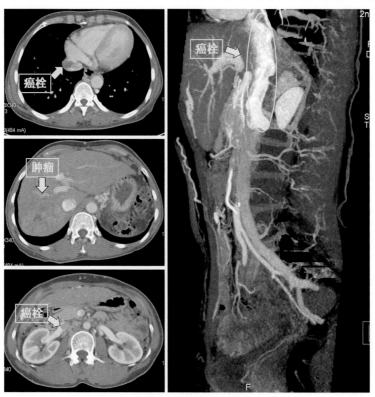

图 1　肿瘤及癌栓的 CT 表现

显肿大。肝硬化、门脉高压,食管胃底静脉曲张,脾脏术后缺如。未见明显腹水。胸部高分辨率 CT 平扫未发现肺内转移。全身骨 ECT 未发现明显转移灶。综上所述,从影像学上看,肝右叶多发结节型原发性肝细胞肝癌诊断明确,术前 MRI 分期为 T3bN0M0,伴门静脉右支及下腔静脉多发癌栓形成,癌栓达右心房入口水平。根据日本 Liver Cancer Study Group of Japan (LCSGJ) 分型[1],该患者门静脉癌栓属于 Vp3:右侧一级门脉分支癌栓;根据中国东方肝胆医院分型(程氏分型)[2]属于Ⅱ型门脉癌栓,下腔静脉癌栓属于Ⅳ型(膈上型)。

三、 初步诊断

肝癌伴门静脉、右肝静脉、下腔静脉癌栓,乙肝肝硬化,门静脉高压,脾脏切除术后。

四、 治疗计划

肝胆胰外科医师:

肝癌伴门静、下腔静脉癌栓,按照肝癌 BCLC 分期为 C 期,属于晚期肝癌。肝静脉、下腔静脉内癌栓脱落可引起肺动脉栓塞而导致猝死,癌栓还可能侵入右心房引起心力衰竭。据文献报道,伴有大血管癌栓的肝细胞癌患者预后很差,如未治疗,患者的中位生存时间仅 2.4~2.7 个月。目前中西方针对肝癌伴大血管癌栓的治疗策略存在差异;同样,国内对于这类患者的治疗也存在较大争议。西方国家往往认为缺乏手术指征,主要选择分子靶向药物(sorafenib)治疗为主,中位生存时间约为 10.7 个月。手术治疗伴有肝静脉癌栓的肝癌患者中位生存时间约为 3.95 年,伴下腔静脉癌栓者约为 1.39 年[3]。因此肝癌伴大血管癌栓不应成为手术禁忌。该患者一般情况良好,肝功能 Child-Pugh 为 A 级,应用放疗、TACE 或者分子靶向药物可能存在获益,但无法避免癌栓脱落导致肺栓塞可能性,故手术切除肿瘤并取癌栓可作为优先选择。

如何避免术中癌栓脱落并缩短门静脉/下腔静脉阻断时间是手术的重点和难点。应根据肿瘤及下腔静脉癌栓位置选择合适的手术方式:(1)癌栓上极位于膈肌水平下方,可行肝切除,膈下全肝血流阻断(于癌栓上方阻断),切开下腔静脉取栓;(2)癌栓在下腔静脉延伸,越过膈肌上方,未进入右心房者,可行肝切除,膈上全肝血流阻断(经腹切开膈肌显露膈上下腔静脉并于癌栓上方阻断),切开下腔静脉取栓;(3)癌栓已进入右心房者,应行胸腹联合切口,行肝切除、体外循环、右心房及下腔静脉切开取栓。该患者癌栓延至右心房入口,可行胸腹联合切口,行肝切除、体外循环、右心房及下腔静脉切开取栓术。

另外,需要考虑心脏停搏及体外循环与切肝手术的先后顺序。先心脏停搏并应用体外循环,可避免术中癌栓脱落导致肺栓塞,但体外循环时需要全身肝素化,将显著增加肝脏游离及切肝过程中的出血,增加术后肝功能衰竭的可能性。而先切肝可能因术中搬动和挤压肝脏导致癌栓脱落,甚至引起肺栓塞。综合该病例,考虑先游离肝脏,采用前入路利用超声吸引手术刀(CUSA)断肝,术中尽量避免对肝脏的翻动和挤压,且术中应用食道超声监测有无血栓脱落至右心房。断肝之后再行心脏停搏和体外循环下切除标本并取癌栓,尽量减少出血和肝脏缺血再灌注损伤。

心脏大血管外科医师:

肝癌伴门静脉、下腔静脉癌栓,手术操作和取栓过程可能导致血栓脱落引起肺栓塞,可考虑行胸腹联合切口,在心脏停搏及体外循环下取栓,术中控制体温。

五、 治疗经过

肝胆胰外科医师(主管医师):

全麻下行前入路右半肝切除,胆囊切除,门静脉切开取癌栓,体外循环下下腔静脉右心房切开取栓,胸腔闭式引流术。术中见肝Ⅵ、Ⅶ段肿瘤直径约3cm,突出肝包膜,门脉右支癌栓、肝右静脉癌栓、下腔静脉内见癌栓,范围自右心房入口至右肾静脉下方,右心房内未见癌栓(图2)。切肝时肝门阻断3次,分别为11min、6min和6min,体外循环时间52min,手术顺利。术后患者恢复良好,围手

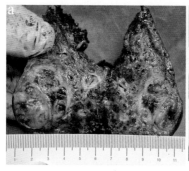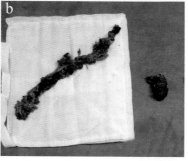

图2 肿瘤标本(a)及部分癌栓(b)

术期未发生严重并发症,术后 12 天出院。术后病理:(右肝)肝细胞性肝癌,直径约 3cm,切缘阴性;(门静脉右支)肝癌组织,伴坏死,符合癌栓;(下腔静脉)癌栓。术后 1 个月复查,肝脏增强 MR 提示肝内未见明显复发转移灶,肝段下腔静脉内复发癌栓,口服分子靶向药物索拉非尼,带瘤生存 1 年半。

六、 总 结

肝胆胰外科医师:

该患者主要临床特点是肝癌伴门静脉、肝右静脉、下腔静脉癌栓,属于晚期肝癌,中西方在手术或非手术治疗这类患者时存在较大差异。随着外科技术的发展,手术治疗不仅能去除原发病灶,还能去除癌栓,对于合适病例采用手术治疗能延长患者平均生存时间,中位生存时间可达 19～29 个月,同时改善患者生存质量,所以手术治疗这类患者有积极的意义。术中操作轻柔,避免翻动和挤压肝脏,从而避免癌栓脱落、减少出血并缩短肝脏缺血再灌注损伤是操作关键。该例患者在游离肝脏、前入路离断左右肝时有一定的癌栓脱落风险,但选择在离断左右肝之后采用心脏停搏和体外循环下取栓,尽可能减少了肝脏出血和缺血再灌注损伤引起的肝功能衰竭风险。

七、 最终诊断

肝癌伴门静脉、右肝静脉、下腔静脉癌栓,乙肝肝硬化,门静脉高压,脾脏切除术后。

参考文献

[1] Kudo M, Kitano M, Sakurai T, Nishida N. General rules for the clinical and pathological study of primary liver cancer, nationwide follow-up survey and clinical practice guidelines: The outstanding achievements of the Liver Cancer Study Group of Japan. Dig Dis, 2015, (33):765—770.

[2] Shi J, Lai EC, Li N, Guo WX, Xue J, Lau WY, Wu MC, Cheng SQ. A new classification for hepatocellular carcinoma with portal vein tumor thrombus. J Hepatobiliary Pancreat Sci, 2011, (18):74—80.

[3] Kokudo T, Hasegawa K, Yamamoto S, et al. Surgical treatment of hepatocellular carcinoma associated with hepatic vein tumor thrombosis. Journal of Hepatology, 2014, 61(3):583—588.

要点：

（1）对于超标准的肝癌肝移植，可通过术前 TACE、放疗等桥接治疗手段控制病灶甚至使肿瘤降期。

（2）肝癌肝移植术后肿瘤复发、转移的患者，经多学科联合诊治可能获得长期生存机会。

一、 病例简介

肝胆胰外科医师（主管医师）：

患者男性，50 岁，因"体检发现肝内多发肿块"入院，无明显临床症状。既往有慢性乙型病毒性肝炎病史多年，未服用抗病毒药物治疗。体格检查未发现明显异常体征。血常规、凝血功能基本正常；肝功能：白蛋白 28g/L，胆红素及肝酶基本正常；HBsAg、HBeAb、HBcAb 阳性，乙肝病毒核酸定量 1.6×10^4 拷贝/ml；甲胎蛋白（AFP）25.2ng/ml（正常值：0～20ng/ml）；Child-Pugh A 级，ICG R15＜10％。患者入院后接受了肝脏 MRI 增强扫描、肝脏 CT 增强扫描、胸部高分辨率 CT 平扫等检查，结果提示多发结节型肝细胞肝癌（HCC）。

二、 鉴别诊断

放射科医师：

肝脏 MRI 增强扫描提示肝脏体积略缩小，肝内可见多发结节状异常信号灶（11 枚），分布于左右肝，较大者约 5.6cm×4.6cm，增强后病灶动脉期明显强化，门脉期强化减弱，延迟期强化消退呈相对低信号（图 1）。肝脏增强 CT 也提示肝内多发动脉期强化灶。综合上述影像学表现，首先考虑 HCC。胸部 CT 未见明确转移病灶。

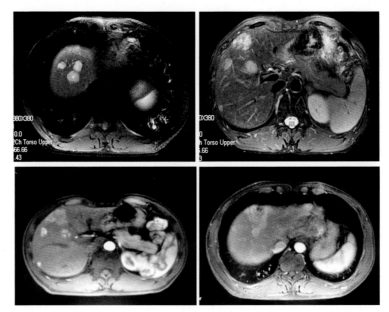

图 1　肝脏 MRI 增强

肝胆胰外科医师:

患者有慢性乙型病毒性肝炎病史多年,HBV-DNA 拷贝数高于正常值,血清 AFP 轻度升高,影像学检查提示肝内多发动脉期强化灶,强化模式呈"快进快出",以上表现即可临床诊断 HCC。

三、　初步诊断

肝细胞肝癌(结节型);慢性乙型病毒性肝炎;肝硬化。

四、　治疗计划

肝胆胰外科医师:

该病例的影像学表现提示多发结节性 HCC,无法全部手术切除。根据巴塞罗那标准,该病例属于巴塞罗那 B 级,指南推荐经股动脉插管灌注化疗(TACE)及索拉非尼靶向治疗。当然,对于该例不伴血管侵犯、淋巴结转移及远处转移的 HCC,肝移植术应是最佳选择。

既往由于缺乏严格的移植适应证,肝癌肝移植的初期临床效果差异较大。1996 年问世的米兰标准首度打破了肝癌肝移植的乱象。米兰标准的具体内容如下：（1）单发肿瘤直径≤5cm或多发肿瘤不超过3个且最大的直径≤3 cm；（2）无血管侵犯及肝外转移病灶。研究显示符合米兰标准的HCC患者肝移植术后的4年生存率达85%以上，术后复发率不到8%[1]。后续还有UCSF标准及中国的复旦标准、杭州标准推出，肝癌肝移植的适应证不断得到扩大，而患者移植术后的总体生存率并无显著降低。

回到当前病例，该肿瘤超出了米兰标准及UCSF标准等绝大多数世界公认的HCC肝移植标准。可以尝试通过局部治疗手段控制肿瘤病灶甚至降期至米兰或UCSF标准以内。降期治疗的作用主要体现在：（1）减轻肿瘤负荷，降低分期，使超出标准的肝癌患者能够重新被纳入肝癌肝移植标准；（2）筛选生物学特性良好的肿瘤。能够通过局部治疗获得降期的肿瘤往往具有更好的生物学特性，肝移植的效果也会更好。如果肿瘤成功降期并通过3个月以上的临床观察无肿瘤进展的征象，行肝移植术的疗效与初始评估即符合米兰标准的HCC相似。

局部治疗包括经股动脉插管化疗（TACE）、射频消融（RFA）、立体定向放疗（SBRT）等。新近发表的一项随访时间长达10年的多中心研究结果显示，RFA作为HCC肝移植术前桥接疗法（bridging therapy）的效果显著，5年及10年生存率分别达到75.8%和42.2%[2]。传统放疗在HCC治疗中的副作用大，应用并不多，但近年来SBRT等新放疗技术的问世大大提高了放疗在不可手术切除HCC中的地位，由于SBRT受肝功能、肝储备的影响较小，作为桥接治疗及降期治疗均非常合适。

放射介入科医师：

TACE对于无法切除肝脏肿瘤的肝癌有效率高达50%～70%，能有效提高患者的生存率，降低肿瘤数量及大小。对于肝移植术前的桥接及降期治疗，TACE目前仍被公认为最佳的局部治疗方法。TACE可显著延缓肿瘤进展，延长HCC患者移植术后的生存时间，降低术后肿瘤的复发率。

放疗科医师：

SBRT可精确定位肿瘤，短时间内可给予肿瘤组织大剂量的照射；而周围正常组织承受的射线剂量较低，肝损伤明显减轻。多项研究表明SBRT对HCC的效果良好。Bujold等在一项囊括了102例无法耐受手术切除及其他局部治疗HCC的Ⅰ/Ⅱ期临床研究中发现，SBRT的局部控制率达87%[3]。SBRT在等待肝移植的HCC患者中的降期、桥接治疗效果也得到了研究证实。一项纳入了18例进展期HCC的研究显示，SBRT（中位剂量为50Gy/10次）的效果显著，且未发生严重放射性相关副作用。其中10例HCC病灶出现病理性坏死,12 例在放疗后成功接受了肝切除或肝移植术。患者术后 2 年的生存率 100%[4]。SBRT 能够在肝移植前控制或降低肿瘤负荷,是 HCC 患者肝移植前一种安全有效的桥接、降期治疗手段。

五、 治疗经过

肝胆胰外科医师(主管医师):

患者选择行肝移植术,在等待供肝期间他接受了 3 次 TACE 治疗及放疗,并口服索拉非尼靶向治疗,耐受可,无严重不良反应。之后我们复查了肝脏 MRI 增强扫描以评估肿瘤情况,结果发现肝内病灶明显缩小,强化范围缩小,无新发及转移病灶(图 2)。排除禁忌后患者接受了同种异体背驮式肝移植术,手术顺利。术后采用糖皮质激素续贯他克莫司+吗替麦考酚酯免疫抑制治疗,术后 1 个月改用希罗莫司单药免疫抑制,患者无急性排斥反应发生,定期随访肝功能正常。

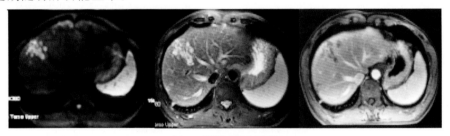

图 2 肝脏 MRI 增强

肝移植术后 10 个月患者复查胸部高分辨率 CT 平扫,结果提示右肺下叶结节(图 3a 和 c)较前片(5 个月前,图 3b)明显增大,结合病史首先考虑转移性 HCC。患者转至我院胸外科接受了胸腔镜下右肺下叶肿物局部切除术,手术顺利。术后病理报告提示 HCC 肺部转移(图 3d)。

肝移植术后 19 个月复查肺部 CT 提示右侧第 6 前肋骨质异常;骨骼 ECT 显像提示右侧第 6 前肋骨放射性摄取异常升高(图 4),考虑患者存在 HCC 骨转移。遂行 SBRT(具体方案:PTV D85 16Gy/2F PGTV D85 24Gy/3F),治疗过程中无明显严重不良反应。放疗结束后 3 个月复查全身,未见新的复发转移病灶。

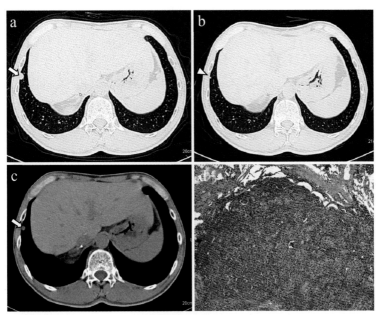

图 3 肺部高分辨率 CT 平扫及右下肺肿物病理结果。(a),(c)术前 CT,箭头所指为病灶;(b)术前 5 个月 CT,三角所指为病灶;(d)术后病理切片 HE 染色

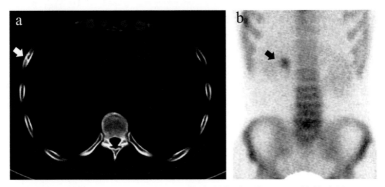

图 4 胸部 CT(a)及 ECT(b)(箭头所指为可疑 HCC 骨转移灶)

肝胆胰外科医师:

HCC 肝移植术后复发转移仍是困扰肝移植学界的棘手问题。超标准肝移植、巨大肿瘤、脉管内癌栓、分化程度、术前 AFP 水平及术后免疫抑制剂的应用,均为 HCC 术后复发的高危因素。西罗莫司可能抑制 HCC 的复发,有望成为 HCC 肝移植受者免疫抑制的最佳选择。Kenteman 报道了 40 例使用西罗莫司免疫抑制治疗的 HCC 肝移植受者术后 1 年和 4 年生存率分别为 90% 和 83%[5]。该例患者虽应用了西罗莫司,但仍在术后 2 年内出现肺、骨转移,可能与肿瘤的生物学行为有关。

肝移植术后 HCC 复发转移的治疗目前仍莫衷一是，争议点主要在于针对复发转移灶是否有必要继续进行积极的手术治疗。近期 Fernandez-Sevilla 等对 493 例 HCC 肝移植患者的研究发现，HCC 复发转移灶行手术切除患者的中位生存时间为 35 个月，而未手术切除的患者中位生存时间仅为 15 个月；多因素分析发现手术切除复发转移灶为提高患者预后的独立预测因素[6]。SBRT 对 HCC 的效果前文已阐述，在此不再赘述。本例患者分别接受了肺转移病灶的微创手术切除及骨转移灶的 SBRT，效果良好，体现了多学科协作的威力。

六、 总　结

肝胆胰外科医师：

无法手术切除 HCC 的治疗目前仍是广大肝脏外科医师面临的棘手问题。MDT 或许是解决这一难题的必由之路。通过肝移植术前的新辅助 TACE、肝移植术后的规范免疫抑制治疗及随访、HCC 复发后的手术及 SBRT，该患者获得了长期生存。反思该患者的诊治过程，预防和治疗 HCC 的复发是延长 HCC 肝移植患者术后生存的关键，应为 HCC 肝移植基础和临床研究的主要发展方向。目前，肿瘤发生发展的免疫学机制已成为抗癌研究的热点，肝移植术后如何平衡免疫抑制和抑制肿瘤复发这两个因素仍需进一步的研究。

七、 最终诊断

肝细胞肝癌肝移植术后肺部转移、骨转移。

参考文献

[1] Mazzaferro V，Regalia E，Doci R，et al. Liver transplantation for the treatment of small hepatocellular carcinomasin patients with cirrhosis. N Engl J Med，1996，（334）：693—699.

[2] Lee MW，Raman SS，Asvadi NH，et al. Radiofrequency ablation of hepatocellular carcinoma as bridge therapy to liver transplantation：A ten year intention-to-treat analysis. hepatology，2017，Feb 7. doi：10.1002/hep.29098.［Epub ahead of print］

[3] Bujold A，Massey CA，Kim JJ，Brierley J，Cho C，Wong RK，Dinniwell RE，Kassam Z，Ringash J，Cummings B，Sykes J，Sherman M，Knox JJ，Dawson LA. Sequential phase I and II trials of stereotactic body radiotherapy for locally advanced hepatocellular carcinoma.

J Clin,Oncol，2013,(31):1631—1639.

［4］ Katz AW，Chawla S，Qu Z，et al. Stereotactic hypofractionated radiation therapy as a bridge to transplantation for hepatocellular carcinoma：Clinical outcome and pathologic correlation. Int J Radiat Oncol Biol Phys，2012,83(3):895—900.

［5］ Kneteman NM，Oberholzer J，Al Saghier M，et al. Sirolimus-based immunosuppression for liver transplantation in the presence of extended criteria for hepatocellular carcinoma. Liver Transpl，2004,10(10):1301—1311.

［6］ Fernandez-Sevilla E，Allard MA，Selten J，et al. Recurrence of hepatocellular carcinoma after liver transplantation：Is there a place for resection? Liver Transpl，2017，Feb 10. doi：10.1002/lt.24742.［Epub ahead of print］

8　　肝脏 FNH

🐧**要点：**

肝脏局灶性结节增生（focal nodular hyperplasia，FNH）术前影像学诊断困难，普美显增强 MRI 对其灵敏性及特异性较强，可作为术前首选显像技术。其手术指征尚存争议，外科医师需严格把握手术指征。

一、　病例简介

肝胆胰外科医师（主管医师）：

患者女性，25 岁，因"体检发现肝脏占位 1 个月余"入院。当地 B 超提示肝脏高回声结节，大小约 4.1cm×3.3cm。否认乙肝病史及家族性恶性肿瘤病史。查体未提示明显异常。入院后实验室检查提示血常规、肝肾功能电解质、凝血功能、肿瘤标记物、肝炎标记物均阴性。患者入院后影像学提示肝Ⅷ段肿块，考虑 FNH。

二、　鉴别诊断

肝胆胰外科医师：

患者年轻女性，未婚，无临床不适主诉，无乙肝病史，否认避孕药物使用记录，查血提示 AFP、CEA、CA19-9 等肿瘤标记物均在正常范围。此次影像学提示肝Ⅷ段肿块，性质不明。常见肝脏占位包括良性病变，如肝血管瘤、肝腺瘤、肝脏 FNH，以及恶性病变，如肝癌、肝转移癌以及相对少见的肝内胆管细胞癌。现在的主要问题是根据肿瘤的影像学表现确定肿瘤性质，并判断是否需要进行外科干预，这是外科医师术前最关注的问题。

超声科医师:

超声提示肝Ⅷ段偏高回声结节,大小约 4.1cm×3.3cm,紧贴门静脉右前右后支,边界清,内部回声不均。CDFI 提示肿块中央高速低阻血流信号。超声造影提示肿块动脉期 7s 开始增强,呈中心向四周增强,20s 达到等增强,门脉期与延迟期未见明显消退。这些特征均提示该肿块首先考虑 FNH。当然,超声检查主要适用于肿瘤的初步筛查,在定位及精确判断脉管侵犯程度上尚有不足,CT 及 MRI 检查可提供更多的信息。

放射科医师:

患者腹部 CT(图 1)提示肝Ⅷ段 3.8cm×3.4cm×3.0cm 低密度肿块,边缘清晰,增强后动脉期明显强化,门脉期及平衡期强化下降,肝实质期呈稍高密度,肿块中央可见条状低密度影。肝脏 MRI 增强扫描(普美显对比剂)(图 2)提示肝Ⅷ段 3.8cm×3.4cm×3.0cm 等 T1、等 T2 肿块,肿块中心见条状长

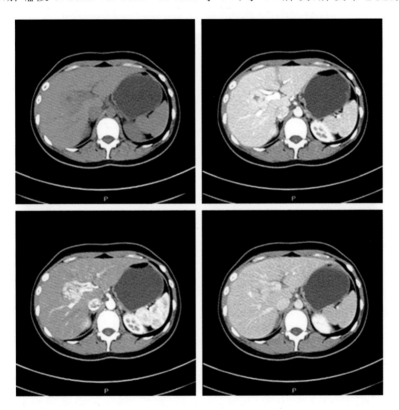

图 1　术前肝脏 CT 增强检查示肝脏Ⅷ段见一极富血供肿块,直径约 3.5cm;动脉期见中心供血血管影,门脉期及延迟期肿瘤主体呈等密度,中心见星状低密度影。因此,首先考虑局灶性结节增生

T1、长 T2 信号,肿块边缘清晰;增强后病灶各期均明显强化,中心不强化;肝细胞期(延迟 20min),病灶与周围肝实质信号相仿,提示病灶摄取对比剂。综上所述,目前影像学考虑该肿块为 FNH。

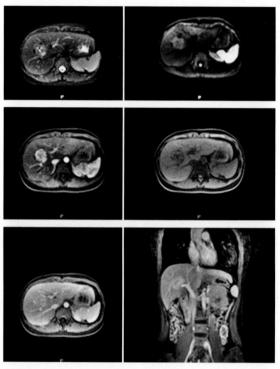

图 2 术前肝脏 MRI 增强检查示肝脏Ⅷ段极富血供肿块,延迟期似见中心瘢痕影,局灶性结节增生首先考虑,建议普美显检查排除其他(如 PEcoma)

　　FNH 典型的 CT 表现为:平扫期低密度肿块,动脉期呈迅速均匀增强的多血管肿块,具有"快进"特点,而在门静脉期及延迟期呈等密度肿块,造影剂较肝癌退出慢,较肝脏海绵状血管瘤快;中央瘢痕在动脉期和门静脉期呈低密度,而在延迟期强化,部分病例无中心瘢痕。动脉期明显均匀强化是 FNH 最重要的特征,有此表现的病例约占 9%～60%。MRI 是诊断 FNH 最有用的方法,可诊断≤3.5cm 的小病灶。平扫时病灶为单发类圆形团块状,在 T1 加权像上为等信号或略低信号,在 T2 加权像上为等信号或略高信号。病变中央或偏心有"星状"瘢痕是其特征性表现,此瘢痕在 T1 加权像上为相对病灶的低信号,在 T2 加权像上为相对病灶的高信号。强化后动脉期明显强化,延迟期病灶与肝实质等强化,而瘢痕逐渐强化。其中,瘢痕延迟强化具有较高的特异性,对诊断 FNH 具有决定性作用。此外肝脏特异性对比剂普美显可以从组织学水平反映病灶的性质,良性肿瘤 FNH 中含有正常吞噬功能的肝脏细胞,增强扫描肝细胞特异性期表现出特异性的稍高或等信号,而 HCC 肝脏细胞的正常吞噬功能受到损伤,病灶区域对普美显的摄取率明显低于周围正常肝脏组织,形成了比较明显的对照。利用普美显行 MRI 增强扫描(图 3),动态期结合肝胆期能显著提高病灶的显示情况,特别是肝胆期对比剂的摄取和排泄情况能较准确反映病理改变,能极大提高 FNH 和 HCC 间的鉴别诊断能力,有望成为肝内肿瘤病变诊断的首选显像技术[1]。

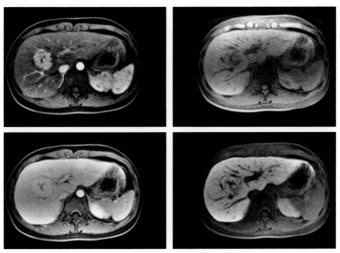

图 3　术前肝脏 MRI 普美显增强检查示肝脏Ⅷ段局灶性结节增生诊断明确,肿瘤在肝胆期呈高摄取改变,内见星状低信号区

三、　初步诊断

肝脏占位,首先考虑 FNH。

四、　诊治计划

肝胆胰外科医师:

患者术前影像学诊断 FNH。追问病史,患者每年定期体检,1 年前体检未发现肝脏占位。今年体检发现肝内病灶,术前影像学考虑 FNH。国际上对于 FNH 手术干预指征尚存争议。该病无恶变倾向,诊断明确且无症状的 FNH,可密切观察病变变化,但病灶一旦出现迅速增生或破裂出血,可诱发不良反应。因此,如病灶增大明显或与 AFP 阴性肝细胞癌不能鉴别时,可行手

术切除。若有手术禁忌证或无法切除者,可行肝动脉栓塞治疗[2]。该患者肿块在1年内发现,且增长较快,目前直径已达4cm,有手术干预指征,可行开腹手术或腹腔镜手术[3]。该肿块紧贴门静脉右前右后支,手术难度较大,术中需精细操作,避免损伤门静脉,减少出血。

五、 诊治经过

肝胆胰外科医师(主管医师):

我们为患者行腹腔镜下肝肿块切除术。术中经B超定位确定肿块位置,并将肿块完整切除,未损伤门静脉右前右后支。术后常规病理提示肝局灶性结节状增生,未见肿瘤及炎症性改变。术后患者恢复良好,围手术期未发生明显严重并发症,术后1个月复查增强CT检查提示肝脏无新发病灶。目前门诊常规随访。

六、 总 结

肝胆胰外科医师:

FNH为肝内仅次于肝海绵状血管瘤的第2大常见良性肿瘤样病变,发病率约为0.6%～3.0%,好发于青年女性,表现为肝脏内界限分明的结节,直径一般小于5cm。在结节切面中有特征性的中央性星型瘢痕,内含增生的小胆管和肝动脉,但无门静脉。目前认为,FNH是肝细胞对先天性血管发育异常的一种增生性反应,由正常肝细胞异常排列形成;内可有小胆管,但不与大胆管相通;有库普弗(Kupffer)细胞,但常没有功能。FNH无特异性临床表现,80%～90%的FNH无临床症状,10%～20%病人有类似于肝占位病变的表现。生长于肝门区的肿块可机械性压迫门脉血管出现门静脉高压,还有压迫肝静脉引起肝静脉梗阻的报道,位于肝脏表面者可发生自发性破裂出血。FNH生物学行为和预后良好,其术前鉴别诊断主要是AFP阴性肝癌和肝细胞腺瘤。但FNH临床诊断较困难,穿刺活检致出血的危险性较大,且常致组织学检查误诊,故不能常规作为FNH的诊断手段,其术前诊断主要依靠影像学检查。

七、 最终诊断

肝局灶性结节状增生。

参考文献

[1] Roux M,Pigneur F,Calderaro J,et al. Differentiation of focal nodular hyperplasia from hepatocellular adenoma:Role of the quantitative analysis of gadobenatedimeglumine-enhanced hepatobiliary phase MRI. J Magn Reson Imaging,2015,42(5):1249—1258.

[2] Alomari A,Dubois J. Interventional management of vascular malformations. Tech Vase Interv Radiol,2011,14:22—31.

[3] Chen YX,Xiu DR,Yuan CH,et al. Pure laparoscopic liver resection for malignant liver tumor:Anatomic resection versus nonanatomic resection. Chin Med J(Engl),2016,129(1):39—47.

9　肝脏错构瘤

🎀要点：

　　肝脏错构瘤易与肝母细胞瘤、肝血管瘤和淋巴管瘤等相混淆，CT 主要表现为少血管团块，有包膜的囊性或囊实性组织，边界清晰，可见分隔，密度低于肝脏，增强实性部分可见强化。手术切除是治疗该病的首选方法，预后较好。

一、　病例简介

　　患者女性,32 岁,10 年前因"肝错构瘤"在外院行肝错构瘤切除术,术中因肿瘤毗邻大血管未完整切除,术后定期复查,残余肿瘤逐渐增大。近期再次复查 B 超发现肿瘤增大至 5.3cm×7.1cm,无腹痛、腹胀等不适。查体无殊。

　　实验室检查:血常规、凝血谱、肝肾功能、肝炎标志物、肿瘤标记物等未见明显异常。肝功能 Child-Pugh A 级,ICG R15 3.9%。

　　辅助检查:超声造影及 CT 均提示肝脏错构瘤术后,肝Ⅳ段肿块,考虑原肿瘤残留或复发。

二、　鉴别诊断

超声科医师:

　　超声提示肝Ⅳ段囊实性低回声包块,可见包膜,囊壁见点状钙化灶,注射造影剂后囊壁实性成分呈延迟强化。考虑肝错构瘤术后复发可能大。

放射科医师:

　　肝脏CT 增强检查(图 1)示肝右叶切除术后改变,肝Ⅳ段见类圆形囊实性占位,囊壁见钙化,实性部分呈明显延迟强化,结合临床病史,考虑错构瘤复发。

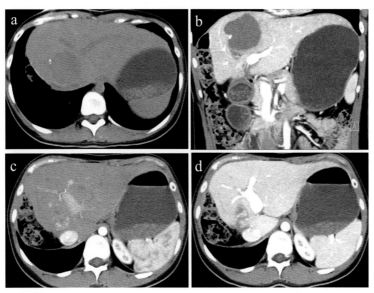

图 1　肝脏 CT 增强扫描。平扫期（a）及冠状位（b）：可见肝Ⅳ段类圆形囊实性占位，囊壁钙化；增强动脉期（c）及门静脉期（d）：可见肿瘤实性成分延迟强化

肝胆胰外科医师：

该病例影像学检查提示肝Ⅳ段肿块，根据该患者 10 年前肝脏错构瘤病史，结合患者年轻、无 HBV 感染、AFP 等肿瘤标记物正常的特点，诊断首先考虑为肝脏错构瘤复发，但还需注意与肝细胞肝癌、肝母细胞瘤、肝腺瘤等病鉴别，明确诊断还有待病理学检查结果。

三、 初步诊断

肝脏错构瘤。

四、 诊疗计划

肝胆胰外科医师：

患者 10 年前错构瘤手术未完整切除肿瘤，现肿瘤增大至约 5.3cm×7.1cm，且患者年轻、一般情况良好，无其他并存疾病，排除禁忌后拟行肝脏错构瘤切除术。但肿块与门静脉、下腔静脉毗邻，术中需注意与大血管的关系，完整切除肿块的同时避免大出血。

五、 治疗经过

肝胆胰外科医师：

患者入院后，完善相关检查，排除手术禁忌后于全麻下行"左肝肿瘤切除＋左尾状叶部分切除"。术中所见：腹腔内粘连致密，右半肝及胆囊缺如，左肝外侧叶代偿性增生明显；肝脏质地软，色泽红润；肿瘤位于左肝内侧叶Ⅳ段，直径约5cm，囊实性，毗邻门静脉左支、下腔静脉及肝左静脉，膈肌、胃肠、盆腔及大网膜未见明显转移结节。遂不规则切除包含肿瘤在内的左肝内侧叶及部分尾状叶，手术顺利。剖检标本见肿瘤为囊实性，包膜完整，囊液为黑巧克力色，近门静脉侧可见实性成分，范围约 3cm×2cm，呈黄褐色。

病理科医师：

术后常规病理（图 2）提示：（左肝）见显著增生的厚壁血管组织伴玻璃样变，伴见少量脂肪成分及平滑肌样细胞。结合病史，首先考虑错构瘤复发。肝脏断端切缘阴性。

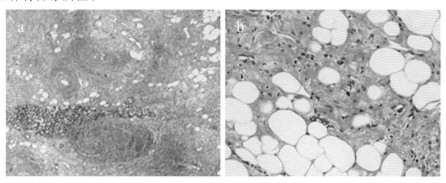

图 2　术后常规病理可见显著增生的厚壁血管组织伴玻璃样变，伴见少量脂肪成分及平滑肌样细胞

肝胆胰外科医师：

患者术后恢复顺利，术后第 8 日出院。出院后常规随访 7 个月余，肝功能良好，肿瘤无复发。

六、 总　结

肝胆胰外科医师：

肝错构瘤是一种良性肿瘤，因胚胎发育不良而具有肿瘤特征，由 Maresch

于1903年首次报道,1956年Edmondson正式命名[1]。该病多发于婴幼儿,多见于4月至2岁,男性多见,成人发病极其罕见[2]。起源于内胚层者分为实质性错构瘤和胆管性错构瘤,而起源于中胚层者分为间质性错构瘤和血管性错构瘤。绝大多数病例以腹围进行性增大或上腹部触及质硬肿块为主要临床特点。本病可发生在肝的任何部位,以右叶最为常见,多为单发;以囊性为主的囊实性肿块多见,可呈外生性生长,边界清晰,囊壁内光滑,偶见出血或钙化;以实性为主的肿块少见,肿块内含有多个小囊[3]。腹部平片、B超等辅助检查对诊断有一定帮助,但易与肝母细胞瘤、肝血管瘤和淋巴管瘤等相混淆。CT能显示肝错钩瘤的一些特征,对其诊断和鉴别诊断有一定作用,主要表现为少血管团块,有包膜的囊性或囊实性组织,边界清晰,可见分隔,密度低于肝脏,表现为肝脏内巨大的密度不均的低密度区及多个囊性的液性暗区,增强实性部分可见强化。手术切除是治疗该病的首选方法,预后较好。该病例在其幼儿期时即发现肝错构瘤,并行手术切除,但当时限于条件未完整切除;后定期随访发现肿瘤复发增大,病史及诊断明确,予再次手术完整切除;术后恢复可,随访未发现肿瘤复发。

七、 最终诊断

肝脏错构瘤。

参考文献

[1] Motiwale SS, Karmarkar SJ, Oak SN, et al. Cystic mesenchymalhamartoma of the liver: A rare condition. Indian J Cancer, 1996, 33(3):157—160.

[2] Li Q, Wang J, Sun Y, et al. Hepatic angiosarcoma arising in an adult mesenchymalhamartoma. Int Semin Surg Oncol, 2007, 26(4): 3.

[3] Stoker JT, Ishak KG. Mesenchymalhamartoma of the liver: Report of 30 cases and review of the literature. Pediatrpathol, 1983, 1(3): 245—267.

10　　　肝嗜酸性肉芽肿误诊为肝癌

🦉**要点：**

（1）肝嗜酸性肉芽肿影像学上需与肝脏恶性肿瘤相鉴别；

（2）多学科联合评估有助于明确病变性质；

（3）无法获得病理标本或穿刺活检病理结果不明确而不能排除恶性病变时，可考虑手术治疗。

一、　病例简介

患者女性，58 岁，因"右上腹痛 1 个月"入院。1 个月前患者无明显诱因而出现右上腹隐痛，B 超和肝脏 CT 均提示肝脏 Ⅱ 段占位。血常规仅嗜酸粒细胞比率升高，Eos 22.9%。肿瘤标志物未见明显异常，其中 CEA 1.0ng/ml，AFP 2.8ng/ml，CA19-9 11.2U/ml，肝功能及 ICG R15 均正常。入院后先后接受了肝脏增强 MRI、肝脏声学造影、全身骨显像等检查，检查结果提示肝脏占位性病变，考虑肝内胆管细胞癌。

二、　鉴别诊断

放射科医师：

肝脏 CT 增强检查（图 1）示：肝脏左外叶见不规则形低密度灶，大小约 4.0cm×3.2cm，边缘尚清，呈轻中度强化改变，与门脉左外支贴近，考虑肝内胆管细胞癌（IHCC）可能大。肝脏 MR 增强检查（图 2）示：肝左外叶稍长 T1、T2 信号不规则形占位，大小约 4.2cm×3.4cm；动脉期病灶周围异常灌注明显，延迟强化呈高信号，内见不规则无强化坏死区，考虑为 IHCC 或炎性肉芽肿性病变均有可能。

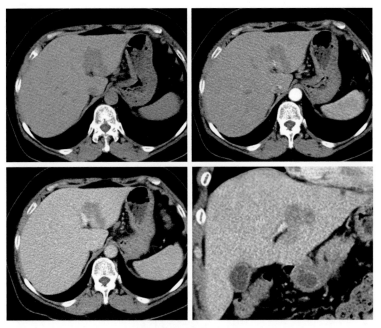

图 1　肝脏增强 CT

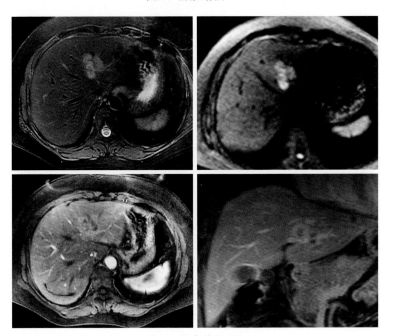

图 2　肝脏增强 MR

超声科医师：

超声造影见肝左外叶矢状部旁一低回声团块，呈快进快出表现，于动脉晚期出现清退，累及门脉分支和肝静脉，首先考虑肝Ⅱ段肝内胆管细胞癌。但造影表现注入声学造影剂后，肿块内部线状血流信号明显增多增强至门脉相，实质相开始减弱，提示大部分为坏死结构，因此不能排除良性病变[1]。

肝胆胰外科医师：

影像学评估首先考虑肝内胆管细胞癌，但良性病变不能除外。患者肿瘤指标均未见升高，可通过影像学引导下穿刺或手术取得病变组织进行活检，并对肝门部肿大淋巴结进行清扫，明确病变性质。

三、 初步诊断

肝Ⅱ段占位：首先考虑肝内胆管细胞癌。

四、 诊治计划

肝胆胰外科医师：

影像学（CT、MR、超声造影）均提示肝Ⅱ段占位，首先考虑肝内胆管细胞癌，良性病变不能除外。手术切除肿块，术中冰冻初步明确病变性质后决定后续术式及治疗方案。同时，影像学提示肝门部淋巴结肿大，可能为恶性肿瘤淋巴结转移，建议合并行肝门部淋巴结清扫。

肿瘤内科医师：

首先考虑恶性肿瘤，但良性疾病不能除外，根据手术标本常规病理结果，如为肝内胆管细胞癌可行辅助化疗。

五、 诊治经过

肝胆胰外科医师：

患者接受了腹腔镜下左半肝切除＋肝门淋巴结清扫术，常规病理结果为肝嗜酸性肉芽肿（图 3）。术后恢复顺利，术后 5 天出院，无手术相关并发症。

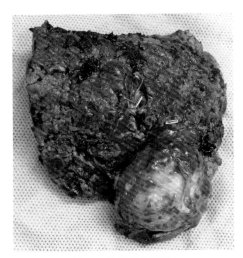

图 3　手术标本图片

病理科医师：

大体：肝组织内见多个灰白色结节，直径约 0.8～1.5cm，边界不清；结节中央伴有坏死。

组织学（图 4）：肝组织内见结节状坏死，伴见组织细胞聚集，并见多核巨细胞；周围见大量嗜酸性粒细胞浸润及小胆管增生，未见明显肿瘤性病变；特殊染色未提示特殊病原体感染。剩余肝组织汇管区见淋巴细胞浸润。免疫组化结果：CK（AE1/AE3）（－），CK19（－），HepPar-1（－），AFP（－），Vimentin（＋），Ki-67 20%（＋），EMA（－），CK18（－），IgG（－），IgG4（－）。特殊染色：网状纤维染色（－），PASM（－），抗酸染色（－）。最终病理结果提示病变为肝嗜酸性粒细胞性肉芽肿。

追问病史，患者平时喜生食醉蟹，可能与寄生虫有关。

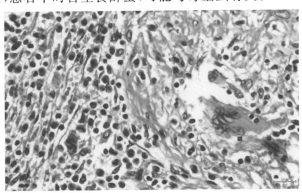

图 4　HE 染色示嗜酸性粒细胞性肉芽肿：包括淋巴细胞、浆细胞和嗜酸性粒细胞（↑）等炎性细胞混合存在，并可见多核巨噬细胞（■）

六、讨 论

嗜酸性肉芽肿属于组织细胞增生症的一种,是一种良性病变,表现为网状细胞增生及嗜酸性粒细胞浸润。肝的嗜酸性肉芽肿少见,它是肝脏对许多致病因素产生的一种局部慢性炎性反应,具有肉芽的形态学特征,其症状与嗜酸性粒细胞浸润的程度和范围有关[2]。该例患者术前外周血嗜酸粒细胞百分比偏高,肝嗜酸性肉芽肿可能是其局部浸润形成,因此在鉴别合并嗜酸性粒细胞增多症的肝脏占位病例时,诊断需考虑嗜酸性粒细胞浸润所致的肉芽肿。

肝嗜酸性肉芽肿是良性病变,影像学检查如 B 超、CT、MRI 常不能准确显示病变的性质,容易误诊为肝恶性肿瘤。本例讨论生动地说明了肝内占位的诊断过程中多学科影像学联合评估的重要性,特别是随着超声造影的广泛应用,肝内的局灶性病变的诊断准确率明显提高。另外,常规的影像学检查对肝脏嗜酸性肉芽肿诊断有困难,在不能完全排除肝恶性肿物的情况下,超声或CT 引导下行细针穿刺活检不失为一种可行的方法。回顾本例,对疑为肝内胆管细胞癌但无法排除良性病变的肝内占位,且术前无法取得病理标本或穿刺活检病理结果不明确时,可考虑手术治疗,并且首选微创的腹腔镜手术以明确手术标本病理。

七、最终诊断

肝嗜酸性肉芽肿。

参考文献

[1] 刘景云,黄道中. 静脉超声造影对 1 例肝嗜酸性肉芽肿的观察. 中国医学影像技术,2006,
    22(7):1127.

[2] Kaplan KJ, Goodman ZD, Ishak KG. Liver involvement in Langerhans' cell histiocytosis:
    A study of nine cases. Mod Pathol,1999,12(4):370—378.

11 肝门部胆管癌联合门静脉切除重建

要点：

（1）肝门部胆管癌（hilar cholangiocarcinoma，HCCA）合并血管侵犯，只要可以切除重建，均不应视作根治性切除的禁忌。

（2）借助多学科联合协作，进展期 HCCA 患者仍有望获得长期生存的机会。

一、 病例简介

患者女性，64 岁，因"上腹隐痛伴进行性皮肤黄染 1 个月"入院。伴乏力、尿色加深，无发热、呕吐等不适。外院 CT 提示左右肝管汇合处占位。既往体健。

查体：精神软，全身皮肤及巩膜中度黄染；全腹软，上腹部轻压痛，无反跳痛。余无殊。

实验室检查：CA19-9 100.9U/ml，TBIL 236μmol/L，DBIL 138.0μmol/L，ALT 111U/L，AST 110U/L。

辅助检查：肝脏磁共振增强扫描（图 1）示肝门部胆管癌，以近端右肝管为著，门脉右支及肝动脉右支受累，肿瘤局部累及胆囊管及胆囊颈，胆囊增大。

二、 鉴别诊断

超声科医师：

B 超提示胆囊肿大，肝内胆管扩张明显，左肝管内径 1.2cm，右肝管内径 1.6cm。左右肝管汇合处管腔突然截断闭塞，并可探及 2.5cm×1.5cm 中低回声团块影。结合病史，考虑典型的 Klatskin 瘤表现。且门静脉右支受压、管腔狭窄(图 2),提示门静脉受侵犯可能。

放射科医师:

影像学上(图 1 和图 2)此例为典型的肝门胆管梗阻病例,影像学鉴别诊断应包括肿瘤、结石、炎症及淋巴结转移外压所致。因本例肝门胆管壁增厚、狭窄明显,增强呈典型肿瘤性强化,诊断明确。尽管结石的信号及密度可以有多种表现,但均应表现为胆管腔内充盈缺损,借此易于鉴别。炎性狭窄与肿瘤有时很难鉴别,但此例无胆结石或手术史等炎性基础,且胆管壁的增厚及强化均超出炎症的程度,可由此进行鉴别。此例无其他肿瘤病史,肝门部亦未见确切淋巴结肿大,排除淋巴结转移所致胆管狭窄的可能。

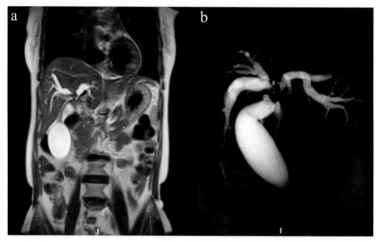

图 1　MRCP 示肝门部占位,累及双侧二级胆管,远侧胆系明显扩张改变,为典型的肝门"截断征",提示肝门胆管癌可能

肝胆胰外科医师:

根据病史特点、实验室及影像学检查,该病例临床诊断为肝门部胆管癌,累及双侧二级胆管、伴门静脉右支及右肝动脉侵犯可能,评估为 Bismuth Ⅳ型,Blumgart T3 期。术前影像学检查往往有助于初步判断肿瘤是否合并血管侵犯,但术中实时探查更是最终确认的关键步骤。如发现局段血管呈灰白色且与肿瘤组织紧密相连、无法分离,并伴有血管壁增厚、弹性消失、质地变硬,即可视为血管受侵。

三、 初步诊断

肝门部胆管癌(Bismuth Ⅳ 型;Blumgart T3 期)梗阻性黄疸。

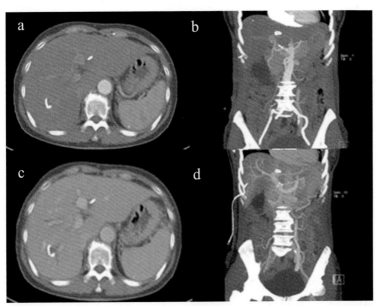

图 2　腹部 CTA 示肝门占位累及肝右动脉近段,管腔不规则狭窄;门静脉右支亦示受累改变,以右前支较著,管腔狭窄明显

四、 诊疗计划

肝胆胰外科医师:

近年来,血管侵犯及 Bismuth Ⅳ 型已不再视作肝门部胆管癌手术的绝对禁忌,在充分保证手术安全前提下,联合血管切除重建可显著提高 R0 切除率,仍有望获得理想的生存期。该患者经 CT 肝体积计算,左肝 FLR 约为 486ml,约占 SLV(1090ml)的 44.6%,评估可耐受右半肝切除。现患者梗阻性黄疸较严重,拟先行术前减黄,待黄疸改善后行肝门部胆管胆管癌扩大根治手术。

超声科医师:

NCCN 指南推荐对黄疸患者行术前胆道引流。但由于对胆道梗阻的患者进行术前减黄过程较为复杂,且可能引起显著的并发症,常常需要多学科团队的充分评估。对于诊断明确且评估可切除的肝门部胆管癌,术前行 PTCD 减黄较内镜下放置鼻胆管或胆道支架引流奏效更快。通常选择保留侧肝脏引流。但该患者左、右肝内胆管均扩张明显,适宜双侧置管引流,可加速肝功能改善,缩短术前等待时间。

五、 治疗经过

肝胆胰外科医师：

患者入院后，于超声引导下行 PTCD，左右肝内胆管各置管一根，辅以护肝、减黄等对症治疗。1 周后复查 TB 103.3μmol/L，较前下降明显，遂行肝门部胆管癌扩大根治术（右半肝切除＋尾状叶切除＋胆囊切除＋肝外胆管切除＋门静脉切除重建＋胆肠内引流＋淋巴结清扫术）。术中见胆囊肿大明显，肝脏淤胆，肝门部肿瘤浸润左右肝管二级分支、肝总管、胆囊管及胆总管上段，伴门静脉右支及主干分叉处侵犯（图 3），术中证实为 Bismuth Ⅳ 型，Blumgart T3 期，肝十二指肠韧带、肝总动脉旁、胰头后、腹主动脉旁可触及多发肿大淋巴结。术中冰冻切片提示各切缘阴性。

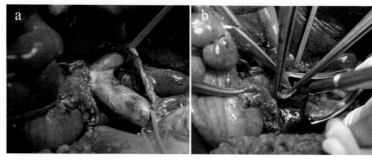

图 3　门静脉切除重建。(a)门静脉右支及交叉部明显被肿瘤侵犯，肝固有动脉无受累；(b)门静脉受侵犯段被切除，拟行吻合重建

病理科医师：

术后常规病理回报：（右半肝＋尾叶）中分化腺癌，大小 2.5cm×1.0cm，侵犯神经组织，门静脉管壁及胆囊壁均见癌组织侵犯。门静脉断端切缘、肝断端切缘均阴性，伴瘀胆，（胆总管段切缘）阴性，（左肝管切缘）阴性，（第 7、8、9、12 组淋巴结）1/8 阳性，（第 16B 组淋巴结）0/4 阳性。

肿瘤科医师：

在第 7 版 AJCC 分期中，肝门部胆管癌与远端胆总管癌拥有各自独立的分期标准；而在当前 NCCN 指南里，肝门部胆管癌和远端胆总管癌却被共同划归为肝外胆管癌来阐述。该患者分期为 T4N1M0，ⅣA 期。根据指南，对于进展期肝门部胆管癌来说，术后应辅以基于吉西他滨或基于 5-FU 为主的辅助化疗方案，改善预后。结合患者年龄及体力状况，建议口服替吉奥胶囊化疗，以提高耐受。

肝胆胰外科医师：

患者术后恢复情况良好，无胆漏、门静脉血栓、腹腔感染等并发症，CA19-9 回复正常水平，TB 降至 40＋μmol/L，术后半月出院。予口服替吉奥胶囊（50mg，bid）单药化疗及华法林抗凝（维持 INR 2～3）半年。随访至今，2 年 2 个月内无复发。

六、总　结

肝胆胰外科医师：

肝门部胆管癌（HCCA），又名 Klatskin 瘤，因其位置特殊，解剖上与肝门部血管相毗邻，较易发生周围血管侵犯及淋巴结转移，故而手术切除难度大，根治性切除率低，成为肝胆外科领域中最具挑战性的难题之一。以往观点认为，肝门部胆管癌一旦合并有门静脉或肝动脉侵犯，则意味着丧失根治性切除的机会。近年来，随着影像学评估和外科技术的不断进步、临床医师认识的加深及围手术期处理的精细化，肝门部胆管癌合并血管侵犯的诊疗水平已得到明显提升，不再被视作根治性切除的禁忌。目前，学者们广泛认同受侵犯的门静脉切除重建是提高根治性切除率以及远期生存率的关键环节[1,2]。需要具备相应技术条件的单位进行精准的术前及术中评估，在确保安全性的前提下开展手术，方能有助于增进远期疗效，改善生存质量。Neuhaus 等[1] 总结的 50 例肝门部整块切除（hilar en bloc resection，肝右三叶切除联合门静脉切除），其第 1、3、5 年生存率可分别达到 87％、70％、58％，显著高于传统肝切除组（$P＝0.021$）。

指导 HCCA 肿瘤分型、分期和临床评估的指南及系统较多，包括 Bismuth-Corlette 分型、Jarnagin-Blumgart 临床 T 分期、国际抗癌联盟（UICC）/美国癌症协会（AJCC）联合制订的 TNM 分期、Gazzaniga 分期、国际胆管癌组织（ICG）分期及日本胆道协会（JSBS）分期等[3]。上述几种分型、分期标准各有优劣，目前较为常用的是前三者。Bismuth-Corlette 分型是最早提出、临床应用最广泛的分型方法，但只考虑肿瘤的发生部位及纵向扩展情况，无法提供肿瘤浸润深度、血管受累、淋巴结和远处转移等关键信息，仅适合进行初步的可切除性评估并对手术方式进行粗略的指导。绝大多数肝门部胆管癌 Bismuth Ⅲ A、Ⅲ B 型可通过扩大肝切除术达到根治目的，Ⅳ 型也同样不再是根治性手术的绝对禁忌证。Blumgart 临床 T 分期也侧重于评估肝门部胆管癌肿瘤的局部浸润情况及可切除性，但更为完善，对肿瘤局部可切除性的评估预测更为准确;然而其未将局部浸润深度、动脉浸润情况、淋巴结及远处转移情况这些影响手术切除及预后的关键因素纳入其中,也过分强调门静脉主干受浸润后不可切除的问题。笔者认为,门静脉主干、分支或分叉部受浸润,只要可以重建,均不应该成为手术的禁忌证。AJCC 分期侧重于评估肿瘤的预后和指导术后治疗,不适用于术前可切除性的评估。该分期是目前应用最广泛的分期系统,包括对肿瘤局部浸润范围、淋巴结转移情况及远处转移情况的评估。第 8 版 AJCC 分期于 2016 年 12 月更新,较发表于 6 年前的第 7 版做了较大修改,主要改进包括:(1)Tis 期增加了重度异型增生;(2)T4 期移除肿瘤侵犯双侧 2 级胆管(Bismuth Ⅳ 型);(3)淋巴结转移情况按阳性数量重新分类,N1(0~3 个淋巴结阳性),N2(≥4 个淋巴结阳性);(4)单纯 T4 期从 Ⅳ A期改为 Ⅲ B 期;(5)N1 从 Ⅲ B 期改为 Ⅲ C 期,N2 改为 Ⅳ A 期。以上修改突出了淋巴结转移数量对预后影响的重要性。该病例在术后根据 AJCC 第 7 版TNM 分期为 T4N1M0、Ⅳ A 期,按第 8 版分期则为 T4N1M0、Ⅲ C 期。

总之,HCCA 合并血管侵犯并不少见,联合血管切除重建的扩大根治手术是达到 R0 切除的关键。借助多学科联合协作,通过术前精确评估肿瘤分期、分型,与血管的关系及可切除性,结合术前减黄等辅助手段,选择适宜的肝切除范围及血管切除重建方式,进展期 HCCA 患者仍有望获得长期生存的机会[4—6]。

七、 最终诊断

肝门部胆管癌(Bismuth Ⅳ 型;Blumgart T3 期;T4N1M0,Ⅲ C 期)。

参考文献

[1] Neuhaus P,Thelen A,Jonas S,et al. Oncological Superiority of hilar en bloc resection for the treatment of hilarcholangiocarcinoma. Ann Surg Oncol,2012,19(5):1602—1608.

[2] Igami T,Nishio H,Ebata T,et al. Surgical treatment of hilarcholangiocarcinoma in the "new era":The Nagoya University experience. J Hepatobiliary Pancreat Sci 2010,(17):449—454.

[3] 梁廷波,白雪莉. 肝门部胆管癌多学科团队的诊断与治疗. 中华消化外科杂志,2015,14(4):268—274.

[4] Weiss MJ,Cosgrove D,Herman JM,et al. Multimodal treatment strategies for advanced hilarcholangiocarcinoma. Langenbeck's Arch Surg,2014,399(6):679—692.

[5] Kambakamba P,Linecker M,Slankamenac K,et al. Lymph node dissection in resectablep-

erihilarcholangiocarcinoma：A systematic review．Am J Surg，2015，210(4):694．

［6］ Higuchi R，Ota T，Yazawa T，et al．Improved surgical outcomes for hilarcholangiocarcino-
ma：Changes in surgical procedures and related outcomes based on 40 years of experience at
a single institution．Surgery Today，2015，46(1):74．

12 Bismuth Ⅳ型肝门部胆管癌根治联合动、静脉切除重建术

要点：

（1）肝门部胆管癌术前的精确评估及充分减黄对提高根治性切除率及减少术后并发症具有重要意义。

（2）联合门静脉甚至肝动脉切除重建是治疗进展期肝门部胆管癌伴动、静脉侵犯的有效策略。

一、 病例简介

肝胆胰外科医师（主管医师）：

患者男性，59 岁，因"进行性皮肤巩膜黄染 10 余天"入院。体格检查提示皮肤及巩膜重度黄染，腹部无明显异常体征。肝功能提示总胆红素 234.7μmol/L（正常值：3.4～20.5μmol/L），直接胆红素 181μmol/L（正常值：0～3.4μmol/L），碱性磷酸酶 642U/L（正常值：30～120U/L），γ 谷氨酰转肽酶 243U/L（正常值：9～64U/L）；血清 CA19-9 1091.3U/ml（正常值：0～37U/ml）；乙肝表面抗体阳性。血常规、凝血功能、肾功能、自身免疫性肝病指标等其他实验室指标基本正常。患者入院后接受了腹部彩超及超声造影、胸部高分辨 CT 平扫、腹部 CT 增强扫描、磁共振胰胆管造影（MRCP）等检查，结果提示肝门部胆管癌。

二、 鉴别诊断

超声科医师：

腹部彩超及超声造影提示肝门部近胆囊三角处见一低回声肿块，造影呈

"快进快出"表现,大小约 $2.1cm×2.0cm$,边界不清,形态不规则。肝内胆管广泛扩张,左肝动脉、门静脉左支受侵犯。以上表现提示肝门部胆管癌。

放射科医师:

MRCP 提示肝门部胆管明显狭窄,肝内胆管显著扩张,呈"软藤样"(图1)。腹部 CT 提示肝门部肿块继发肝内胆管扩张,左肝动脉及门静脉左支受侵犯(图2)。综合以上表现,考虑肝门部胆管癌。

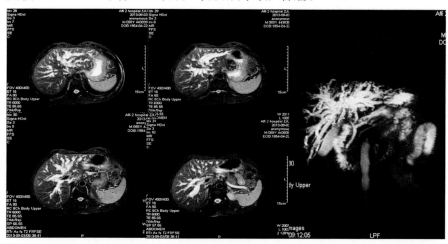

图 1　MRCP

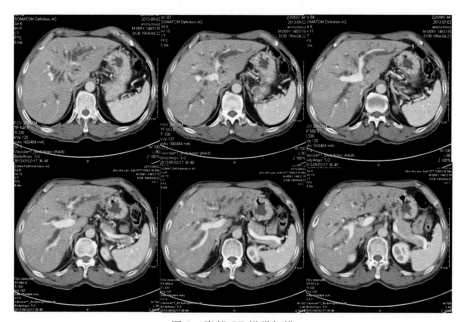

图 2　腹部 CT 增强扫描

肝胆胰外科医师：

该病例诊断首先考虑肝门部胆管癌。从影像学表现来看双侧二级胆管可能受侵犯，伴门静脉左支及左肝动脉受累，应为 Bismuth-Corlette Ⅳ 型、Blumgart T3 型肝门部胆管癌。肝门部胆管癌的分型、分期系统较多，包括 Bismuth-Corlette 分型、Blumgart T 分型、美国癌症协会（AJCC）分期及国际胆管癌组织（ICG）分期等。前两者侧重于评估肿瘤的局部浸润情况，广泛应用于肿瘤的术前可切除性评估。Bismuth-Corlette 分型为最早提出的肝门部胆管癌分型方法，该分型只考虑肿瘤的发生部位及纵向扩展情况，未涉及肿瘤的侵润深度、血管受累情况等，只适合对肿瘤进行初步的可切除性评估。与前者相比，Blumgart T 分型系统更为完善，对肿瘤局部可切除性的评估预测更为准确。2001 版 Blumgart T 分型将肝门部胆管癌分为 T1、T2 和 T3 型。T1 型指肿瘤侵润左右肝管汇合部和（或）扩展至二级胆管；T2 型指肿瘤侵润左右肝管汇合部和（或）扩展至二级胆管，合并同侧门静脉受累和（或）同侧肝叶萎缩；T3 型指肿瘤侵润左右肝管汇合部和（或）扩展至二级胆管，或肿瘤扩展至单侧二级胆管伴对侧门静脉受累，或肿瘤扩展至单侧二级胆管伴对侧肝叶萎缩，或肿瘤侵润门静脉主干或双侧门静脉。

对于该病例，除了肝门部胆管癌的诊断，还需要排除其他上消化道恶性肿瘤的肝门淋巴结转移。特别是进展期胃癌，常伴有肝十二指肠韧带淋巴结转移，转移瘤体积较大，也可能压迫肝门部胆管导致肝内胆管弥漫性扩张、梗阻性黄疸。既往及现患的其他消化道恶性肿瘤史，不同器官来源肿瘤的特异性临床、实验室及影像表现可协助鉴别诊断。对于高度怀疑转移性肿瘤而原发灶不明的病例必要时可行全身 PET-CT 检查。

另外，对于无痛性黄疸、胆管扩张及肝门部胆管梗阻的病例，也要警惕自身免疫性胆管炎（autoimmune cholangitis，AIC）的可能。AIC 以免疫介导的胆管上皮破坏为主要特征。免疫学指标提示 IgG 升高，抗线粒体抗体（AMA）阴性，抗核抗体（ANA）及平滑肌自身抗体（SMA）阳性。影像学检查通常提示胆管增厚，管腔粗细不均。该例患者的临床及影像学表现不支持该诊断。

三、 初步诊断

肝门部胆管癌（Bismuth-Corlette Ⅳ 型，Blumgart T3 型）。

四、 治疗计划

肝胆胰外科医师(主管医师)：

该病例肝门部胆管癌的诊断已基本明确。根治性切除是肝门部胆管癌患者得以长期生存的主要手段,但围绕其治疗策略仍存在一系列的焦点问题。这包括术前减黄的必要性、时机及策略,门静脉栓塞(PVE)的价值,动脉切除重建的意义,术后辅助治疗的价值和肝脏移植等问题。另外,近年来新出现的技术如计算机软件 3D 成像和 3D 打印、肝脏的一期离断二步切除(ALPPS)成为时下热点,这些新技术是否适用于肝门部胆管癌仍需临床证实。

人们对术前减黄的必要性、时机及策略仍在继续争论。有人认为减黄可能会导致胆管炎、出血、急性胰腺炎等并发症,且可能因延长患者的术前等待时间而造成肿瘤进一步发展,失去根治性切除机会。持该观点的人认为,若残留肝体积足够,术前减黄应尽量避免。近期一项研究提出,对于估计残留肝体积大于 50% 的病例,施行减黄而带来胆管炎等并发症的风险大于减黄带来的潜在益处[1]。无可争议,术前减黄对于残肝体积过小的重度梗阻性黄疸患者仍是必要的。拟行右半肝切除的高位胆管癌患者,若其总胆红素大于 $50\mu mol/L$,则围手术期死亡的风险大大增加。目前 $50\mu mol/L$ 被许多中心作为术前减黄的目标值。究竟何种减黄方式更合适暂无定论。经皮经肝穿刺胆道引流(PTCD)相较于内镜下胆管引流(ERCP)的胆管炎发生率低,操作相对简便,但更容易出现大出血及胆瘘。术前 PVE 可降低肝大部切除术后肝衰竭的风险,并可能使残留肝体积过低的患者获得手术切除的机会。PVE 结合术前减黄的疗效明显,可明显提高肿瘤的根治性切除率及术后的长期生存率。虽然门静脉切除重建已成为肝门部胆管癌合并门脉侵犯的标准术式,但对动脉切除重建是否有价值仍有争论。部分研究提示动脉切除重建不能改善患者生存,也有研究称若可实现 R0 切除,则接受动脉切除重建者的生存率并不逊于无须动脉切除重建的病例。

目前国内开展肝门部胆管癌肝移植的不多,最好的结果来自 Mayo Clinic 肝移植团队的报道,肝门部胆管癌患者通过新辅助放、化疗,术后的 5 年总体生存率达 76%,5 年无瘤生存率为 60%,肿瘤复发率为 17%[2]。但该方案在肝移植受体的选择上较为严格,纳入患者多为原发性硬化性胆管炎继发或早期肝门部胆管癌患者,故结果可能不具有普遍意义。

关于手术的具体计划,因该例患者为 Bismuth-Corlette Ⅳ 型,伴有左侧门脉及动脉的侵犯,手术应该选择左半肝及全尾叶切除,术中视情况行门静脉切除重建,必要时行动脉切除重建。肝尾叶切除为肝门部胆管癌根治手术的重要组成部分,联合肝尾状叶切除可明显降低肿瘤复发率,并改善患者的术后长期生存。

介入科医师:

该患者的血清总胆红素水平远高于 $50\mu mol/L$ 的术前目标值,减黄成为必要的选择。ERCP 有导致胆管炎、胰腺炎等并发症的风险,可能延误手术治疗的时机;该患者胆管扩张明显,PTCD 简单易行,作为术前的临时减黄措施最为合适。因此建议行 PTCD 减黄。另外,患者右半肝体积大,术后发生肝功能衰竭的可能性小,术前 PVE 的意义不大。

肿瘤内科医师:

铂类联合吉西他滨为胆管癌的一线化疗方案。研究显示,以 GEMOX 为代表,该类方案可使患者的总体生存时间延长 3.4 个月,无进展生存时间延长 1.9 个月[3]。但遗憾的是在 2017 年 ASCO 胃肠肿瘤研讨会(2017 ASCO GI)上,GEMOX 方案在胆管癌术后辅助化疗的临床实验中被证实无效[4]。吉西他滨单药的辅助治疗也尚需前瞻性随机对照研究验证。部分研究显示,吉西他滨可使肝门部胆管癌患者术后 5 年的总体生存率提高。另外,日本推崇的以替吉奥为基础的单药或者联合用药受到广泛的关注。我们团队研究发现,替吉奥辅助化疗可改善患者的总体生存时间[5]。靶向药物治疗的加入可能增强化疗的效果。近期研究发现,西妥昔单抗联合 GEMOX 方案治疗肝门部胆管癌,可获得 10% 的完全缓解率及 65% 的部分缓解率[6]。肝门部胆管癌新辅助治疗的效果仅在肝移植中得到应用并取得了良好的效果,目前并无相关推荐。

放疗科医师:

肝门部胆管癌术后辅助放疗可延长患者的生存时间。有研究显示,术后辅助放疗可将肝门部胆管癌患者的中位生存时间从 8 个月延长至 24 个月[7]。术后辅助放疗尤其适用于术中切缘阳性的患者,可提高 R1 切除肝门部胆管癌患者的总体生存率。针对该病例,若手术实现 R0 切除,辅助放疗的价值不大;若出现术中肿瘤残留或淋巴结广泛转移,术后的放疗就很有意义。

五、 治疗经过

肝胆胰外科医师(主管医师):

患者接受了双侧肝内胆管 PTCD 术,术中及术后无并发症发生。PTCD 后血清胆红素水平迅速下降。完善术前准备后患者接受了根治性手术。术中见肝门部胆管明显增厚、质硬,边界不清,侵犯至双侧二级肝内胆管(以左侧为甚)。左肝动脉及门静脉左支均被肿瘤侵犯至左右支分叉处,肝内无明显转移病灶。遂行左半肝、肝尾叶切除,胆囊及肝外胆管切除,门静脉、右肝动脉切除及端端吻合,右肝管高位成形及胆肠 Roux-en-Y 吻合术,清扫肝门部淋巴结。手术顺利,术中冰冻病例报告证实各切缘均为阴性。术后病理结果提示中—低分化胆管细胞癌,侵犯神经,肝门部 5 枚淋巴结转移,门静脉及肝动脉管壁内见癌巢,各胆管切缘及血管切缘均阴性。术后患者拒绝接受辅助放疗及放疗,规律随访 2 年肿瘤未复发,一般情况良好。

肝胆胰外科医师:

该患者术中证实为 Bismuth-Corlette Ⅳ 型肝门部胆管癌,且伴有较广泛的门静脉、肝动脉侵犯。术中选择行门静脉及肝动脉左右支分叉处切除、右支与主干端端吻合。术后复查腹部 CTA 提示重建的动脉及静脉血流通畅。长久以来,血管吻合一直是肝胆外科具有挑战性的技术之一。门脉吻合相对较易,但也需掌握较高的手术技巧。一般来讲,若门脉切除长度不超过 3～4cm,可行端端吻合,切除 4cm 以上则需血管移植或人工血管架桥。门静脉端端吻合重建的技术要点如下:(1)打结时预留血管直径的 1/3 作为"growth factor"(生长因子)以避免吻合口狭窄;(2)若门脉切除过长,可游离肝周韧带及 Kocher 切口以缓解吻合口张力;(3)吻合门静脉主干和左右分支时,要注意角度和长度的正确判断和处理,否则可能出现吻合口部位成角或狭窄。与门静脉切除重建相比,肝动脉切除重建术更具挑战性,原因为肝动脉管径细、容易痉挛、吻合口位置高等,需要更高的显微外科手术素养。

六、 总 结

肝胆胰外科医师:

既往 Bismuth-Corlette Ⅳ 型肝门部胆管癌曾被认为不可通过根治性手术切除,但随着新技术的不断涌现、充分的 MDT 讨论、全面的可切除性评估及减黄、PVE 等围手术期措施的应用,部分 Bismuth-Corlette Ⅳ 肝门部胆管癌同样可以获得手术根治的机会,甚至对于本例动、静脉均受到侵犯的病例也是如此。MDT 强调以患者为中心,制订规范化、个体化、连续性的综合治疗方案。针对肝门部胆管癌这一复杂难治性疾病,以外科为主的多学科团队合作尤为必要和重要。

七、 最终诊断

肝门部胆管癌(Bismuth-Corlette Ⅳ 型,Blumgart T3 型)。

参考文献

[1] Wiggers JK, Groot Koerkamp B, Cieslak KP, et al. Postoperative mortality after liver resection for perihilar cholangiocarcinoma: Development of a risk score and importance of biliary drainage of the future liver remnant. J Am Coll Surg, 2016, 223(2): 321—331.

[2] Heimbach JK, Gores GJ, Haddock MG, et al. Predictors of disease recurrence following neoadjuvant chemoradiotherapy and liver transplantation for unresectable perihilar cholangiocarcinoma. Transplantation, 2006, 82(12):1703—1707.

[3] Valle J, Wasan H, Palmer DH, et al. Cisplatin plus gemcitabine versus gemcitabine for biliary tract cancer. N Engl J Med, 2010, 362(14):1273—1281.

[4] Edeline J, Bonnetain F, Phelip JM, et al. Gemox versus surveillance following surgery of localized biliary tract cancer: Results of the PRODIGE 12—ACCORD 18 (UNICANCER GI) phase III trial[abstract]. J Clin Oncol, 2017,35(suppl 4S; abstract 225).

[5] 徐永子,白雪莉,陈伟,等.替吉奥单药治疗胆管细胞癌根治术患者的临床疗效.中华消化外科杂志, 2015, 14(4): 294—297.

[6] Gruenberger B, Schueller J, Heubrandtner U, et al. Cetuximab, gemcitabine, and oxaliplatin in patients with unresectable advanced or metastatic biliary tract cancer: A Phase 2 study[J]. Lancet Oncol, 2010, 11(12):1142—1148.

[7] Gerhards MF, van Gulik TM, González González D, et al. Results of postoperative radiotherapy for resectable hilar cholangiocarcinoma. World J Surg, 2003, 27(2):173—179.

13　　肝门胆管癌术后肝衰竭的成功诊治

要点：

肝门胆管癌根治性手术后可出现术后肝衰竭（POHF），术前准确评估及预防至关重要。

一、 病例简介

肝胆胰外科医师（主管医师）：

患者，男性，62岁，因"皮肤巩膜黄染2个月，食欲下降1个月"入院。当地实验室检查提示总胆红素 160.4μmol/L，ALT 138U/ml，AST 123U/ml。CT提示肝门胆管癌伴左右肝内胆管扩张。既往慢性乙型病毒性肝炎病史10余年。近一月体重下降约1kg。入院查体示皮肤巩膜黄染，余未见明显异常。

入院后实验室检查提示 CA19-9 72.8U/ml，总胆红素 96.4μmol/L，直接胆红素 53.2μmol/L，ALT 102U/ml，AST 98U/ml，白蛋白 35.5g/L，乙肝大三阳，但乙肝病毒 DNA＜10^2，血常规、凝血谱均未见明显异常。

患者入院后，影像学提示肝门胆管癌，未发现肿瘤远处转移依据。

二、 鉴别诊断

肝胆胰外科医师：

患者既往慢性乙肝病史，本次临床表现梗阻性黄疸。影像学提示肝门胆管癌。术前重点行肿瘤可切除性评估以及是否行术前减黄判定。

超声科医师：

超声显示患者肝内胆管扩张，肝内见低回声结节紧贴并推压胆囊颈，内部回声不均。超声造影提示肝门左右肝管汇合处见一低回声肿块，范围

4.2cm×2.6cm，边界欠清，造影呈"快进快出"表现。CDFI 提示肿块内可见条索状血流信号。超声诊断肝门胆管癌。

放射科医师：

患者 MRI 增强（图 1）提示肝门部肝总管及左右肝管汇合处明显狭窄，管壁增厚伴强化。增强扫描呈渐进性强化，左右肝内胆管明显扩张，肝门部多发淋巴结影。影像学上诊断为肝门胆管癌，Bismuth-Corlett Ⅲ型，可能已到Ⅲ A型。

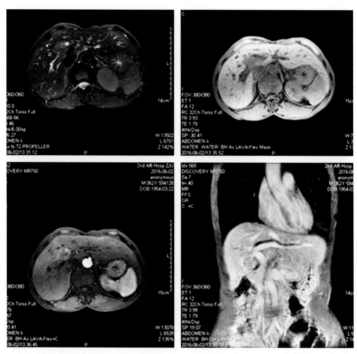

图 1　术前肝脏 MRI 增强提示肝门部胆管癌伴肝内胆管扩张。肝门部多发淋巴结影，考虑转移

三、 初步诊断

肝门胆管癌；梗阻性黄疸。

四、 诊治计划

肝胆胰外科医师：

患者影像学提示肝门胆管癌，Bismuth-Corlett Ⅲ型，可能已到Ⅲ A 型。术前评估肝功能 Child-Pugh 分级 A 级，计算标准肝体积（standard liver volume，SLV）为 1133cm^3，其中左肝体积为 378.9cm^3，约占 SLV 的 33.4％。术前未发现肿瘤远处转移迹象，未发现血管侵犯。目前指南并不推荐术前常规胆道引流，但对伴有营养不良、胆管炎，或术前胆红素水平＞200μmol/L 且须行大范围肝切除者，应行术前胆道引流[1,2]。该患者术前胆红素小于 200μmol/L，无术前减黄指征。手术切除是肝门胆管癌患者获得长期生存的唯一治疗方案。目前公认的肝门胆管癌标准治愈性手术方式为肝叶切除＋肝外胆管切除＋区域淋巴结及神经丛廓清＋肝管—空肠 Roux-en-Y 吻合术。肝门胆管癌可切除需满足 3 个要素：（1）受累及胆管树及邻近区域组织内的癌肿可获完整切除和全维度 R0 切缘；（2）预留肝脏功能性体积足够代偿，且其胆管和血管结构完整性可保存或重建；（3）手术创伤侵袭可控制在患者能耐受范围内。本例中，患者术前诊断肝门胆管癌，Bismuth Ⅲ型，可能已到Ⅲ A 型（图 1），因此需行右半肝切除或扩大右半肝切除和尾状叶切除。

五、 诊治经过

肝胆胰外科医师（主管医师）：

患者行手术治疗，术中发现肝门部肿块已侵犯右肝管，但未发现血管侵犯，肝门多发肿大淋巴结，最终行右半肝切除＋尾状叶切除＋胆囊切除＋肝门淋巴结清扫＋胆肠吻合术（图 2）。术后病理提示右半肝中低分化胆管细胞癌，神经侵犯阳性，断端切缘阴性。胆囊、尾状叶未见肿瘤。左肝管切缘、门静脉切缘、胆总管下段切缘阴性，淋巴结阴性。

术后患者出现顽固性腹水，每日腹腔引流量均大于 1000ml，同时伴双侧胸腔积液，高胆红素血症，血总胆红素下降缓慢。术后第 5 天，患者总胆红素 114.5μmol/L，查凝血谱提示 INR 1.43，凝血酶原时间 16.5s，凝血酶原时间活动度为 63％。经过积极干预（护肝、输注血制品改善凝血功能、营养支持、胸腔置管引流等）后，患者症状缓慢好转。术后 1 周，患者残余肝脏体积约 687.2cm^3；术后 2 周，患者残余肝脏体积约 1008cm^3；术后 3 周，患者病情好转出院。目前门诊密切随访观察。

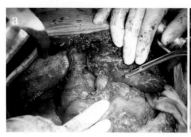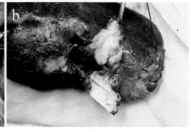

图2 (a)术中发现肿瘤侵犯右肝管,左肝体积偏小;(b)手术标本,提示肿瘤侵犯右肝管

六、总 结

肝胆胰外科医师：

肝切除术后最严重的并发症是进行性的术后肝衰竭(POHF),指非胆道阻塞或胆漏所致的持续性高胆红素血症,临床表现为腹水、凝血功能障碍、肝性脑病等,发生率为1.2%～32.0%,死亡率约1.6%～2.8%。Balzan等[3]提出"50—50标准",即术后5天或5天以上凝血酶原时间<50%(即INR>1.7)、血清胆红素>50 mmol/L(3mg/dl),作为肝衰竭的预测标准。2011年,国际肝脏外科研究小组(ISGLS)提出了POHF的统一定义和严重程度分级标准。其定义为术后肝脏合成、分泌、解毒等功能受损,主要以总胆红素和INR为评估标准。术后5天或5天以上的总胆红素和INR的值大于术前值,即诊断为肝衰竭,但需排除胆道梗阻。术后肝衰竭严重程度主要分为3个等级(A、B、C),其中A级肝衰竭为实验室指标异常,但不需要临床干预;B级肝衰竭指需要进行临床干预,但不需要进行侵入性治疗;C级肝衰竭是指需要临床进行侵入性干预[3,4]。目前对POHF的临床管理及治疗经验有限,临床主要参照急性爆发性肝衰竭治疗经验。出现POHF的危险因素包括高龄(年龄大于70岁)、男性、肝硬化、肝炎(病毒性或其他原因)、术中出血、术中输血、手术时间过长、术中肝缺血、术前胆道梗阻或狭窄、术前化疗、术中切除肝脏体积过多、残余肝体积过小、术前低蛋白血症等。本例中,患者已出现POHF。为避免出现POHF,术前准确评估肝功能储备非常重要。为避免肝大部切除术后出现POHF,目前指南建议患者须符合如下条件:Child-Pugh A级、血小板计数>10⁵/μl、无严重的门静脉高压、FLR>40%～50%、ICG<15%。

肝门部胆管癌治疗首选根治性手术切除。若术前评估无法行根治性手术或根治性手术后出现POHF风险较高的,则新辅助放化疗联合肝移植能降低术后复发率,提高长期生存率。美国一项12个移植中心的联合研究发现,对肿瘤直径≤3cm,无肝内外转移,肿瘤不可切除或伴有原发性硬化性胆管炎患者,新辅助放化疗后行肝移植术,其移植后 2、5、10 年无瘤生存率分别为 78%、65%、59%。

七、 最终诊断

肝门胆管癌梗阻性黄疸。

参考文献

[1] Sugawara G, Ebata T, Yokoyama Y, et al. The effect of preoperative biliary drainage on infectious complications after hepatobiliary resection with cholangiojejunostomy. Surgery, 2013, 153(2): 200—210.

[2] Raju RP, Jaganmohan SR, Ross WA, et al. Optimum palliation of inoperable hilar cholangiocarcinoma: Comparative assessment of the efficacy of plastic and self-expanding metal stents. Dig Dis Sci, 2011, 56(5): 1557—1564.

[3] Balzan S, Belghiti J, Farges O, et al. The "50—50 criteria" on postoperative day 5: An accurate predictor of liver failure and death after hepatectomy. Ann Surg, 2005, 242(6): 824—828, discussion 828—829.

[4] Qadan M, Garden OJ, Corvera CU, et al. Management of postoperative hepatic failure. J Am Coll Surg, 2016, 222(2): 195—208.

14　　复杂肝门部胆管癌的综合治疗

要点：

肝门胆管癌术前血胆红素水平＞200μmol/L 且须行大范围肝切除者，应行术前胆道引流。常规 PTCD 等胆道引流手段无效，可考虑行手术引流。放疗对肝门胆管癌疗效确切，对于无法对其行手术干预的患者，应考虑积极行放疗干预。

一、 病例简介

肝胆胰外科医师(主管医师)：

患者女性，61 岁，因"上腹胀痛伴恶心呕吐，皮肤巩膜黄染 20 天"入院。当地医院上腹部增强 CT 提示肝门胆管癌。查血提示 CA19-9 107.4U/ml，总胆红素 242μmol/ml。否认乙肝病史及家族性恶性肿瘤病史。查体示皮肤巩膜重度黄染，未见腹水。

患者入院后实验室检查提示 CA19-9 73.9U/ml，总胆红素 416.7μmol/L，直接胆红素 199.4μmol/L，血常规及凝血谱未见明显异常。

患者入院后影像学提示肝门部胆管癌，无肿瘤远处转移依据。

二、 鉴别诊断

肝胆胰外科医师：

患者临床表现梗阻性黄疸，影像学(图 1)诊断肝门胆管癌，术前重点评估术前减黄指征，以及行肿瘤可切除性评估。

放射科医师：

患者腹部 CT(图 2)提示肝门胆管癌，病灶累及左肝二级胆管、右肝一级胆管,邻近肝动脉、门静脉未见明显侵犯,肝内胆管不扩张。腹腔内未见转移病灶,未见淋巴结转移依据。肝脏 MRI 增强进一步证实该诊断(图 3)。结合患者病史及影像学资料,诊断首先考虑肝门胆管癌,Bismuth-Corlett ⅢB 型[1-3]。

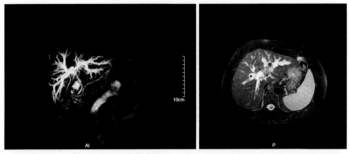

图 1　术前 MRCP 示肝门部胆管截断,近侧胆系明显扩张,肝门部软组织肿块影,累及左肝二级胆管、右肝一级胆管,首先考虑肝门部胆管癌(Bismuth-Corlette ⅢB 型)

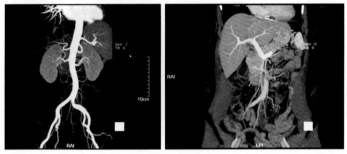

图 2　术前全腹 CTA 示肝门部肿块累及肝固有动脉分叉部,以左肝动脉起始部为著,管腔不规则狭窄;亦累及门脉左支近段,管腔狭窄明显,门脉右支起始部可疑受累

三、 初步诊断

肝门胆管癌;梗阻性黄疸。

四、 诊治计划

肝胆胰外科医师:

患者影像学提示肝门胆管癌,累及左右二级胆管,临床分型 Bismuth-Corlett ⅢB 型,可能已达到Ⅳ型。目前未发现远处转移迹象,未发现血管侵犯,因此,若患者情况允许,手术切除是首选方法,并且只有根治性切除才能使得患者获益。手术需行左半肝＋尾状叶切除,必要时还需行肝Ⅴ段部分切除。

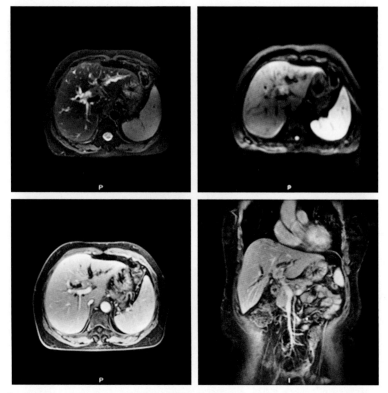

图 3 术前肝脏 MRI 增强检查示肝门胆管癌影像学诊断明确,肝内未见转移及伴发病变,肝门及肝十二指肠韧带淋巴结稍肿大(T4N1M0,ⅣA 期)

手术切除肝脏体积较大,因此需特别关注患者术前肝功能情况。目前指南并不推荐术前常规胆道引流[1]。但对伴有营养不良、胆管炎,或术前胆红素水平 $>200\mu mol/L$ 且须行大范围肝切除者,应行术前胆道引流;该患者术前胆红素超过 $200\mu mol/L$,考虑行术前胆道引流;待胆红素下降至 $200\mu mol/L$ 以下,最好下降至 $85\mu mol/L$ 以下,再行手术治疗为宜。

五、 诊治经过

肝胆胰外科医师(主管医师):

胆道引流方法主要有 PTCD 或 PTGD、ENBD 或 ERBD 以及手术引流。ERBD 为胆道内引流办法,容易引起胆道逆行感染,因此不宜作为术前引流方案。PTCD 以及 ENBD 均为外引流办法。PTCD 操作简单,但有窦道转移风险;ENBD 对操作者要求较高,且长期引流患者耐受性差[2]。综合利弊,我们在患者入院后先后予 2 次 PTCD 置管行胆道引流减黄,同时予以护肝、降黄等对症治疗。但患者入院后影像学评估肝内胆管不扩张,PTCD 穿刺置管非常困难,且即使置管成功后,PTCD 管仍反复滑出或堵塞,导致患者术前胆红素下降非常缓慢,总胆红素始终高于 $250\mu mol/L$,行根治性手术难度较大,术后出现肝功能衰竭风险较高。且患者胆道引流时间过长,还可出现肿瘤进一步进展、转移,甚至失去手术机会。根据指南,对有胆道梗阻而不能切除肿瘤的患者,置入胆道支架可使胆管充分引流,缓解症状,提高存活率[3,4]。因此,经过与患方家属充分沟通及协调后,我们为患者行开腹胆总管切开胆总管支架管置入术。术中见盆腔、肠系膜、腹膜、膈肌等未及明显转移病灶。胆囊排空状态,肝脏瘀胆明显。探查肿块位于肝门部胆管,侵犯左右肝管,以左肝更明显。胆总管及左右肝管分叉处明显狭窄,切开胆总管,予胆道探条逐步扩张左右胆管;见胆汁流出后,分别于左右肝管内各置入 8F 支架管一根,右肝内置入约 10cm,左肝内置入约 5cm。术中 B 超证实支架管置入左右肝内。

术后予以患者护肝降黄、营养支持等治疗。但术后患者胆红素没有出现明显下降趋势。术后 1 周,患者总胆红素 $250.3\mu mol/L$;术后 2 周,患者总胆红素 $249.3\mu mol/L$,较术前没有出现明显下降。

放疗科医师:

对不能手术切除或伴有转移的胆管癌患者,在植入胆管支架缓解胆道梗阻的基础上联合外照射放疗,可以缓解患者症状,提高生活质量,延长生存期[5]。但目前新的放疗技术,如三维适形放疗(3DCRT)、调强放疗(IMRT)以及立体定向放疗(SBRT)对肝门胆管癌的疗效还缺少大样本临床数据支持,但值得尝试,因此我们给予患者 SBRT 治疗,剂量共 25Gy。放疗结束 1 周后,患者总胆红素下降至 $77.8\mu mol/L$,CA19-9 下降至 44.3U/ml。放疗术后 1 月,患者总胆红素降低至 $42\mu mol/L$,同时 CA19-9 降低至正常水平。同时患者生活质量明显改善,胃纳及体重开始增加。

肝胆胰外科医师(主管医师):

经过评估,患者目前总胆红素降低至 $42\mu mol/L$,CA19-9 已降低至正常水平,影像学评估患者肿瘤体积已明显缩小。故患者择期行肝门胆管癌根治性手术(胆囊切除＋肝中叶切除＋胆肠吻合术)。术中于肝脏表面发现一枚病灶,与膈肌粘连。术中冰冻证实该病灶为胆管细胞癌,但术后病理提示切下来的肝脏组织、胆囊甚至胆管中均未找到肿瘤细胞,断端切缘阴性。

术后患者恢复良好,围手术期未发生明显严重并发症。术后 1 周复查增强 CT 检查未提示肝脏出现肿瘤转移及复发(图 4)。术后 2 周胆红素下降至正常水平,CA19-9 正常水平。目前已出院,门诊密切随访观察。

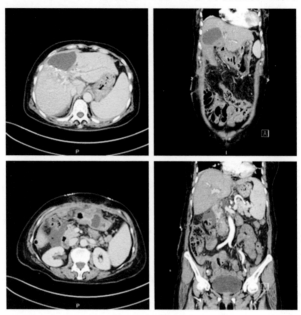

图4 术后1周复查CT提示肝门胆管癌术后改变,术区见较多量积液改变,呈包裹倾向;胰头外侧亦见较多液体积聚

六、总 结

肝胆胰外科医师:

回顾该病例我们发现,对于肝门胆管癌,术前评估 Bismuth-Corlett Ⅲ 型以上,伴有营养不良、胆管炎,或术前胆红素水平>200μmol/L 且须行大范围肝切除者,应行术前胆道引流。若常规 PTCD 等胆道引流手段无效,可考虑行手术引流。此外,我们进一步发现放疗对肝门胆管癌疗效确切,对于无法对其行手术干预的患者,应考虑积极行放疗干预。

七、最终诊断

肝门胆管癌;梗阻性黄疸。

参考文献

［1］Sugawara G，Ebata T，Yokoyama Y，et al. The effect of preoperative biliary drainage on infectious complications after hepatobiliary resection with cholangiojejunostomy. Surgery，2013，153(2)：200—210.

［2］Raju RP，Jaganmohan SR，Ross WA，et al. Optimum palliation of inoperable hilar cholangiocarcinoma：Comparative assessment of the efficacy of plastic and self-expanding metal stents. Dig Dis Sci，2011，56(5)：1557—1564.

［3］黄志强，Henri Bismuth，郑树森，等. 肝门部胆管癌诊断和治疗指南(2013 版). 中华外科杂志，2013，51(10)：865—871.

［4］Huang HB，Du YQ，Li ZS. Clinical practice guide-lines of the Japanese Society of Hepato-Biliary-Pancreatic Surgery for the management of biliary tract cancer (2015). J Clin Hepatol，2015，31(10)：1592—1594.

［5］Fan Y，Wu SD. An excerpt of hilar cholangiocarcinoma：Expert consensus statement. J Clin Hepatol，2015，31(10)：1588—1591.

15   医源性胆管损伤伴肝门胆管癌

要点：

医源性胆道损伤及胆道支架置入可掩盖肝门胆管癌，出现误诊及延误手术时机。

一、 病例简介

肝胆胰外科医师(主管医师)：

患者女性，60岁，因"胆道术后2个月，全身皮肤巩膜黄染1周"入院。患者2个月前于当地医院诊断"胆囊结石，胆总管结石"，后行"腹腔镜下胆囊切除＋胆总管切开取石＋T管引流术"，术后血总胆红素逐渐下降至正常水平。1周前无明显诱因下出现皮肤巩膜黄染，查血总胆红素150.7μmol/L；查CT提示肝内胆管普遍扩张，胆总管上段显示不清，可疑团片状软组织密度影，炎性改变可能。后于右肝置入PTCD管一根，但术后血胆红素下降不明显，遂来我院就诊。入院查体示皮肤巩膜黄染，T管未见明显胆汁引出，PTCD管引流通畅。

患者入院后实验室检查提示CA19-9 54.5U/ml，总胆红素121.2μmol/L，直接胆红素62.1μmol/L，ALT 267U/ml，AST 309U/ml，碱性磷酸酶408U/ml，γ-GT 345U/ml；查血常规、肝炎标志物及凝血谱均未见明显异常。

患者入院后影像学提示胆总管上段狭窄。

患者入院后第二天即出现发热，体温最高达38.4℃，查血提示炎症指标均升高。经护肝、抗感染治疗1周后，患者体温逐渐恢复正常，查血提示总胆红素下降至44.2μmol/L，CA19-9 40.4U/ml。

二、 鉴别诊断

肝胆胰外科医师：

患者近期存在胆道手术史，术后黄疸降而复升，影像学提示胆总管上段狭窄。入院后出现发热，经抗感染治疗后，血总胆红素及 CA19-9 均下降，首先考虑医源性胆道损伤。外科医师需进一步评估病情，明确有无外科手术干预指征。

超声科医师：

超声显示(图 1)胆囊切除术后，肝内外胆管未见明显扩张，胆总管内未见异常回声；右肝萎缩，左肝代偿性增大，肝内未见明显占位性病变。超声造影

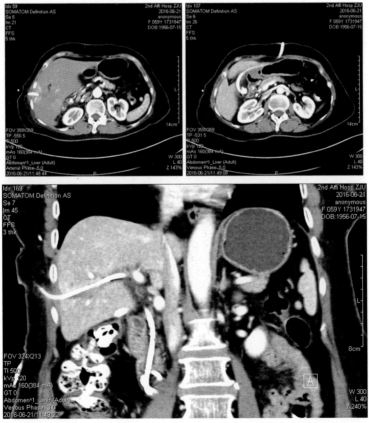

图 1　术前 CT 提示胆囊及胆总管术后，右肝萎缩，左肝代偿性增大，肝门结构清晰，肝内外胆管不扩张，未发现肿瘤

提示肝内未见明显异常灌注。

放射科医师：

CT(图 1)提示胆囊术后，右肝萎缩，左肝代偿性增大，肝门结构清晰，肝内外胆管不扩张，未发现肿瘤。MRI(图 2)提示左后肝管、肝总管上段以及左侧肝内胆管管腔缩窄，右侧 PTCD 管周围渗出改变，考虑胆管炎症可能。目前未发现肿瘤。PTCD 管造影(图 3a)提示肝内胆管显影，胆总管上段结构显示不清，胆总管下段造影剂通过顺畅。T 管造影(图 3b)提示肝内胆管显影，但胆总管结构未显示。PTCD 管疑似置入十二指肠腔内，建议行胃镜检查明确诊断。

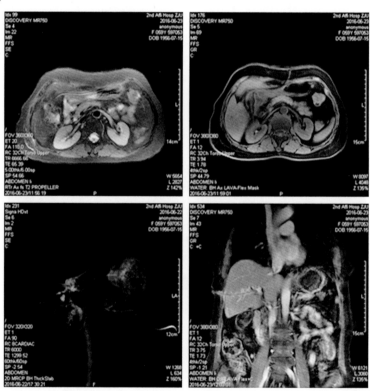

图 2　术前 MRI 提示左右肝管—肝总管上段、左侧肝内胆管狭窄；右侧 PTCD 引流管周围渗出改变

三、 初步诊断

胆道术后；医源性胆道损伤梗阻性黄疸。

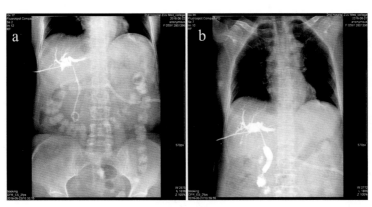

图3　术前造影。(a)PTCD管造影提示两侧肝内胆管显影,PTCD管头端位于十二指肠乳头处,胆总管结构未显示;(b)T管造影提示两侧肝内胆管显影,胆总管上段结构显示不清楚,胆总管下段造影剂通过基本顺畅

四、诊治计划

肝胆胰外科医师:

首先考虑患者医源性胆道损伤,保守治疗血总胆红素无明显下降,考虑原PTCD管引流不佳。胃镜证实PTCD管头端位于十二指肠主乳头开口处。遂拔除原PTCD管,于左肝另行置入PTCD管一根。继续保守治疗一周。但患者总胆红素缓慢下降至29μmol/L后便再次停止下降。再次行PTCD管造影提示肝内胆管显影,胆总管上段结构显示不清,胆总管下段未见显示。考虑医源性胆道损伤,损伤部位位于肝门胆管处,可能为Stasberg分型E1或E2型(图4),保守治疗疗效不佳,计划安排行手术治疗。

五、　诊治经过

肝胆胰外科医师(主管医师):

患者行手术治疗,术中意外发现肝门部肿瘤,考虑肝门胆管癌,侵犯周围结缔组织,侵犯左右肝动脉及左侧门静脉,肝门多发肿大淋巴结,右肝萎缩,术中病理证实肝门胆管癌。术中判断肿瘤已无法行根治性切除,告知患者家属后,行胆囊切除＋肝门胆管癌姑息性切除＋胆管整形＋胆肠吻合＋右半肝切除。

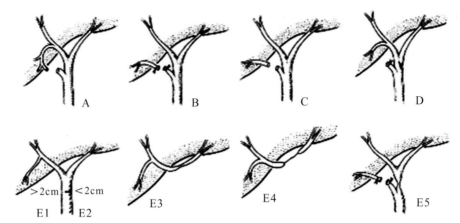

图 4　Stasberg 胆道损伤分型。A. 进入胆囊床或胆囊管的小胆管切断后未结扎,伴有胆瘘;B. 副肝管损伤,两断端结扎,不伴胆瘘;C. 副肝管损伤,一侧断端未结扎,伴胆瘘;D. 胆管部分撕裂,伴胆瘘;E1. 左右肝管汇合部下方肝总管或胆总管残端长度>2cm;E2. 左右肝管汇合部下方肝总管或胆总管残端长度<2cm;E3. 左右肝管汇合部完整,左右肝管系统相通;E4. 左右肝管汇合部损伤,左右肝管系统被隔离不相通;E5. E1、E2 或 E3 合并右副肝管或迷走胆管损伤

　　术后患者恢复良好,围手术期未发生明显严重并发症。术后 1 周,血总胆红素已恢复至正常水平,复查 CT 未提示肿瘤进展。术后病理提示肝门中分化胆管细胞癌,大小 3.5cm×3.0cm,侵犯周围脂肪组织;右肝中分化胆管细胞癌,大小 3.3cm×1.0cm,可见神经侵犯。术后 2 周出院。

　　术后患者门诊随访,术后存活 6 个月。

六、总　结

肝胆胰外科医师:

　　肝门部胆管狭窄是指位于胆囊管开口以上肝总管及左右二级肝管的狭窄,根据狭窄的原因可分为恶性狭窄和良性狭窄。良性胆管狭窄是指各种非肿瘤性因素导致的胆管纤维组织增生、瘢痕挛缩形成的胆管纤维性狭窄。外科手术造成的胆管损伤是肝门部胆管良性狭窄的最常见原因,其中腹腔镜手术后出现医源性胆道损伤最常见,发生概率为 0.2%～0.3%,占所有肝门部胆管良性狭窄病例的 80% 以上[1,2]。

　　该患者术前诊断困难。首先是患者近期胆道手术史,局部的炎症水肿掩盖了肿瘤病情,造成患者术前影像学检查均未发现肿瘤征象;其次,患者入院时肝门行胆管支架支持,故经保守治疗后血总胆红素及 CA19-9 能下降。但患者术前影像学提示右肝萎缩,左肝代偿性增大,而近期胆道损伤很少出现肝脏大小及形态改变,这启示我们术前需进一步完善评估,与胆道恶性狭窄鉴别。

肝门胆管癌临床有多种分期系统,包括 Bismuth-Corlette 分期、AJCC 的 TNM 分期、日本的 JSBS 分期、Gazzaniga 分期、MSKCC 的改良 T 分期(表 1)等。其中 MSKCC T 分期系统根据肿瘤累及胆管范围、门静脉侵犯和肝叶萎缩 3 个因素对肝门胆管癌进行分期。该分期在可切除性或预后判断方面均优于 Bismuth-Corlette 分型。其中 T1 期的切除率为 69%,T2 期为 31%,而 T3 期为 0%。远期生存率也与分期有关。中位生存期 T1 期为 20 个月,T2 期为 13 个月,T3 期为 8 个月[3,4]。术中我们根据 MSKCC 的改良 T 分期,判断肿瘤已达到 T3 期,切除率为 0%。

肝门胆管癌的姑息治疗包括姑息性肿瘤切除和胆道引流。目前认为 R1 切除也是肝门胆管癌的一种有效姑息性治疗手段,能延长患者生存期,且不增加手术风险。同时行胆道引流也能有效延长患者生存期[5]。因此,患者最终行姑息性手术治疗。

表 1　MSKCC 的改良 T 分期系统

分期	描　　述
T1	肿瘤侵犯肝管汇合处,伴单侧最远侵犯至二级胆管
T2	肿瘤侵犯肝管汇合处,伴单侧最远侵犯至二级胆管,合并同侧门静脉受侵犯或同侧肝叶萎缩
T3	肿瘤侵犯肝管汇合处,伴双侧最远侵犯至二级胆管;肿瘤侵犯胆管汇合处,伴单侧侵犯至二级胆管,合并对侧门静脉受侵犯;肿瘤侵犯胆管汇合处,伴单侧侵犯至二级胆管,合并对侧肝叶萎缩,或肿瘤侵犯门静脉主干

七、　最终诊断

肝门胆管癌;胆道术后;梗阻性黄疸。

参考文献

[1] Sugawara G, Ebata T, Yokoyama Y, et al. The effect of preoperative biliary drainage on infectious complications after hepatobiliary resection with cholangiojejunostomy. Surgery, 2013, 153(2): 200—210.

[2] Raju RP, Jaganmohan SR, Ross WA, et al. Optimum palliation of inoperable hilar cholangiocarcinoma: Comparative assessment of the efficacy of plastic and self-expanding metal

stents. Dig Dis Sci，2011，56(5)：1557—1564.

[3] Kaffes AJ. Management of benign biliary strictures：Current status and perspective. J Hepatobiliary Pancreat Sci，2015，(22)：657—663. doi：10.1002/jhbp.272.

[4] Singh A，Oelrud A，Agarwal. Biliary strictures：Diagnostic considerations and approach. Gastroenterol Report，2015，3(1)：22—31. doi：10.1093/gastro/gou072.

[5] Fan Y，Wu SD. An excerpt of hilar cholangiocarcinoma：Expert consensus statement. J Clin Hepatol，2015，31(10)：1588—1591.

16 多次胆道术后应用经皮经肝胆道镜取石

🐧**要点：**

PTCS 具有创伤小、恢复快、可重复的优点；能够使更多原本不能耐受手术或不愿全麻手术治疗的胆道结石患者得到治疗，提高其生活质量。

一、 病例简介

肝胆胰外科医师：

患者男性，55 岁，因"发热 4 天，右上腹痛 1 天"急诊入院。查体：皮肤巩膜中度黄染，上腹部可见多条陈旧性手术瘢痕，右上腹有压痛，无反跳痛。既往史：54 年前行膈疝修补术，33 年前因"胆囊结石"行"胆囊切除术"，3 年前因"胆总管结石"行"胆总管切开＋胆道镜探查＋T 管引流术"。由于术后出现上消化道大出血，又急诊行"剖腹探查＋胃镜探查＋胃大部切除术＋毕 Ⅱ 式吻合＋十二指肠造瘘术"。

实验室检查：TBIL 80.4μmol/L，DBIL 50.6μmol/L，ALT 153U/L，AST 204U/L，WBC 4.4×10^9/L，中性粒细胞百分比 94.8％，PCT 4.41ng/ml，CRP 60mg/L。辅助检查：腹部超声、CT 及 MRI 均提示胆囊切除术后改变，肝内外胆管扩张，胆总管下段结石。

二、 鉴别诊断

肝胆胰外科医师：

该患者既往有胆道结石多次发作及手术病史，结合腹痛、黄疸、发热等典型症状体征以及影像学检查结果，胆总管下段结石伴急性化脓性胆管炎诊断明确。

放射科医师：

影像学检查诊断明确，为胆总管下段结石伴胆管炎。上腹部增强 CT 检查（图 1）示：胆囊术后缺如，胆总管下段内见椭圆形高密度结石，最大直径约 20mm；近侧胆系明显扩张并急性炎症改变，胆总管周围少量积液。MRCP（图 2）示：胆总管下段结石并胆系明显扩张，胰管未见扩张。

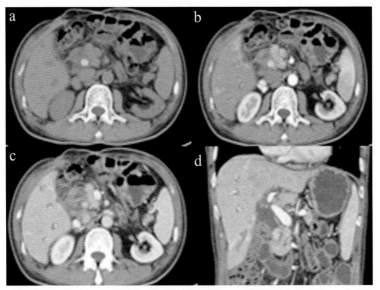

图 1　腹部增强 CT 示胆总管下段内见椭圆形高密度结石

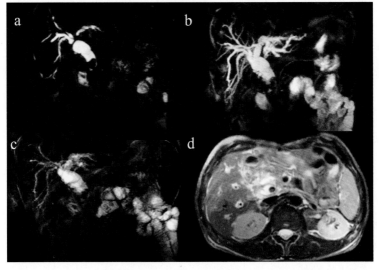

图 2　MRCP 示胆总管下段见明显充盈缺损影，肝内外胆管明显扩张

三、 初步诊断

胆总管结石伴急性胆管炎;胃大部切除＋毕Ⅱ式吻合术后;胆总管切开＋T管引流术后;胆囊切除术后;膈疝修补术后;2型糖尿病。

四、诊疗计划

消化内科医师:

该患者胆总管结石伴急性胆管炎诊断明确。既往多次上腹部手术病史,曾行胃大部切除＋毕Ⅱ式吻合术,改变了原来的解剖生理结构,给 ERCP 取石增加了很大的难度,不一定能保证成功。

肝胆胰外科医师:

患者五年来反复出现高热、寒战、腹痛等急性胆管炎发作症状,既往有多次上腹部手术史,腹腔内广泛粘连;若行手术治疗的话分离解剖困难,创伤大,手术时间长,且患者对再次进行开腹手术存在恐惧心理。同时,因患者曾行胃大部切除术＋毕Ⅱ式吻合术,失去生理性胃十二指肠解剖结构,ERCP 取石较困难,失败风险较大。因此,我们决定对该患者采用经皮经肝胆道镜检查(PTCS)的手术方式。该术式能有效取出胆道结石,解决胆道梗阻症状,对患者打击小,术后恢复快。

五、 治疗经过

肝胆胰外科医师:

首先给予患者抗感染、护肝治疗,于入院第 4 天行 PTCD 穿刺引流,解除患者胆道梗阻症状,改善患者黄疸、发热等症状,引流后症状好转,TB 降至 $31.3\mu mol/L$。2 周后行经皮经肝硬镜胆道扩张＋胆道镜取石术:PTCD 管内置入导丝,拔除 PTCD 管,以导丝引导使用经皮肾穿刺套件,从 8F 至 16F 逐步扩张,最后使用 20F 带 T 型把手撕开鞘的套管扩张成功,可见胆汁引出。使用硬镜直视下扩张右肝内胆管至胆总管下段,可见十二指肠乳头。胆道镜顺利进入,见胆总管下段可见数枚结石,大者约 2cm×3cm。液电碎石仪打碎结石,取石篮尽量将其取出,其余较小者用冲洗＋吸引方法尽量取尽,探查 Oddi 括约肌开口狭窄。最后置入 18F 硅胶引流管固定于皮肤上(图 3),患者术后安返病房。术后第 1 天即下床活动自如,无疼痛主诉,总胆红素正常。术后第 6 天出院。

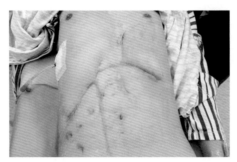

图 3 PTCS 结束后置管引流,可见患者腹壁手术瘢痕纵横交错

后患者又 2 次行胆道造影(图 4)＋胆总管下段狭窄球囊扩张术。随访 1 年半复查 MRCP(图 5)无结石复发,肝功能正常。

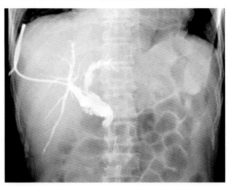

图 4 PTCS 取石术后 2 天经胆道引流管造影胆系呈扩张状态,未见结石征象

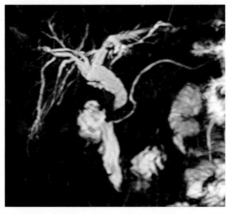

图 5 术后 1 年半 MRCP 示胆系呈轻度扩张改变,未见结石征象

六、总　结

肝胆胰外科医师：

经皮经肝胆道镜检查(PTCS)在肝内外胆管结石特别是复杂肝内胆管结石的治疗中有重要的作用[1,2]，具有创伤小、恢复快、可重复的优点。手术适应证包括：胆肠吻合、多次胆道手术导致腹腔广泛粘连；合并其他疾病，手术风险大，不能耐受开腹手术者；年老体弱，肝内胆管结石合并胆管狭窄、胆管梗阻并引起严重的肝功能损害，无法耐受开腹手术者。PTCS无明显的手术禁忌证，只要患者可以配合经皮经肝穿刺、无明显凝血功能异常均可耐受。PTCS的并发症绝大部分都和经肝穿刺胆道造瘘有关，主要包括胆道出血、胆瘘、胆管炎、导管移位和导管堵塞等[3]。该病例因多次手术导致腹腔内粘连严重，并有胃大部切除术＋毕Ⅱ式胃肠吻合术的手术史，PTCS为该患者的最佳选择。本病例采用的是PTCD后二期窦道扩张行PTCS术，若患者一般情况下可以耐受，也可直接行一期扩张取石，进一步缩短等待时间。总的来说，PTCS术式能够使更多原本不能耐受开腹手术或无法进行手术治疗的胆道结石患者得到治疗，提高其生活质量。

七、最终诊断

胆总管结石伴急性胆管炎；胃大部切除＋毕Ⅱ式吻合术后；胆总管切开＋T管引流术后；胆囊切除术后；膈疝修补术后；2型糖尿病。

参考文献

[1] Ross AS, Kozarek RA. Cholangioscopy：Where are we now? Curr Opin Gastroenterol，2009，25(3)：245.

[2] Jung JY, Lee SK, Oh HC, et al. The role of percutaneous transhepaticcholangioscopy in patients with hilar strictures. Gut Liver，2007，1(1)：56.

[3] Oh HC, Lee SK, Lee TY, et al. Analysis of percutaneous transhepaticcholangioscopy-related complications and the risk factors for those complications. Endoscopy，2007，39(8)：731.

17 术中拔除PTCD管诱发胆道大出血

要点：

胰头癌梗阻性黄疸术前行超声引导下经皮经肝穿刺胆道引流（PTCD）减黄需把握指征，由于可能出现胆道大出血，建议术中直视下拔除。

一、 病例简介

肝胆胰外科医师(主管医师)：

患者男性，70岁，因"皮肤巩膜黄染20余天"入院。当地医院CT提示胰头占位，实验室检查示总胆红素179.4μmol/L，谷丙转氨酶233U/L，谷草转氨酶523U/L。否认乙肝病史及家族性恶性肿瘤病史。查体示皮肤巩膜重度黄染，未见腹水，余查体未见明显异常。

入院后实验室检查提示总胆红素205μmol/L，查肿瘤标志物及肝炎标志物均未提示明显异常。影像学检查提示胰头占位，胰腺癌可能，无肿瘤远处转移依据。

二、 鉴别诊断

肝胆胰外科医师：

患者临床表现梗阻性黄疸，影像学诊断胰腺癌，术前重点行肿瘤可切除性评估以及是否行术前减黄判定。

超声科医师：

超声提示患者胰体实质内低回声团，直径约3cm，内部回声不均，CDFI未见异常血流。其上胆总管扩张明显。超声造影提示病灶整体呈向心性低增强改变，未累及血管，超声诊断胰腺癌。

放射科医师：

患者 CT(图 1)提示胰头低密度占位,直径约 3cm,考虑胰腺癌;侵犯十二指肠及肠系膜上静脉,但包绕小于 180°;血管轮廓尚规则,未发现肿瘤远处转移依据。根据我院自行设计的胰腺癌可切除性 CT 报告单(表 1),以及 2016年 NCCN 指南(表 2)和 AJCC 第 7 版胰腺癌分期,影像学诊断胰腺癌 T3N0M0,ⅡA 期,可切除。

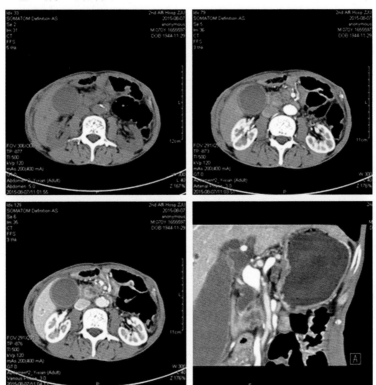

图 1　术前 CT 提示胰头癌可能,侵犯十二指肠及肠系膜上静脉,包绕小于 180°,肝内未见转移及伴发病变,影像学分期 T3N0M0,ⅡA 期

表 1　浙医二院胰腺癌可切除性 CT 报告单

胰头钩突部肿瘤评估指标	评估结果
肿瘤形态评估	(1)位置:胰头/钩突(SMV 右侧);
	(2)肿瘤突破胰腺,侵犯邻近十二指肠及肠系膜上静脉;
	(3)最大径:30mm;
	(4)胆总管、胰管梗阻,胰胆管及胆囊明显扩张

续表

胰头钩突部肿瘤评估指标	评估结果
动脉受累评估	(1)SMA:无; (2)CA:无; (3)CHA:无; (4)动脉变异:无
静脉受累评估	(1)PV:无; (2)SMV:右侧壁受侵,包绕≤180°,管腔狭窄,未见累及第一属支(中结肠支),受累长度20mm; (3)IVC:无; (4)静脉内栓子:无
区域淋巴结转移	未见明显肿大淋巴结
邻近脏器侵犯	十二指肠胰头段局部受侵
远处转移	无(肝脏、腹腔、骨骼、非区域淋巴结等)
腹水	无
结　论	胰腺癌 T3N0M0,ⅡA 期,可切除

表 2　胰腺癌可切除状态的定义标准(根据 NCCN 2017 年版本)

可切除状态	动　脉	静　脉
可切除	肿瘤不侵犯动脉(包括腹腔干,肠系膜上动脉或肝总动脉)	肿瘤不侵犯肠系膜上静脉、门静脉,或侵犯≤180°,且静脉轮廓规则
交界可切除	胰头/钩突部 (1)实体肿瘤侵犯肝总动脉,但不累及腹腔干或肝动脉分支,允许安全完整切除并重建; (2)实体肿瘤侵犯肠系膜上动脉但≤180°; (3)存在动脉解剖变异及与肿瘤切除的程度应予以指出,因为可能会影响到手术计划 胰体/胰尾 (1)实体肿瘤侵犯腹腔干但≤180°; (2)实体肿瘤侵犯腹腔干>180°,但不侵犯主动脉且胃十二指肠动脉完整不受侵犯	(1)实体肿瘤侵犯肠系膜上静脉或门静脉>180°或静脉侵犯≤180°,静脉轮廓不规则或有静脉血栓,但在受累部位近端与远端有合适的静脉以保证完整切除及静脉重建; (2)实体肿瘤侵犯下腔静脉

续表

可切除状态	动　　脉	静　　脉
不可切除	远处转移(包括非区域内淋巴结转移) 胰头/钩突部: (1)实体肿瘤侵犯肠系膜上动脉>180°; (2)实体肿瘤侵犯腹腔干>180°; (3)实体肿瘤侵犯肠系膜上动脉第一空肠分支	胰头/钩突部 (1)由于肿瘤侵犯或栓塞不能重建肠系膜上静脉或门静脉; (2)肿瘤侵犯大部分近端引流空肠分支至肠系膜上静脉段
	胰体/胰尾 (1)实体肿瘤侵犯肠系膜上动脉或腹腔干>180°; (2)实体肿瘤侵犯腹腔干与腹主动脉	胰体/胰尾 由于肿瘤侵犯或栓塞不能重建肠系膜上静脉或门静脉

三、　初步诊断

胰腺癌 T3N0M0,ⅡA 期。

四、　治疗计划

肝胆胰外科医师:

患者影像学考虑胰头癌,可切除,有手术指征。术前评估有肠系膜上静脉侵犯可能,但肿瘤包绕小于 180°,血管轮廓尚规则,可以行胰十二指肠切除术联合静脉切除重建完整切除肿瘤。患者术前伴梗阻性黄疸,血总胆红素超过 $200\mu mol/L$。胰头癌梗阻性黄疸患者术前行胆道引流缓解梗阻性黄疸,在改善患者肝功能、降低围手术期并发症发生率及病死率方面,人们对其有效性及必要性尚存在争议[1]。NCCN 指南不建议术前行常规胆道引流,但若患者合并发热及胆管炎等感染表现,建议行术前胆道引流,以控制感染,提高围手术期安全性。也有观点指出,减黄指标=年龄×3+总胆红素,若该指标大于 380,则术前减黄对患者治疗有益,而对小于 380 者可不必行减黄直接手术。根据技术条件可选择内镜下经十二指肠乳头支架或经皮经肝胆道引流(PTCD),但均可导致相关并发症,前者可致急性胰腺炎或胆道感染,后者可致出血、胆瘘或感染。

本病例中,我们综合考虑患者高龄,减黄指标>380,且术中可能行计划性血管切除重建,因此综合考虑术前行 PTCD 减黄为宜。

肿瘤内科医师:

可切除性胰腺癌术前是否需要行新辅助治疗目前存在争议。胰腺癌术前通过新辅助治疗,可能可以使局部晚期或转移患者实现降期或增加切缘阴性率,尤其是对肠系膜上动脉切缘;使微小转移灶在此期间显现,利于制定个体化治疗方案,降低术后胰瘘发生率;还可以降低淋巴结阳性率,减少血管和淋巴管侵犯。但是经过新辅助治疗或转化治疗后,影像学检查不再作为可靠的评估手段,它会影响对肿瘤的判断,同时使手术操作难度增加,延误手术时机。因此最新版 NCCN 指南对该类患者仍不常规推荐新辅助治疗。但对可切除患者,若同时存在影响预后因素(术前 CA19-9 明显升高,原发肿瘤病灶较大,大的局部淋巴结,个体生活质量下降明显,疼痛等局部症状明显等),可以考虑新辅助治疗,这部分患者需要活组织检查证实为腺癌。对于有胆道梗阻的患者,应予以持续的胆道减压[2,3]。目前各中心使用的新辅助放化疗方案差异较大,包括放疗、化疗、联合放化疗、化疗后联合放化疗。其中化疗方案又包括吉西他滨单药、吉西他滨为主的联合用药、FOLFIRINOX 方案等。目前研究结果多支持 FOLFIRINOX 方案是有效的新辅助治疗方案,长期数据仍在积累中。

五、 治疗经过

肝胆胰外科医师(主管医师):

患者行 PTCD,于左肝内置管一根。术后 5 天,总胆红素下降至 49.3μmol/L。后行手术治疗,术中发现胰头部可及质硬肿块,大小约 2cm×3cm,侵犯肠系膜上静脉,侵犯长度约 3cm。主胰管扩张,直径约 5mm。肝门部及后腹膜可及多发肿大淋巴结,遂行胰十二指肠切除+肠系膜上静脉切除重建+后腹膜淋巴结扩大清扫术(图 2)。关腹前,拔除左肝 PTCD 管后,发现原胆肠吻合口下方肠腔内迅速扩张膨隆,穿刺见鲜红色血液,考虑胆道出血所致,即 PTCD 管拔除后引发的胆道大出血。立即予以夹闭左肝动脉后出血速度减缓,遂考虑确为动脉性出血,PTCD 所致的血管胆管内瘘。由于肝内出血部位寻找困难,仅结扎左肝动脉无法彻底止血,最终决定行左肝外侧叶切除。

术后患者恢复良好,围手术期未发生明显严重并发症。术后病理提示:胰腺中—低分化腺癌,神经侵犯阳性,未见淋巴结转移,手术切缘阴性。

术后患者常规随访及化疗。

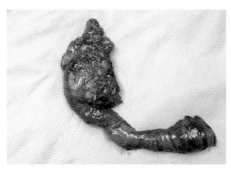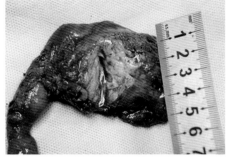

图 2　术中标本提示胰头癌，侵犯肠系膜上静脉

六、总　结

肝胆胰外科医师：

胰头癌梗阻性黄疸患者术前行胆道引流，确实能缓解一部分胰腺肿瘤所致梗阻性黄疸引起的肝功能损害，对个体手术安全性而言具有一定价值。但是，常规术前胆道引流可增加并发症发生率，其中行 PTCD 穿刺置管可出现胆道出血、腹腔逆行感染等风险。既往资料表明，PTCD 并发胆道出血发生率约为 3％。因此对胰头癌梗阻性黄疸患者应按照个体病情差异区别对待，综合考虑后再行术前胆道引流，不推荐常规术前胆道引流。如需减黄且使用 PTCD 时，建议在术中直视下拔除 PTCD 管，可以及时处理医源性胆瘘及出血等情况。

七、最终诊断

胰腺癌 T3N0M0，ⅡA 期。

参考文献

[1] van der Gaag NA，Rauws EAJ，van Eijck CHJ，et al. Preoperative biliary drainage for cancer of the head of the pancreas. N Engl J Med，2010，(362)：129—137.

[2] Reni M. Neoadjuvant treatment for resectable pancreatic cancer：Time for phase Ⅲ testing? World J Gastroenterol，2010，16(39)：4883—4887.

[3] Casadei R，Di Marco M，Ricci C，et al. Neoadjuvant chemoradiotherapy and surgery versus surgery alone in resectable pancreatic cancer：A single-center prospective，randomized，controlled trial which failed to achieve accrual targets. J Gastrointest Surg，2015，19(10)：1802—1812.

18　　胆总管狭窄误诊肝门胆管癌

要点：

不伴胆红素及 CA19-9 升高的肝门胆管狭窄需鉴别诊断良性狭窄，ERCP 结合胆管刷片细胞学检查有助于确诊。

一、　病例简介

肝胆胰外科医师（主管医师）：

患者男性，53 岁，因"体检发现胆总管上段狭窄 1 个月"入院。当地 CT 提示胆总管上段狭窄伴可疑软组织影，肝内胆管扩张。既往无胆道手术史。查体无殊。实验室检查提示血常规、肝肾功能电解质、凝血谱、肝炎标志物、肿瘤标志物均处于正常范围。患者入院后影像学提示胆总管上段重度狭窄伴可疑软组织影，首先考虑肝门胆管癌，无肿瘤远处转移依据。

二、　鉴别诊断

肝胆胰外科医师：

患者意外发现胆总管上段狭窄，临床无不适主诉，无黄疸，实验室检查血 CA19-9 正常水平。影像学提示胆总管上段重度狭窄伴可疑软组织影，首先考虑肝门胆管癌。术前需行肿瘤可切除性评估。

超声科医师：

超声提示患者肝内胆管扩张，左右肝管汇合处中断，局部可疑高回声斑，胆总管不扩张。超声造影提示左右肝管分叉处管腔狭窄，造影剂注入后肝总管处可见一大小为 2.7cm×1.4cm 的团块，呈"快进快出"表现。因此，超声首先诊断肝门胆管癌。当然，超声检查主要适用于肿瘤的初步筛查，在定位及精确判断脉管侵犯程度上尚有不足,而 CT 及 MRI 检查可提供更多的信息。

放射科医师:

患者 MRCP(图 1)提示肝门胆管重度狭窄,其上肝内胆管广泛扩张,胆总管及胰管无狭窄及扩张。肝脏 MRI 增强扫描(图 2)提示肝总管上段呈截断改变伴局部可疑软组织影。综上,影像学诊断为肝门胆管癌(图 1—图 3)。

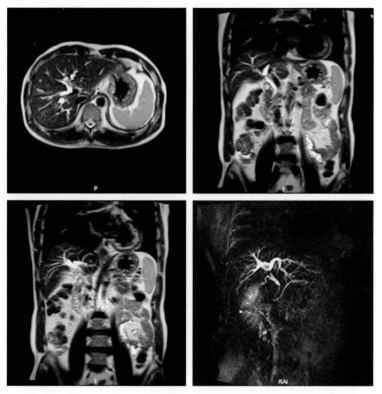

图 1   术前 MRCP 提示肝门肝管分叉部重度狭窄,近侧胆系明显扩张,考虑肝门胆管癌

三、 初步诊断

肝门胆管癌。

四、 诊治计划

肝胆胰外科医师:

患者影像学提示肝门胆管重度狭窄伴肝内胆管广泛扩张,可疑软组织影。

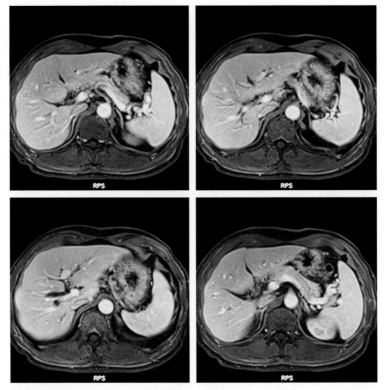

图 2　术前肝脏 MRI 增强示肝门肝管分叉部管腔明显狭窄,管壁轻度增厚,呈延迟强化;近侧胆系明显扩张。肿瘤性病变待排

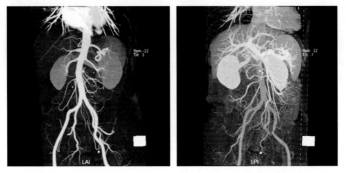

图 3　术前腹部 CTA 示肝动脉及门脉系统未见异常

术前诊断肝门胆管癌。目前未发现远处转移迹象,未发现血管侵犯,患者全身情况良好,无黄疸,肝功能 Child-Pugh A 级,无术前减黄指征。需行根治性手术治疗,并且只有根治性切除才能使得患者获益。手术需考虑行围肝门切除＋尾状叶切除＋胆肠引流,同时清扫区域淋巴结[1]。

五、 诊治经过

肝胆胰外科医师(主管医师):

患者择期行肝门胆管癌根治术,术中发现左右肝管汇合处胆管明显狭窄,但未见肿瘤。术中将狭窄处胆管组织切除送冰冻,未发现明确肿瘤性依据;术中行胆道镜探查也未见明显肿块,最终决定行胆囊切除＋肝门胆管狭窄切除＋胆肠吻合术。术后常规病理提示胆管壁增厚伴淋巴细胞浸润,未见明确肿瘤性病变。

术后患者恢复良好,围手术期未发生明显严重并发症。术后 1 周复查增强 CT 检查未提示肝脏出现新发病灶。术后患者随访 2 年,未发现肿瘤复发及转移依据,肿瘤标记物及肝功能均正常。

六、 总 结

肝胆胰外科医师:

本例患者术前影像学出现误诊。误诊原因为患者 MRI 虽然提示肝管分叉部管腔明显狭窄,管壁轻度增厚,局部可疑软组织影,近侧胆管明显扩张,但影像学未见肝内转移及伴发病变,肝门未见确切肿大淋巴结。因此,炎症性病变不能排除。

肝门部胆管良性狭窄是指各种非肿瘤性因素导致的胆管纤维组织增生、瘢痕挛缩形成的胆管纤维性狭窄。区别于恶性狭窄,肝门部胆管良性狭窄的病因主要包括医源性胆管损伤、肝胆管结石、原发性硬化性胆管炎、胆道蛔虫症和先天性胆管病变;其他罕见病因还包括腹部创伤、门静脉海绵样变性压迫、淋巴浆细胞性硬化性胰腺炎/胆管炎、滤泡性胆管炎等。病史对鉴别肝门部胆管狭窄的性质非常重要,临床上常根据影像学表现及血清肿瘤标志物结果进行综合判断。若 CA19-9 升高伴有胆管壁厚度≥5mm 及周围淋巴结肿大（>1 cm）的影像学表现,或胆道造影发现扩张的胆管突然截断,常提示恶性狭窄。但这一标准误诊率仍较高。ERCP 结合胆管刷片细胞学检查(brush cytology)、管腔内超声检查(IDUS)或超声内镜下细针穿刺活检(EUS-FNA)有助于确诊恶性胆管狭窄。胆管刷片细胞学检查具有简便、安全、快捷等优点,是 ERCP 检查时获取组织标本的最常用技术手段,但其对恶性胆管狭窄的诊断敏感性仅为 41.6%,阴性预测值为 58%。通过使用新技术如数字成像分析

（DIA）和荧光原位杂交（FISH），可提高胆管刷片细胞学诊断的准确率。一项前瞻性研究发现，FISH 检测可将胆管刷片细胞学检查的诊断敏感性和特异性由 15％和 91％分别提高到 34％和 98％。若 FISH 联合 DIA 检测，可进一步提高胆管刷片细胞学的诊断准确率。管腔内超声检查时，若发现胆管壁正常声像结构的破坏伴有不规则边界或浸润周围组织的低回声肿块，常高度怀疑恶性狭窄。ERCP 联合 IDUS 检查，可将胆管狭窄诊断的准确率由 ERCP 的 58％提高到 90％。EUS-FNA 为有创性检查，且操作技术要求较高，目前仍应用不多[2,3]。

因此，针对本病例，若患者无黄疸，血 CA19-9 正常水平，影像学提示肝门胆管狭窄，但胆管壁未见明显增厚，未见肝内转移及伴发病变，肝门未见确切肿大淋巴结，此时需鉴别胆管炎性狭窄，必要时行 ERCP 结合胆管刷片细胞学检查、管腔内超声检查或超声内镜下细针穿刺活检。

七、 最终诊断

肝门胆管狭窄；胆管炎。

参考文献

［1］黄志强，Henri Bismuth，郑树森，等. 肝门部胆管癌诊断和治疗指南（2013 版）. 中华外科杂志，2013，51（10）：865-871.

［2］Naitoh I，Nakazawa T，Kato A，et al. Predictive factors for positive diagnosis of malignant biliary strictures by transpapillary brush cytology and forceps biopsy. J Dig Dis，2016，(17)：44—51. doi：10.1111/1751-2980.12311.

［3］Burnett AS，Calvert TJ，Chokshi RJ. Sensitivity of endoscopic retrograde cholangiopancreatography standard cytology：10-y review of the literature. J Surg Res，2013，(184)：304—311. doi：10.1016/j.jss.2013.06.028.

19　　胆管内乳头状黏液性瘤

要点：

（1）胆管内乳头状黏液性瘤（intraductal papillary mucinous neoplasm of the bile duct，IPMN-B）常被视作相对低度恶性的瘤，其所致的梗阻性黄疸，往往通过传统途径减黄效果欠佳，应早期积极行手术治疗，争取 R0 切除；

（2）如无法根治，首选肝移植，无条件者建议长期留置 T 管或空肠桥袢外引流，甚至采用经皮经肝胆道镜检查（percutaneous transhepatic cholangioscopy，PTCS），以反复处理复发病灶、清理黏液，最大限度地延长生存期。

一、 病例简介

患者男性，66 岁，因"上腹痛 2 年"入院。2 年前上腹痛，于外院诊断为"胆囊结石"，行胆囊切除；半年后再发腹痛，伴黄疸及发热，于外院诊断为"肝胆管结石"，行"左肝外叶切除＋胆道探查取石＋T 管引流术"。常规病理提示："肝左叶胆管内乳头状黏液性瘤"。术后仍反复发作腹痛，伴黄疸进行性加深。

查体：皮肤、巩膜重度黄染，腹平软，上腹部轻压痛，双下肢浮肿。

实验室检查：WBC 5.4×10^9/L，CRP 12mg/L，TBIL 338.0μmol/L，DBIL 211.4μmol/L，ALP 317U/L，γ-GT 269U/L，AMY 28U/L，ALB 27.1g/L；肿标正常。

辅助检查：MRCP 示胆总管、肝内胆管明显扩张，伴肝右叶胆管多发结石，胆总管下段及壶腹部结石。

二、鉴别诊断

超声科医师：

患者肝内胆管多处扩张，较宽处内径约 1.8cm，右肝内胆管可见多枚高回声影，胆总管中上段扩张明显，下段显示不清。患者重度黄疸，合并胆管炎，且肝内胆管扩张明显，穿刺成功率高，可考虑行 PTCD 穿刺减黄，同时观察胆汁性质，进一步明确诊断。

放射科医师：

根据肝脏增强 CT（图 1）等影像学检查，患者肝内外胆管多发囊状扩张，右肝内胆管多发结石及胆总管多发软组织结节，结合既往手术及病理，符合 IPMN-B 的表现，考虑为长期分泌黏液堵塞致肝内胆管结石形成及胆管扩张。需注意肝内外胆管弥漫性扩张的 IPMN-B 与先天性胆管扩张症Ⅳ型的鉴别。

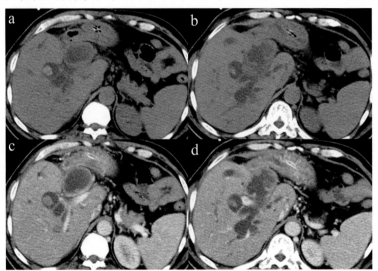

图 1　肝脏增强 CT 扫描。平扫期（a 和 b）示：肝内外胆管广泛囊状扩张，管腔内见多发高密度结石及等稍低密度结节，胆管壁不均匀增厚，伴周围肝实质萎缩；门脉期（c 和 d）示：胆管内结节呈轻度强化，胆管壁不均匀增厚，伴轻中度强化，部分呈锯齿状突向管腔内

一般 IPMN-B 管腔内可见多发乳头状或结节状软组织密度/信号灶，CT上肿瘤密度低于结石，稍低于肝实质，但高于胆汁和胆管内黏液；MR T2WI可见肿瘤信号高于结石，但低于胆汁和胆管内黏液，DWI 肿瘤均呈高信号，增强扫描肿瘤呈轻中度强化，三期增强扫描可见肿瘤的密度或信号均稍低于肝实质；胆管壁不光整，不均匀增厚，可呈锯齿状突向管腔内，增强扫描轻中度强

化。但由于黏液的存在,一般不会表现为胆管局限性狭窄,肿瘤也多不会侵犯至胆管外形成外压性肿块;由于恶性程度低,肝门部及后腹膜淋巴结转移不常见。另外,由于 IPMN-B 长期分泌黏液致大量的黏液在胆管内积聚导致胆管梗阻,胆管内压力增加,使邻近的肝实质长期受压而常常出现肝实质萎缩,甚至出现胆汁淤积性肝硬化。而先天性胆管扩张症Ⅳ型表现为肝内外胆管多发性囊状扩张,管壁较光整,管腔内不出现乳头状或结节状软组织影;如果出现癌变,多由胆管壁的黏膜受长期的炎症、溃疡刺激所致,可见不对称的胆管狭窄,胆管壁增厚、明显不均匀强化,或胆管截断改变,可伴软组织肿块形成及周围多发淋巴结转移,但一般不出现肝实质萎缩。

肝胆胰外科医师:

结合病史特点及影像学资料,高度怀疑 IPMN-B 复发,大量黏液分泌和积聚导致胆管梗阻、扩张,合并结石形成,是患者长期发生胆管炎反复腹痛、黄疸的原因所在。

三、 初步诊断

IPMN-B 肝内胆管结石梗阻性黄疸二次胆道术后。

四、 诊疗计划

患者梗阻性黄疸、胆管炎症状明显,且肝内胆管多发弥漫性扩张,可考虑行 PTCD 穿刺减压、减黄,同时获知胆汁性状以明确诊断,待肝功能改善后再行手术。具体术式视术中胆道镜探查情况决定。

五、 治疗经过

患者在局麻超声引导下行 PTCD 术,于左肝内叶胆管放置 8F 引流管一根,抽出黏液样胆汁。减黄效果欠佳。一周后行"右肝组织切开取石外引流＋胆总管切除＋肝总管空肠 Roux-en-Y 吻合术"。术中所见:腹腔内少量腹水,粘连严重,胆总管扩张明显,直径约 3cm,切开见大量胶冻样内容物及结石(图 2a),延伸至肝内胆管。清除后见胆总管内壁附着多发绒毛状突起新生物(图 2b),质地软,基底宽,外观呈菜花样,范围约 3cm×3cm。切取行术中冰冻提示:管状绒毛状腺瘤伴高级别上皮内瘤变,另见黏液。右肝内胆管明显扩张,近肝表面处可扪及 2cm×1cm 范围结石,予切开取尽肝内胆管结石,留置 T 管。将胆总管与新生物完整切除。行肝管空肠 Roux-en-Y 吻合术。术后常规病理(图 3)示:(胆总管)管状绒毛状腺瘤伴低级别上皮内瘤变,局灶高级别上皮内瘤变。(肝总管切缘)阴性。术后复查 TBIL 126.2μmol/L,DBIL 110.6μmol/L,ALB 31.1g/L。患者半月后出院。

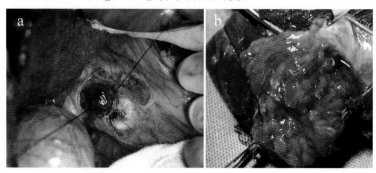

图 2 术中所见。(a)肝脏淤胆明显,切开胆总管,可见大量黏液混合结石;(b)切除胆总管,可见内壁附着多发绒毛状黏液性新生物

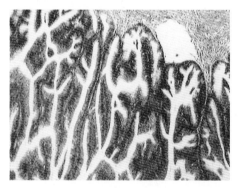

图 3 术后常规病理(胆总管)管状、绒毛状腺瘤伴低级别上皮内瘤变,局灶高级别上皮内瘤变

此后每 3～6 个月定期行胆道镜检查,未见明显结石及肿瘤复发,但胆红素始终未完全降至正常。术后 1 年,胆道镜下发现右肝内胆管壁出现成片绒毛状瘤,肝内胆管充满黏稠黏液,胆肠吻合口通畅。考虑复发,评估无法根治性切除。影像学表现如图 4 和图 5 所示。予定期胆道镜下清除黏液,病情缓慢进展。

术后 3 年 T 管堵塞、窦道闭合,TB 飙升至 400 μmol/L 以上,病情危重。考虑到患者无法耐受再次手术,遂决定行 PTCS,予局麻穿刺重置 PTCD 管,在导丝引导下将窦道逐步扩张至 20F 口径;再行胆道镜检,见肝内胆管弥漫性乳头状瘤,大量黏液胶着,无法冲洗干净。术后 40 个月因胆汁淤积性肝硬化,肝功能衰竭,自动出院。

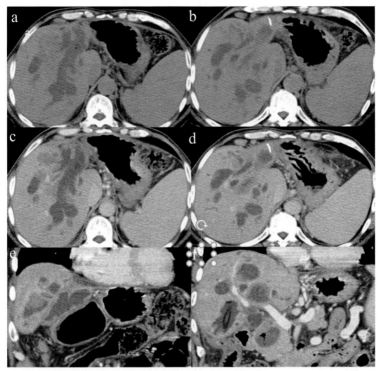

图 4　术后复发肝脏增强 CT 扫描。平扫期(a 和 b)示:肝内外胆管广泛囊状扩张,管腔内见多发等稍低密度结节,伴周围肝实质萎缩;实质期(c 和 d)示:管腔内见多发轻度强化结节灶,胆管壁不均匀增厚伴轻中度强化;门脉期冠状位重建(e 和 f)示:肝内外胆管均明显广泛囊状扩张,管腔内见多发轻度强化结节灶,胆管壁增厚伴强化

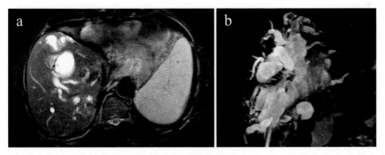

图 5　术后复发 MRCP 示肝内外胆管明显广泛囊状扩张(a 和 b),管腔内见多发结节状及乳头状 T2WI 稍低软组织信号灶(a),部分呈锯齿状突向胆管腔内

六、总 结

胆管内乳头状瘤(intraductal papillary neoplasm of the bile duct,IPNB)

可分为产黏液和不产黏液两种类型。前者即 IPMN-B,俗称"黏胆症",临床上极为少见,近些年才逐渐为肝胆外科和病理科医生所认识。它与胰腺 IPMN 具有相似的生物学特性及组织学特点,以向胆管腔内外生性生长的乳头状瘤分泌大量黏液而堵塞胆管造成肝内外胆管囊状扩张或肝内囊性肿块为其临床病理特征。根据组织学形态可分为胰胆型、胃型、肠型和嗜酸细胞型 4 个亚型[1—4]。常伴有肝内胆管结石,可累及肝内外胆管的任何部位;可为多灶性病变,一般为非浸润性生长,病理多为胆管上皮的不典型增生和高级别内瘤变,属癌前病变,通常被视作相对低度恶性瘤;如不处理,可发展至淤胆性肝硬化、肝功能衰竭,应当早期积极手术或内镜治疗;如获根治性切除,5 年生存率可达到 81%。但对于双侧弥漫性 IPMN-B 病变以及晚期发生胆汁性肝硬化的患者,往往只有肝移植这一途径有望治愈。

笔者在近年数十例 IPMN-B 诊治过程中总结了如下几点经验与思考:

(1)术前诊断:如胆管弥漫性扩张,远端无狭窄,CT/MR 见胆管内可疑软组织影,ERCP 内镜下见十二指肠乳头开口有黏液流出,且行 PTCD 或 ERCP 减黄效果不佳,则应考虑 IPMN-B 的可能[5]。

(2)术前减黄:与其他肿瘤或结石所致的梗阻性黄疸不同,此类疾病靠 PTCD、内镜下鼻胆管引流术(ENBD)或胆道内支架置入减黄往往奏效缓慢,近乎无效,均缘于胆管内充盈胶冻状的黏液而无法通畅引流。因此,对于术前明确 IPMN-B 的梗阻性黄疸不主张进行有创的减黄措施,但对于合并胆管结石及严重的胆道感染,可考虑行穿刺部分缓解胆道压力。

(3)手术时机:当传统方式减黄后黄疸下降不明显时,则应建议及时行手术治疗,不能一味等待肝功能改善。

(4)处理要点:IPMN-B 一般侵犯胆管壁程度不深,但极易复发,如能行 R0 切除,可获得较好预后;即使术前已明确诊断,仍须行术中胆道镜探查,进一步明确病变部位、范围和性质,以免病灶残留。对于单病灶或局限一侧肝叶的病变,行包含病变的肝段切除或半肝切除即可;而对于多灶性病变或双侧胆管弥散性病变,则可考虑行含主要病灶的肝叶、半肝甚至肝三叶切除。残余肝脏内的病灶可用术中胆道镜下钬激光切除或射频消融,但一般无法达到 R0 切除,通常需要肝脏移植方能根治。

(5)T 管留置:如怀疑有残留,短期内复发风险较高,或无条件行肝移植的患者,则建议长期留置 T 管或胆肠吻合同时行空肠桥袢外引流,以便术后反复处理复发病灶、清理黏液,最大限度地延长生存时间。

(6)PTCS:如患者处于难以耐受手术或术后复发、无法行根治性切除等情况时,PTCS 可作为一种合理的术式选择,尤其适用于腹腔粘连严重、肝内胆管扩张显著者,相较开腹手术,PTCS 具有创伤小、恢复快、可重复操作的优势,能够有效延缓病程进展。

(7)术后放化疗:IPMN-B 即便癌变,预后也比常见的肝内胆管细胞癌要好,其术后 5 年生存率可达到 38%。但对于术后辅助治疗,却鲜有文献涉及。Valente 等[6]对 1 例内镜下细胞学刷片病理证实为 IPMN-B 癌变、无法耐受手术的 76 岁女性,先后行 5-FU 和吉西他滨化疗及放疗,患者带瘤生存了 3 年之久。这揭示了术后放化疗具有一定潜在的有效性和应用前景。

七、 最终诊断

胆管内乳头状黏液性瘤;肝内胆管结石;梗阻性黄疸;胆汁淤积性肝硬化;肝功能衰竭。

参考文献

[1] Schlitter AM,Klöppel G,Esposito I. Intraductal papillary neoplasms of the bile duct (IPNB):Diagnostic criteria,carcinogenesis and differential diagnostics. Der Pathologe,2013,34(2):235—240.

[2] Gordon-Weeks AN,Jones K,Harriss E,et al. Systematic review and meta-analysis of current experience in treating IPNB:Clinical and pathological correlates. Ann Surg,2016,263(4):656—663.

[3] Nakanuma Y,Kakuda Y,Uesaka K,et al. Characterization of intraductal papillary neoplasm of bile duct with respect to histopathologic similarities to pancreatic intraductal papillary mucinous neoplasm. Hum Pathol,2016,(51):103—113.

[4] Barton JG,Barrett DA,Maricevich MA,et al. Intraductal papillary mucinous neoplasm of the biliary tract:A real disease? HPB (Oxford),2009,11(8):684-691.

[5] Ruiz A,Vedel B,Fabre C,et al. Intraductal papillary mucinous neoplasm of the bile ducts (IPMN-B). Clinics&Research in Hepatology&Gastroenterology,2016,40(4):370—372.

[6] Valente R,Capurso G,Pierantognetti P,et al. Simultaneous intraductal papillary neoplasms of the bile duct and pancreas treated with chemoradiotherapy. World Journal of Gastrointestinal Oncology,2012,4(2):22—25.

20　胆囊癌行肝胰十二指肠切除联合门静脉切除重建

要点：

(1)进展期胆囊癌即使行根治性切除，术后短期内肿瘤复发转移的可能性仍较高。故术后应密切随访复查，发现复发后及时应用系统性化疗等治疗可改善胆囊癌患者的生存。

(2)胆囊癌扩大根治术(肝胰十二指肠联合切除术等术式)联合术后辅助治疗可能有助于改善进展期胆囊癌患者的生存。

一、　病例简介

肝胆胰外科医师(主管医师)：

患者女性，56岁，因"右上腹隐痛不适，伴进行性皮肤巩膜黄染半个月余"入院。无发热畏寒等其他不适，否认病毒性肝炎病史。体格检查示皮肤巩膜明显黄染，腹部无明显异常体征。血清肝功能：TBIL 206.8μmol/L(正常值：3.4～20.5μmol/L)、DBIL 156.4μmol/L(正常值：0～3.4μmol/L)、谷丙转氨酶276U/L(正常值：0～34U/L)、γ谷氨酰转肽酶206U/L(正常值：9～64U/L)、谷草转氨酶113U/L(正常值：0～34U/L)，血清CA19-9 611.3U/ml(正常值：0～37U/ml)，CA12-5 135.7U/ml(正常值：0～35U/ml)。血常规、凝血功能、肾功能等其他实验室检查指标均在正常范围。患者入院后接受了腹部彩超、全腹部螺旋CT增强扫描、磁共振胰胆管造影(MRCP)等检查，结果提示胆囊癌可能，伴胆总管梗阻。

二、鉴别诊断

放射科医师:

  腹部 CT 增强扫描提示胆囊壁不均匀增厚,首先考虑胆囊癌,肝脏受侵可能;伴肝门部及胰周淋巴结转移(侵犯门脉),肝内外胆管明显扩张(图 1)。MRCP 提示肝外胆管受压梗阻,肝内外胆管明显扩张(图 2)。综上所述,诊断考虑胆囊癌伴肝脏、胆总管及门静脉受侵犯,肝门部、胰周多发淋巴结转移。

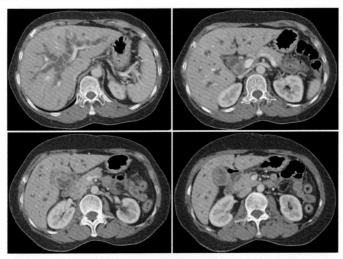

图 1　腹部 CT 表现

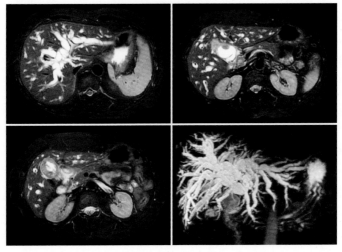

图 2　MRCP 表现

肝胆胰外科医师：

患者的影像学特征提示胆囊癌，手术长久以来一直是可能根治胆囊癌的唯一有效手段，而手术方式的选择有赖于术前精确的评估及分期。故目前诊断的关键是明确肿瘤的临床分期及可切除性。

2010 年发表的第 7 版 AJCC TNM 分期相较于第 6 版做了以下主要改变：(1)胆囊管癌被归入胆囊癌。(2)淋巴结被分为两站。其中，临近胆囊的胆囊管淋巴结、肝门部淋巴结、胆总管、肝动脉、门静脉旁淋巴结被归为 N1；而其他区域淋巴结如腹腔干、腹主动脉、下腔静脉及肠系膜上动脉周围淋巴结被归为 N2。N2 淋巴结转移为远处转移（IV 期）。(3)在判断胆囊癌的手术可切除性及预后上更加精确。(4)T4 期肿瘤由 III 期移至 IVA 期。简要来讲，IA 期指肿瘤局限于黏膜层，IB 期肿瘤侵犯至肌层；II 期肿瘤穿破肌层侵犯至肌肉周围结缔组织，但未突破浆膜；III 期则指肿瘤直接侵犯肝脏和/或一个周围其他脏器，或伴有 N1 淋巴结转移；最后，IV 期指肿瘤局部浸润明显（门静脉/肝动脉主干受累或侵犯 2 个除肝脏外的脏器）或存在远处转移（远处脏器转移或 N2 淋巴结转移）。可以说，经过不断的改进与修订，目前的第 7 版 AJCC TNM 分期系统具有充足的循证医学依据，能够较为准确地指导治疗与评估预后。

该肿瘤的临床分期应为 T4N1M0，IVA 期。从影像学表现上来看，虽肿瘤侵犯肝脏、肝门部门静脉及胆管，但无肝内远处转移，无腹主动脉旁淋巴结转移及腹腔种植灶，仍可根治性切除。

三、 初步诊断

胆囊癌（T4N1M0，IVA 期）；梗阻性黄疸。

四、 治疗计划

肝胆胰外科医师：

规范化的术前评估、合理的手术方式及个体化的术后辅助治疗是提高胆囊癌治疗效果的关键。该病例的肿瘤虽侵犯肝脏、肝门部门静脉及胆管，但无远处转移、无腹主动脉旁淋巴结转移等预后不良因素，可考虑行联合胰十二指肠切除的胆囊癌根治术，术中门静脉切除重建。首先必须强调，胆囊癌根治性手术的目的为实现 R0 切除（切缘阴性），切缘阳性为影响胆囊癌术后生存的重要因素,故手术切除应力争达到 R0。切除范围需根据肿瘤的分期及术中探查所见而定。肝脏切除的范围一般应达到肿瘤侵犯肝脏的 2cm 以上的楔形切除,或肝ⅣB 及 V 段切除,或半肝甚至三叶切除。肝胰十二指肠联合切除只要能达到 R0,就值得提倡。近期研究发现,肝切除联合胰十二指肠切除的总体生存时间明显优于非手术组,虽然术后并发症的发生率增加,但围手术期死亡率两组并无明显差别[1]。肝外胆管是否需要切除要视情况而定,如果术前伴有梗阻性黄疸,或肿瘤位于胆囊管附近,或者肝十二指肠韧带淋巴结融合成团无法与肝外胆管分离,为了获得阴性切缘,建议合并切除。另外,对于术前严重梗阻性黄疸的病例建议先减黄再安排手术,可降低围手术期肝功能衰竭的风险。

肿瘤内科医师:

目前尚无大样本前瞻性临床研究提示新辅助或辅助治疗可改善可切除胆囊癌患者的生存。既往部分研究提示辅助化疗或放化疗可改善患者的总体生存,但均为回顾性分析,并且数据同时囊括了其他胆系恶性肿瘤。目前有两项关于胆囊癌辅助治疗的 Ⅲ 期前瞻性临床随机对照研究正在进行,其一采用卡培他滨作为辅助化疗药物,另一项则选择吉西他滨联合奥沙利铂。对于 Ⅱ 期及以上的胆囊癌,目前的 NCCN 指南推荐以氟尿嘧啶为基础的放化疗或吉西他滨/氟尿嘧啶类的化疗作为胆囊癌术后的标准辅助治疗方案。另外,对胆囊癌领域的靶向和免疫治疗目前尚无突破性成果。对该患者而言,术前的临床分期已达到 T4N1M0 或以上,建议术后若一般情况允许,可行辅助化疗。

放疗科医师:

放疗在胆囊癌术前及术后辅助治疗中的作用尚有待明确。部分研究提示辅助放疗可能改善患者的生存。近期一项前瞻性随机对照研究显示,胆囊癌术后辅助放疗可明显提高患者的 1 年存活率(从 58.0% 到 68.2%)及中位生存时间(从 11 个月到 18 个月),但 5 年存活率无明显改善,提示辅助放疗可以使患者短期获益[2]。另有研究表明,术后辅助放疗可以改善淋巴结转移或肝脏受侵犯的胆囊癌患者的远期存活率[3]。

五、 治疗经过

肝胆胰外科医师(主管医师):

患者接受了 PTCD 术,术后血清总胆红素水平明显下降。半月后接受了手术治疗。术中发现胆囊体部肿物(3cm×4cm)已突破浆膜层,侵犯肝脏及门脉主干。肝总动脉旁、肝十二指肠韧带、胰头后方等处可见多枚肿大转移的淋巴结,质硬,部分融合成团。转移淋巴结侵犯胆总管下端、十二指肠降部及胰腺。术中取肿瘤组织送快速冰冻病理,结果提示低分化腺癌。遂行肝切除联合胰十二指肠切除术,切除受侵犯的门脉并端端吻合重建,清扫周围淋巴结(图3)。术后病理提示:(胆囊)低分化腺癌,部分为肉瘤样癌,大小约 4.5cm×3.0cm,浸润至临近肝脏组织及周围淋巴组织;(胰胆管交界处肿大淋巴结)浸润性低分化腺癌,大小约 4cm×2cm,部分为肉瘤样癌;(门静脉)静脉壁见低分化癌浸润。各手术切缘均为阴性。余淋巴结均未见转移。免疫组化结果:Vimentin(+),AFP(−),HepPar-1(−),CK7(+),CK19(+),CK8(+),CK18(+)。患者术后恢复可,无严重术后并发症发生。

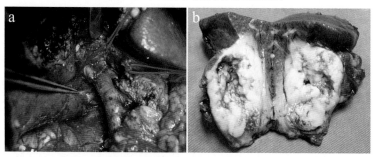

图3 术区照片(胰肠吻合前)(a)及胆囊癌标本(b)

术后1月患者复查,血清 CA19-9 水平明显升高,全腹部 CT 增强扫描示肝内多发低密度灶(图4a),提示肿瘤复发转移。

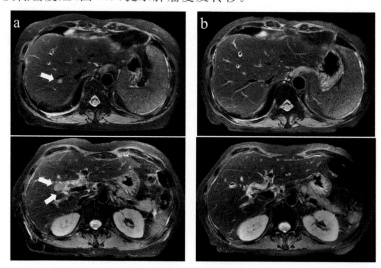

图4 肝脏 MRI 扫描。(a)化疗前;(b)化疗后

肿瘤内科医师:

对于晚期或转移性胆囊癌的化疗,目前推荐吉西他滨联合顺铂,或以吉西他滨、氟尿嘧啶类药物为基础的化疗方案。替吉奥是一种复合口服抗肿瘤药物,口服后在体内转化为 5-氟尿嘧啶而发挥抗肿瘤作用。有研究发现,替吉奥口服方案在晚期胆囊癌中可以获得 35% 的客观反应率,中位生存时间可达到9.4 个月,而不良反应少[4]。另有研究发现,吉西他滨联合替吉奥化疗在总体生存时间、无进展生存时间及客观反应率上均高于吉西他滨单药化疗[5]。近期一项多中心研究表明,吉西他滨联合替吉奥方案在胆道恶性肿瘤中可以达到 50% 以上的客观反应率,中位无进展生存期及总体生存期分别达 5.8 及15.9 个月,而药物相关毒性不良反应轻微[6]。对于该患者建议尝试吉西他滨联合替吉奥方案化疗。

肝胆胰外科医师(主管医师):

经再次 MDT 讨论,我们给予患者吉西他滨联合替吉奥方案(GS 方案)化疗。化疗 2 个疗程后复查全腹部增强 CT 扫描,结果提示肝内转移结节较前明显缩小(图 4b),同时血清 CA19-9 明显下降,提示化疗有效。患者继续接受了 4 个疗程的 GS 方案化疗,耐受良好,无明显严重不良反应出现。

肝胆胰外科医师:

胆囊癌,尤其是进展期胆囊癌的术后复发转移率很高,正如本病例,术后1 个月即发现肝脏多发转移。既往认为胆囊癌等胆道恶性肿瘤对化疗不太敏感,而化疗的毒副作用大,严重影响患者的生活质量。此时是积极选择系统性化疗等治疗,还是消极选择最佳支持治疗? 答案是积极系统性化疗。以吉西他滨、替吉奥为代表的化疗药物对胆道恶性肿瘤效果良好,且毒副作用低。若患者一般情况良好,应优先考虑 GS 方案。

另外,第 8 版 AJCC 胆囊癌 TNM 分期已于 2016 年 10 月发布,将于 2018年 1 月开始正式临床应用。新的分期接纳了新的循证医学证据,在 T(原发瘤)分期及 N(区域淋巴结)分期上做了较大改变。第 7 版分期中的 T2 依肿瘤的位置被分为 T2a(侵犯腹膜侧肌周结缔组织,但没有超出浆膜)和 T2b(侵犯肝侧肌周结缔组织,但没有侵犯肝脏);N 分期由第 7 版的按转移淋巴结分类改为按转移淋巴结的数目划分 N1 和 N2。新版的分期系统可更好地指导临床治疗及评估肿瘤的预后。若参照第 8 版 AJCC TNM 分期,该肿瘤的最终分期为 T4N1M1,Ⅳ B 期。

六、 总 结

肝胆胰外科医师:

该病例是外科手术治疗联合内科化疗治疗进展期胆囊癌的典型案例。对于进展期胆囊癌这种恶性程度极高的肿瘤,个体化的综合诊疗是诊治的核心要素。这包括:(1)术前准确的可切除性评估和临床分期;(2)术中根据肿瘤具体情况制定相应的手术方式;(3)术后给予个体化的系统性治疗方案。做到以上这些才能使胆囊癌的诊治更上一个台阶,使更多的患者获益。

七、 最终诊断

胆囊癌(T4N1M1,ⅣB 期)。

参考文献

[1] Yamamoto Y, Sugiura T, Okamura Y, et al. Is combined pancreatoduodenectomy for advanced gallbladder cancer justified? Surgery, 2016, 159(3): 810—820.

[2] Stein A, Arnold D, Bridgewater J, et al. Adjuvant chemotherapy with gemcitabine and cisplatin compared to observation after curative intent resection of cholangiocarcinoma and muscle invasive gallbladder carcinoma (ACTICCA-1 trial)——A randomized, multidisciplinary, multinational phase Ⅲ trial. BMC Cancer, 2015, (15): 564.

[3] Hyder O, Dodson RM, Sachs T, et al. Impact of adjuvant external beam radiotherapy on survival in surgically resected gallbladder adenocarcinoma: A propensity score-matched surveillance, epidemiology, and end results analysis [J]. Surgery, 2014, 155(1): 85—93.

[4] Furuse J, Okusaka T, BokuN, et al. S-1 monotherapy as first-line treatment in patients with advanced biliary tract cancer: a multicenter phase II study. Cancer Chemother Pharmacol, 2008, 62(5):849—855.

[5] Morizane C, Okusaka T, Mizusawa J, et al. Randomized phase II study of gemcitabine plus S-1 versus S-1 in advanced biliary tract cancer: A Japan Clinical Oncology Group trial (JCOG 0805). Cancer Sci, 2013, 104(9):1211—1216.

[6] Arima S, Shimizu K, Okamoto T, et al. A multicenter phase Ⅱ study of gemcitabine plus S-1 chemotherapy for advanced biliary tract cancer. Anticancer Res, 2017, 37 (2): 909—914.

21　　孤立性肝内胆管囊状扩张症

😊**要点：**

（1）对于发生于青少年的巨大肝内囊性病灶，应警惕肝内胆管囊状扩张的可能；

（2）孤立性肝内胆管囊状扩张症为腹腔镜下囊肿去顶术的手术禁忌，术中应注意修补胆管瘘口以防术后胆瘘的发生。

一、　病例简介

肝胆胰外科医师（主管医师）：

患者女性，15 岁，因"体检发现肝囊肿 11 年"入院。无明显症状，无囊性肝脏疾病家族史。体格检查示肝右侧肋缘下可触及约 1cm 肿块，边缘略钝，无叩痛；无其他阳性体征。实验室检查均无明显异常。患者入院后接受了肝胆彩超、肝脏 CT 增强扫描及磁共振胰胆管造影（MRCP）等检查，结果提示右肝巨大囊肿。

二、　鉴别诊断

超声科医师：

超声表现提示在肝 Ⅷ 段实质内见一个囊性暗区，大小约 14.2cm×9.8cm，边界及周边清晰，有包膜；囊壁薄，内可见分隔，后方回声增强；囊底部可见数枚高回声团，伴声影。综合以上表现，提示肝内囊性病灶，建议排除先天性胆管囊肿伴结石。

放射科医师：

肝脏 CT 增强扫描提示右肝一巨大低密度影，包膜清，大小约 13.9cm×

9.1cm,内似见分隔影;周围肝实质、血管、肝门结构及胆囊受压,增强囊壁未见明显强化。左肝内胆管略扩张。MRCP(图1)提示右肝巨大囊肿压迫邻近的胆管及胆囊,未见明确的囊肿与胆管交通。该囊肿内可见分隔,与囊腺瘤的鉴别存在困难,但本例无囊内出血,无增厚的囊壁,且分隔强化与肝实质类似,可以排除肿瘤可能。但结合患者年龄及病史,不能完全排除其他罕见类型的肝脏囊性病变。

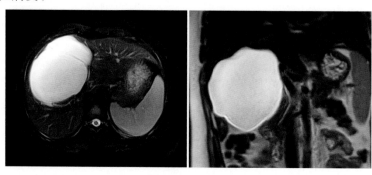

图1　囊性病灶的 MRCP 表现

肝胆胰外科医师:

患者为年轻女性,无明显临床症状及类似家族病史。影像学检查提示右肝巨大囊性病灶,鉴别诊断需要考虑单纯性肝囊肿、先天性胆管囊状扩张症、肝脏囊性肿瘤及寄生虫性囊肿等。患者仅 15 岁,如此巨大的单纯性肝囊肿在这么小年龄的人群中很少见,建议将该诊断作为排除性诊断。先天性胆管囊状扩张症肝内型也称为 Caroli 病。通常来讲,Caroli 病的肝囊肿为多发,大小不一,并与胆管相通。囊肿可在肝内广泛分布或局限于某一肝叶或肝段。超声检查提示该患者的囊肿内可见小结石,故不能排除胆管囊状扩张,但该患者仅有一枚孤立的巨大囊肿,又与常见的 Caroli 病不符合。有学者提出部分肝内孤立的囊肿可与胆管相通,囊肿壁具有与胆管壁相似的立方上皮或柱状上皮,提示其起源于末梢胆管的可能[1],也可认为是 Caroli 病的一种特殊类型,或称之为"胆管源性囊肿"。对该患者这种可能是不是存在,有待最终的病理检查确定。胆管囊腺瘤或囊腺癌通常囊壁较厚伴强化,囊壁可见乳头状新生物,与该患者的影像学表现并不一致,暂不考虑该诊断。寄生虫性肝囊肿最多见的是肝包虫病,为人畜共患传染病,我国主要见于新疆地区。据报道约 40%～90% 的包虫病囊肿可破入胆管,致使囊肿与胆管相通。同时包虫病具有较特异的影像学表现,如"双壁征"、"子囊"、"车轮征"等。该患者未至疫区,影像学表现也不支持包虫病的诊断。

三、 初步诊断

肝巨大囊性肿物。

四、 治疗计划

介入科医师:

较小的单纯性肝囊肿可行超声或 CT 引导下介入治疗,效果佳。主要方法是吸除囊液后向囊腔内注入无水酒精等硬化剂。介入疗法也有较多局限,通常需符合以下指征:(1)单纯性肝囊肿;(2)囊肿直径≤5cm;(3)进针路线安全,可避开重要的血管、胆管;(4)无硬化剂过敏史。该患者囊肿巨大,并且不能排除囊肿与胆管相通的可能,为介入硬化治疗的禁忌。

肝胆胰外科医师:

该患者的确切诊断尚不清楚,不能排除先天性胆管囊状扩张等的可能性。但如此巨大囊性肿物的手术指征明确,建议先行腹腔镜下探查。若证实为单纯性囊肿、囊液清亮可行腹腔镜下去顶术。如若发现囊液为胆汁,应及时中转开腹行胆管修补术。修补方式有多种,视术中情况可行胆管壁的单纯缝合、胆肠吻合甚至肝脏部分切除术。

五、 治疗经过

肝胆胰外科医师(主管医师):

排除禁忌后患者接受了腹腔镜下探查术。术中见肝脏巨大囊性肿物主要位于肝Ⅳ、Ⅴ、Ⅶ、Ⅷ段,大小约 11cm×8cm;囊壁略厚,内含黄绿色胆汁,囊壁光整,无明显乳头状结构及钙化;囊内另见数枚胆红素结石,较大者直径约 0.4cm;囊腔与肝总管相通,并有细小分支通向肝实质。遂决定中转开腹行胆管修补术。术中经原胆囊管开口置入 6Fr 塑料支架管达右肝管内作为胆道支撑管,采用 6-0 可吸收线缝合修补胆管瘘口,手术顺利。术后患者恢复顺利,未出现胆瘘等并发症,定期随访复查无胆管梗阻、胆管结石等远期并发症发生。

病理科医师:

囊肿壁的常规病理提示:纤维囊壁样物,衬覆柱状上皮,结合临床符合肝内肝管源性囊肿。免疫组化结果:ER(−),PR(−),CEA(−),P53 个别

（＋），inhibin（－），Muc-1局灶（＋），Muc-2（－），Muc-5AC（＋），Muc-6（－），Muc-4（＋）。该例囊肿为柱状上皮，提示囊肿起源于胆管，免疫组化结果排除了囊腺瘤，再结合囊肿与胆管相通，诊断考虑先天性胆管囊状扩张。

肝胆胰外科医师：

术中证实囊肿与右肝管相通，囊液为胆汁，术后病理排除囊腺瘤等可能，提示胆管源性囊肿，可能属于先天性胆管囊状扩张较少见的类型。术中见囊液为胆汁后及时中转开腹探查，发现囊肿与右肝管相通。因右肝管较细，直接缝合瘘口易导致胆管狭窄，故预先在右肝管内置入塑料支撑管，再采用较细的6-0 PDS可吸收缝线小心修补缝合胆管。术后患者无胆瘘、胆管狭窄和梗阻等并发症。当然术中也可以尝试胆肠Roux-en-Y吻合，但手术创伤较大，返流性胆管炎等远期并发症的发生率较高。也有文献报道与胆管相通的单纯性肝囊肿成功行腹腔镜下去顶术的案例[2]，但文献中患者胆管交通支非常细小，术中造影未见明显胆瘘，故可采取普通囊肿的处理方式。而本病例非单纯性囊肿，且胆管瘘口较大，内镜下去顶术将不可避免地导致术后胆严重胆瘘。

六、 总　结

肝胆胰外科医师：

经过术前充分的评估及术中仔细操作，该患者的囊性病灶最终成功切除，受累及的胆管也得到可靠的修复。青少年患者发生如此巨大的肝囊性病变要警惕先天性胆管囊状扩张、寄生虫性及囊性肿瘤的可能。看似简单的肝囊肿病例也可能成为外科医生的"滑铁卢"，术前MDT的精确评估、术中娴熟合理的外科技术是防止误诊漏诊，保障患者安全的关键。

七、 最终诊断

先天性肝内胆管囊状扩张症（孤立性）。

参考文献

[1] Cowles RA, Mulholland MW. Solitary hepatic cysts. J Am Coll Surg, 2000,191(3):311—321.

[2] Yamada T, Furukawa K, Yokoi K, et al. Liver cyst with biliary communication successfully treated with laparoscopic deroofing: A case report. J Nippon Med Sch, 2009,76(2):103—108.

22 多次胆道术后胆瘘、肠瘘伴发胆管癌

要点:

(1)反复胆道感染为胆管癌发病的高危因素,对于胆管结石合并迁延不愈的胆道感染应高度警惕其癌变可能。

(2)胆管癌术后的辅助治疗对改善患者的生存具有重要意义。

一、 病例简介

肝胆胰外科医师(主管医师):

患者女性,60岁,因"多次胆道术后胆瘘、肠瘘2个月余"入院。患者6年前因右肝内胆管结石、胆总管结石接受右肝后叶切除、胆囊切除、胆总管切开取石、T管引流术。术后反复发作胆管炎。4年前因肝内外胆管结石伴急性胆管炎、肝脓肿再次接受手术。术中发现胆总管与十二指肠球部内瘘形成,行内瘘切除及十二指肠修补、右肝脓肿切开引流、胆总管切开取石、T管引流术。术后仍有反复发作性腹痛、高热。本次入院2个月前,患者的右侧腹壁切口附近溃破,大量黄色黏稠液体从破口溢出。影像学检查提示右肝下脓肿,与胆道、十二指肠相通。行PTCD术减压胆道及脓腔穿刺引流术,效果不佳,皮肤瘘口仍有大量胆汁样肠液溢出,患者生活质量极差。体格检查:右侧上腹部见2个皮肤瘘口,直径约0.5～1.0cm,有深黄色黏稠脓性液流出;上腹部另可及3根穿刺引流管,引流通畅;腹部无其他明显异常体征。实验室检查:血常规、凝血功能、肝肾功能、血肿瘤标记物等基本正常。患者入院后接受了腹部彩超及引流管造影、全腹部螺旋CT增强扫描、磁共振胰胆管造影(MRCP)等检查,结果提示右肝术区脓肿形成,并与右肝内胆管、十二指肠降部、腹壁窦道形成。

二、 鉴别诊断

放射科医师：

腹部增强 CT（图 1）提示右肝下部见多房囊性占位，向外突出，于结肠肝曲旁形成厚壁包裹性占位，外侧穿透腹壁与体位相通，考虑脓肿伴局部窦道形成。肝内外胆道扩张，胆道积气。MRCP（图 2）示右肝术区脓肿形成，并考虑与右肝内胆管、十二指肠降部、腹壁窦道形成；肝内外胆管扩张、积气。综上所述，影像学表现提示右肝下缘脓肿形成，与胆管、十二指肠相通，并与腹部形成外瘘。

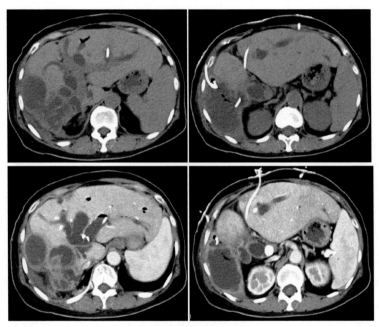

图 1　腹部增强 CT 表现

肝胆胰外科医师：

该患者诊断的难点是复杂胆道手术后并发胆肠内瘘及外瘘的判断。只有在术前做到对瘘的部位及严重程度的准确评估，才能在术中做到胸有成竹、有的放矢地完成修补手术。胆肠内瘘并不常见，胆囊结石伴胆囊炎患者伴发胆肠内瘘形成的概率约为 $2\% \sim 3\%$，其中 60% 的病例为胆囊十二指肠瘘。另外，胆囊与胃、结肠也可形成内瘘。胆管内结石可经胆肠内瘘进入肠道，若内瘘部位为小肠，因肠腔较窄，可能发生胆结石性肠梗阻。除胆囊结石之外，手术

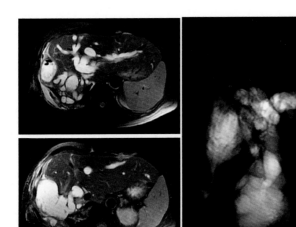

图 2　MRCP 表现

或外伤所致的胆肠内瘘也并不少见,而像该例患者这样的胆肠内瘘合并外瘘则比较罕见,主要原因可能是多次的胆道手术及术后反复发作的胆管炎、胆源性肝脓肿导致胆肠内瘘,感染反复发作致脓腔蔓延至腹壁,继而突破切口的薄弱区形成外瘘。

三、　初步诊断

腹腔脓肿;胆道术后胆瘘并发十二指肠内瘘、外瘘形成。

四、　治疗计划

肝胆胰外科医师:

此类胆肠内瘘合并外瘘的情况自行愈合的概率极低。该患者已在外院行PTCD 胆道减压及脓腔穿刺置管术,引流效果并不明显。有散在个案报道胆汁外瘘经瘘口负压吸引等局部治疗方法痊愈,但本例患者同时存在胆肠内瘘,基本消除了保守治疗痊愈的可能性。因此,手术修补内瘘及外瘘是解决问题的根本途径。另外,反复胆道感染、迁延不愈本身就是癌变的高危因素,更增加了对本例患者行手术探查的必要性。

五、 治疗经过

肝胆胰外科医师(主管医师):

排除禁忌后患者接受了剖腹探查。术中发现:腹腔内粘连严重,肝脏严重变形,右肝肾间隙区域可见包裹性脓腔及窦道,与右肝内胆管及十二指肠降部形成内瘘,十二指肠瘘口直径约2.5cm。右肝后叶可见一肿瘤病灶,范围约4cm×5cm,界限欠清晰,侵犯膈肌,探查周围网膜、肠壁、肠系膜、盆腔等未见明显转移灶。术中遂决定行右半肝切除、腹腔脓肿切除、窦道切除、十二指肠瘘口修补、膈肌部分切除及胆肠 Roux-en-Y 吻合术。右肝肿瘤标本常规病理结果提示高分化乳头状胆管细胞癌,膈肌见转移性腺癌浸润,各切缘均为阴性,送检肝门部淋巴结均阴性。术后患者康复顺利,未出现严重并发症,生活质量良好。

肝胆胰外科医师:

该病例术中发现右肝胆管细胞癌,再次提醒我们对于胆管结石、胆道反复感染一定要高度警惕其癌变的可能。为何术前漏诊胆管癌,分析原因有以下几点:(1)临床症状主要为胆道感染过程;(2)反复的胆道手术及术区胆肠内瘘、脓肿形成,干扰了病灶的影像学判断;(3)患者的血清肿瘤标记物不高。针对术中偶然发现的胆管细胞癌,应尽量行标准的胆管癌根治术,包括肝部分切除及充分的肝门部淋巴结清扫。同时应注意切缘的问题,胆管癌的肝内复发最常见,术区肝切缘复发较多。切缘阳性为影响胆管癌预后的重要因素[1],但即使术中获得阴性的肝脏切缘,术后的中位无瘤生存期仍只有20个月[2]。肝脏切缘阴性真的就代表肿瘤未残留吗?并非如此。考虑到胆管癌易沿肝内胆管侵犯的特性,术中不仅要做到在肝脏切缘不残留癌灶,而且要注意留取肝内胆管切缘送检,以防胆管断端残留肿瘤的可能。

肿瘤内科医师:

根据最新的第8版 AJCCTNM 分期,该患者的肿瘤分期为T4N0M0,ⅢB期。既往认为胆管癌对化疗、放疗的客观反应率较低,外科医生多对其持消极态度。一篇囊括了6712例胆管癌的荟萃分析认为,术后辅助治疗并不能改善患者的生存[3]。但近期研究显示,辅助放、化疗可能有助于延长患者生存期,当然,这仍需进一步的大样本、多中心前瞻性临床研究数据支持。研究提示吉西他滨辅助化疗可延长患者的术后生存期[4]。我们团队发现替吉奥辅助化疗可改善患者的总体生存时间[5]。放疗同样具有相当大的潜力。近期研究发现，对于不可切除的晚期胆管癌，在化疗的基础上联合放疗可改善患者生存[6]。

肝胆胰外科医师（主管医师）：

患者术后接受了足疗程的吉西他滨单药辅助化疗。化疗经过顺利，耐受可，无明显严重毒副作用。定期腹部影像检查均未见明显复发或转移征象，目前术后无瘤生存1年，一般情况良好。

六、 总 结

肝胆胰外科医师：

该病例之前患者接受了两次复杂胆道手术，术后继发胆肠内瘘、外瘘及脓肿，且伴右肝胆管细胞癌，导致手术相当复杂而棘手。经过我们 MDT 团队的协同诊治，患者术后获得了较高的生活质量，且无瘤生存1年以上。该病例的诊治体现了以外科为核心的 MDT 是解决困难胆道疾病、延长患者生存期的必由之路。

七、 最终诊断

右肝胆管细胞癌；腹腔脓肿；胆道术后胆瘘并发十二指肠内瘘、外瘘形成。

参考文献

[1] Farges O，Fuks D，Boleslawski E，et al. Influence of surgical margins on outcome in patients with intrahepatic cholangiocarcinoma：A multicenter study by the AFC-IHCC-2009 study group. Ann Surg，2011，254(5)：824—829；discussion 830.

[2] Doussot A，Gonen M，Wiggers JK，et al. Recurrence patterns and disease-free survival after resection of intrahepatic cholangiocarcinoma：Preoperative and postoperative prognostic models. J Am Coll Surg，2016，223(3)：493—505.

[3] Horgan AM，Amir E，Walter T，et al. Adjuvant therapy in the treatment of biliary tract cancer：A systematic review and meta-analysis. J Clin Oncol，2012，30(16)：1934—1940.

[4] Mizuno T，Ebata T，Yokoyama Y，et al. Adjuvant gemcitabine monotherapy for resectableperihilarcholangiocarcinoma with lymph node involvement：A propensity score matching analysis. Surg Today，2016 May 18. ［Epub ahead of print］

[5] 徐永子，白雪莉，陈伟，等.替吉奥单药治疗胆管细胞癌根治术患者的临床疗效.中华消化外科杂志，2015，14(4)：294—297.

［6］Jackson MW，Amini A，Jones BL，et al. Treatment selection and survival outcomes with and without radiation for unresectable，localized intrahepatic cholangiocarcinoma. Cancer J，2016，22(4)：237—242.

23　医源性胆管损伤

要点：

（1）术中发现胆管损伤，应该由有经验的胆道外科医师修复，或者置管引流后转大型医疗中心行后续治疗。

（2）胆管损伤后行胆肠吻合术式再次修复的时机，应根据患者的腹腔内炎症程度和营养状态决定。

一、　病例简介

肝胆胰外科医师（主管医师）：

患者女性，56岁，因"呕血6小时，黑便2次"急诊入院。患者1个月前在当地医院因"胆囊结石"行"腹腔镜胆囊切除术"；术中发生胆管横断损伤，行"Roux-en-Y肝总管空肠吻合术"。此次入院6小时前无明显诱因下出现呕血，量较多，约1000ml以上，并解黑便2次，腹胀明显，伴右上腹痛。入院查体：体温36.7℃，心率108次/分，呼吸20次/分，血压85/50mmHg；意识欠清，面色苍白，右上腹可见手术疤痕，腹部膨隆，右上腹有压痛，无反跳痛。实验室检查：血红蛋白51g/L，白蛋白12.1g/L，ALT 78U/L，AST 86U/L。

患者入院后即急诊行"剖腹探查＋胆肠吻合口拆除止血＋空肠吻合口拆除重建＋左右肝管外引流＋空肠造瘘术"。术中拆除胆肠吻合口时，发现吻合口有明显搏动性出血点，考虑为右肝动脉分支破裂出血，予7-0 Prolene线缝合止血。胆肠吻合口位于左右肝管分叉处，左右肝内胆管开口狭窄，纤维疤痕形成。左右肝管各置入8号引流管外引流。术后予患者抗感染、制酸、胆汁回输、肠内营养等支持对症治疗。术后1个月行MRCP检查提示左右肝管可见，肝总管长度短于2cm；胆总管下段可见，上段缺失，考虑胆管主干横断损伤（图1）；CT提示引流管位于左右肝管内，肝内胆管无扩张（图2）。

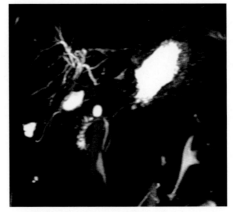

图1　急诊术后MRCP示胆囊术后缺如,肝内胆管轻度扩张,左、右肝管可见;肝总管可见,其长度短于2cm;胆肠吻合口略狭窄,胆总管上段缺如,胆总管下端可见,其近端可见一类圆形长T2信号,有包裹性积液可能。肝内胆管和胰管无明显扩张。胆囊窝及右上腹可见片状长T2信号,考虑积液

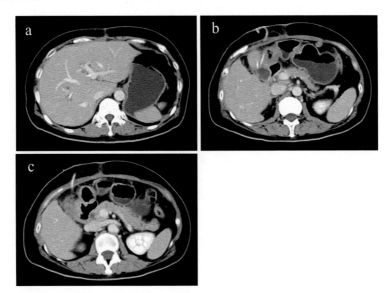

图2　急诊术后全腹部增强CT门脉期。(a)引流管位于左、右肝管内,肝内胆管无明显扩张;(b)胆总管上段可见包裹性积液;(c)胆总管下段显示清楚,胆囊窝可见片状高密度影,考虑渗出

二、鉴别诊断

放射科医师:

患者为胆囊切除术后、胆肠吻合口拆除并左右肝管外引流术后,目前

MRCP 提示肝内胆管轻度扩张,左、右肝管可见,肝总管可见,但其长度短于2cm;胆总管下段可见,上段未见显示,考虑为 Strasberg 分型中的 E2 型[1],即胆管主干横断损伤,损伤平面距左右肝管汇合处<2cm(图 3)。术后 CT 示引流管位于左右肝管内,肝内胆管无扩张,提示引流管位置佳。

肝胆胰外科医师:

该患者 1 月余前曾因腹腔镜胆囊切除术中发生胆道损伤而行"Roux-en-Y 肝总管空肠吻合术",此次因大量呕血和黑便急诊入院。入院时即已出现血色素下降、血压下降、意识模糊等失血性休克症状,推测可能由胆肠吻合口或肠肠吻合口出血导致。随后急诊剖腹探查发现胆肠吻合口有右肝动脉分支破裂出血,予缝合止血;同时发现胆肠吻合口位于左右肝管分叉处并伴狭窄,再结合术后 MRCP 表现,推测第一次外院手术时胆管主干发生横断损伤且位置较高,按照胆管损伤 Strasburg 分型属于 E2 型。

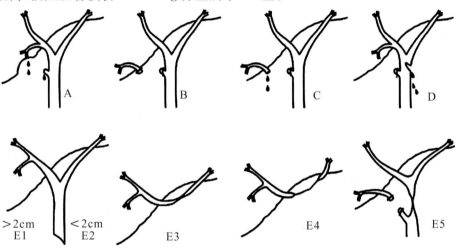

图 3　胆管损伤 Strasburg 分型(按损伤平面与程度)

三、 初步诊断

上消化道出血;失血性休克;胆管高位损伤;胆囊切除+胆肠吻合术后。

四、 诊疗计划

肝胆胰外科医师:

医源性胆管损伤(iatrogenic bile duct injury,IBDI)发生后及时的发现和

修复是防止进一步出现并发症的关键。外科手术仍是目前治疗 IBDI，特别是胆管横断伤最主要的手段。术中一旦发现胆管主干横断性损伤，术中即时一期修复是最佳修复时机。对于胆管主干横断伤，胆管缺失在 1cm 以内，可以通过损伤胆管的端端吻合来修补，能保证胆道的正常生理通路，对患者生理功能影响最小；若胆管缺失超过 1cm，则推荐行 Roux-en-Y 胆肠吻合术。另外，修复手术应该由有经验的胆道外科医师来完成，其修复成功率超过 90%，而由发生 IBDI 的初始医师修复成功率则仅有 17%～30%[2]。因此，当术者经验不足或当地医院技术条件不能支撑胆管修复时，适宜做暂时的胆道外引流，然后转至有经验的肝胆中心做后续修复治疗。对于术后发现的 IBDI，发生横断性损伤的手术修复方式一般选择 Roux-en-Y 胆肠吻合术，但对修复时机则仍有争议。有人主张早期修复（术后 1～2 周内），有人则主张延迟修复（术后 6 周以上）效果更佳。Stewart 等认为胆道修复成功的独立决定因素并非修复时间，而是腹腔感染的消散、外科医师的经验与技巧，修复时间往往决定于患者腹腔内感染控制的时间和营养状态是否达到手术要求[3]。

对于本例患者，由于术者经验和基层医院条件限制，导致第一次胆管主干横断伤后行胆肠吻合修复术失败。术后 1 个月余出现胆肠吻合口大出血、休克等症状，于我院急诊行剖腹探查术，术中拆除胆肠吻合口止血。由于术前检查不完善、患者一般情况差、术区出血水肿、解剖不清和左右肝管开口瘢痕狭窄等条件限制，没有一期重建修复的可能性，遂予暂行左右肝管外引流。患者术后应以控制胆漏、局限腹腔感染、保护肝功能、控制全身炎症反应和加强全身营养为主，待胆漏局限化、腹腔炎症渗出控制、全身营养状态好转后，再行确定性重建修复手术。

消化内科医师：

ERCP 治疗胆管损伤主要适用于 Strasburg A/D 型，即胆囊管残端胆漏或胆管主干侧漏患者，应用支架封堵胆管破口，或者用球囊扩张或支架解决胆道损伤导致的胆管狭窄。本例患者发生胆管主干高位横断性损伤，已行左右肝管外引流手术，ERCP 不能解决其胆道连续性问题，下一步应该由外科行重建手术。

五、 治疗经过

肝胆胰外科医师：

患者行急诊胆道外引流术后予抗感染、护肝等治疗，后出现胃瘫，予肠内营养支持治疗后好转,术后 37 天出院。出院前予以左右肝管引流管接肠内营养管行胆汁回输,拟一般状况好转后择期行胆肠吻合重建术。术后 3 个月出现腹痛、发热等腹腔感染症状,再次入院予抗感染、护肝等保守治疗,好转后出院。术后 8 个月余再次入院,排除禁忌后于行"高位胆管修复重建＋胆肠内引流术"。术中沿外引流管显露高位左右肝管,发现有疤痕组织增生伴其上端狭窄,向近端解剖肝管,剪开狭窄肝管壁,修复整形,行肝管空肠高位端侧吻合,吻合口宽约 3cm(图 4)。患者术后恢复可,2 周后出院,出院常规随访 4 年至今,肝功能正常,无发热、腹痛、腹胀等不适症状。

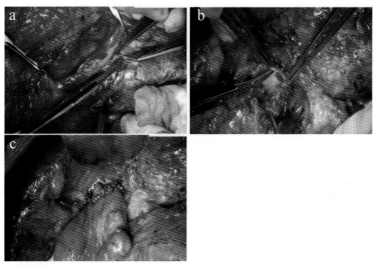

图 4 再次重建手术图片。(a)左右肝管外引流管;(b)左右肝管开口修整后;(c)肝管空肠重建吻合口

六、总　结

IBDI 是胆道外科常见且严重的并发症,处理不当会严重影响患者预后和生存质量。绝大多数的 IBDI 发生于胆囊切除术,其中腹腔镜胆囊切除术的 IBDI 发生率可达 0.3%～0.7%,远高于开腹胆囊切除术的 0.1%～0.2%[4]。IBDI 是外科医生永恒关注的议题,34%～49%的外科医生会遇到 1～2 例胆管损伤[5]。IBDI 有多种分型方法,主要根据损伤平面、程度和有无合并血管损伤划分,目前常用的主要包括 Bismuth 分型、Strasburg 分型和 Stewart-Way 分型[1]。术中若发现 IBDI,尽量由有经验的胆道外科医师行一期修复;若条件限制则先行置管外引流,再转入大的肝胆中心行后续治疗。若术后发

现 IBDI 需行胆肠吻合修复或一期修复失败需再次重建修复时,则应根据患者腹腔局部感染控制情况和全身营养状态决定修复时机。

本例患者在外院发生 IBDI,属于 Strasberg 分型中的 E2 型,一期行胆肠吻合修复术 1 个月后出现吻合口大出血,后由我们先行止血＋左右肝管外引流术控制出血和炎症,二期再次重建修复成功。本例充分说明了胆道外科专科医师的经验和技术在 IBDI 修复中的重要作用,以及患者腹腔局部感染控制和全身营养状态是决定二期修复能否成功的关键。

七、 最终诊断

胆管高位损伤;高位胆管狭窄;胆囊切除＋胆肠吻合术后。

参考文献

[1] Stewart L. Iatrogenic biliary injuries identification, classification, and management. Surg Clin North Am, 2014, 94(2):297—310.

[2] Wu YV, Linehan DC. Bile duct injuries in the era of laparoscopic cholecystectomies. Surg Clin North Am, 2010, 90(4): 787—802.

[3] Stewart L, Way LW. Repair of laparoscopic bile duct injuries: Timing of surgical repair does not influence success rate. HPB (Oxford), 2009, (11): 516—522.

[4] Joseph M, Phillips MR, Farrell TM, et al. Single incision laparoscopic cholecystectomy is associated with a higher bile duct injury rate: A review and a word of caution. Ann Surg, 2012, (256):1—6.

[5] Connor S, Garden OJ. Bile duct injury in the era of laparoscopic cholecystectomy. Br J Surg, 2006, 93(2): 158—168.

24　　腹腔镜下胆囊切除术后胆管损伤的手术修复

要点：

（1）胆管横断性损伤为腹腔镜下胆囊切除术后最常见、后果最严重的胆管损伤。

（2）横断性胆管损伤的治疗首选胆肠 Roux-en-Y 吻合术；延期手术修复的效果优于早期修复；经合理治疗，胆管损伤的远期预后良好。

一、病例简介

肝胆胰外科医师（主管医师）：

患者女性，63 岁，因"腹腔镜下胆囊切除术后胆瘘 3 个月"入院。3 个月前患者因"胆囊结石伴胆囊炎"在当地医院行腹腔镜下胆囊切除术（LC），术中发现胆囊炎症较重，胆囊三角解剖不清楚。胆囊切除术后，腹腔引流管每日胆汁引流量约 500～800ml，无发热畏寒，无腹痛等不适。体格检查示腹部无明显阳性体征，右上腹可见橡胶外引流管，引流液为黄绿色胆汁样。实验室检查提示各项指标均正常。入院后患者接受了腹部彩超、引流管造影、全腹部 CT 增强扫描、磁共振胰胆管造影（MRCP）等检查，结果提示胆管损伤伴胆瘘。

二、　鉴别诊断

放射科医师：

MRCP 显示肝门部胆管截断，肝内胆管各分支显影清晰，未见明确异常，胆总管未见明确显影。经腹腔引流管逆行造影的表现与 MRCP 相似，提示胆瘘形成（图 1）。综合上述表现，再结合患者的 LC 手术史，诊断考虑 LC 术后胆管高位横断性损伤，伴严重胆瘘形成。

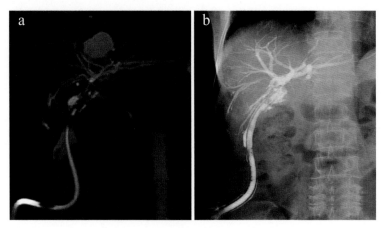

图 1 (a)MRCP；(b)引流管造影

肝胆胰外科医师：

患者的影像学表现提示肝门部胆管横断合并胆瘘,再结合患者近期的 LC 手术史,术中医源性胆管损伤的诊断无疑。目前完善诊断的关键是明确胆管损伤的严重程度及分型,这关系到治疗方案的选择。LC 术后医源性胆道损伤(LC-BDI)的发生率虽只有 0.1% ～ 0.3%,但往往带来较为严重的临床后果。最常见的 LC-BDI 为胆总管或肝总管横断性损伤,该病例即为这种情况。发生该型损伤的主要原因是术中误将胆总管当成胆囊管离断,这在胆囊局部炎症较重、胆囊管短小及其他解剖变异的情况下较容易发生。LC-BDI 有多种分型系统,较常用的有 Bismuth 分型[1]、Strasberg 分型[2]、Stewart-Way 分型[3]等(图 2 和图 3)。其中,前两种分型仅按胆管损伤的平面及性质分型,后者则考虑到了合并血管损伤的情况,将右肝管离断合并右肝动脉损伤的 BDI 划为Ⅳ型。从该患者的影像学表现来看,应属于 Bismuth Ⅲ 型或Ⅳ型、Strasberg E3 或 E4 型、Stewart-Way Ⅲ 型。

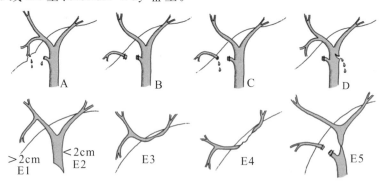

图 2 Strasberg 分型(Bismuth Ⅰ ～ Ⅴ 型对应 Strasberg 分型的 E1～E5)[2]

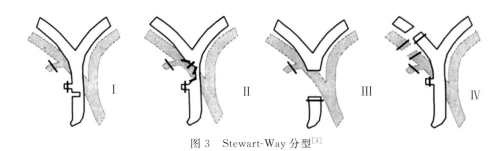

图 3 Stewart-Way 分型[3]

三、 初步诊断

腹腔镜下胆囊切除术后胆管损伤(Bismuth Ⅲ/Ⅳ型)。

四、 治疗计划

消化内科医师：

LC 术后胆道损伤的治疗方法多样,对于某些类型的损伤可考虑行 ERCP 介入治疗。ERCP 下支架置入术虽对主胆管节段性横断损伤无能为力,但适用于多数以胆瘘为主的胆道损伤,Strasberg A 型及 D 型损伤尤为适用。胆道支架置入术消除胆瘘的原理有二：(1)支架穿过 Oddi 括约肌联通胆总管及十二指肠,可明显减轻胆道压力；(2)对于主胆管侧壁的小瘘口,覆膜金属支架可直接封堵瘘口,促进胆瘘愈合。文献报道 ERCP 下治疗的成功率约为 50%～75%,长期随访效果良好[4]。该患者的 BDI 属于 Bismuth Ⅲ 或 Ⅳ 型,胆总管下段完全不显影,ERCP 下支架置入的风险大,失败率极高,建议选择手术修复。

肝胆胰外科医师：

参考消化内科医师的意见,ERCP 下介入治疗的意义不大,对于如此严重的 LC-BDI,手术修复是必然选择。但目前对 LC-BDI 的手术时机尚有不少争议。既往多数研究认为延迟修复较早期修复更有优势,因为此时炎性反应已控制,修复成功率更高。然而近期也有研究认为,早期修复与延期修复的效果相似,而且可缩短治疗时间,提高患者的生活质量[5]。对于 Bismuth Ⅰ～Ⅳ 型胆道损伤,胆肠 Roux-en-Y 吻合术是主要修复手段,但对术者的手术技巧提出较高的要求,特别是 Bismuth Ⅲ 型或 Ⅳ 型损伤,需行胆管高位成形术。胆管成形及胆肠缝合的技术、缝线的选择,均决定着吻合口的质量及中长期吻合口并发症的发生率。

五、 治疗经过

肝胆胰外科医师(主管医师)：

排除手术禁忌后患者接受了剖腹探查术。术中见引流管周围已形成窦道，末端达肝门部。肝门部胆管高位横断损伤，可见右肝管、左肝Ⅳ段胆管及左肝外叶胆管开口，肝总管及胆总管上段缺如，胆总管残端可见塑料夹（图4）。术中行胆管高位整形及胆肠 Roux-en-Y 吻合术，采用 6-0 PDS 可吸收缝线做胆肠连续缝合，术程顺利。术后恢复良好，无胆瘘、胆肠吻合口狭窄等并发症发生；规律随访复查患者一般情况良好，无发热、黄疸等症状。

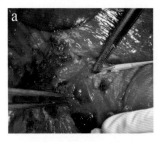
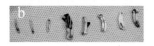
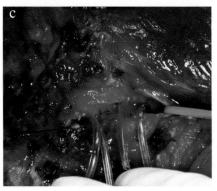

图4　术中图片。(a)Bismuth Ⅳ型胆道损伤；(b)术中取出的钛夹及 Hemolock 夹；(c)高位胆管成形

肝胆胰外科医师：

术中所见证实为 Bismuth Ⅳ 型 BDI，故高位胆管成形及胆肠 Roux-en-Y 吻合术为必然选择。手术过程顺利，术后患者的生活质量得到了明显改善。如何预防 LC-BDI？Strasberg 等提出"Critical View of Safety(CVS)"的概念，要求术中至少游离胆囊下 1/3 以充分暴露胆囊床，确保 2 个且仅有 2 个管道结构（胆囊管及胆囊动脉进入胆囊，可显著降低术中误伤胆总管的概率）。此方法也受到一些诟病，如游离过程烦琐，可能损伤血管及胆道；有些炎症反应明显的"困难胆囊"根本无法实现 CVS；手术时间明显延长，而胆道损伤为极小概率事件，常规进行 CVS 的费效比不佳。部分学者推崇胆囊切除术中常规胆道造影以明确解剖结构，同样受到费效比不高的质疑。因胆道损伤绝大部分为术者经验不足所致，所以在术中解剖不清的时候可选择术中造影或取得经验丰富的医师的帮助，而选择性术中造影更加具有可操作性和费效比。

六、总　结

肝胆胰外科医师：

LC-BDI 的发生率并不高，但我国每年行 LC 术的患者基数庞大，临床上并不少见，且往往临床后果较为严重。LC-BDI 一方面加重患者的创伤，可能导致严重的并发症并严重影响其生活质量；另一方面，LC-BDI 易导致医疗纠纷及赔偿，对外科医生的声誉也会造成负面影响。故临床上必须高度重视LC-BDI 的预防及治疗。提倡 LC 术中精细操作，遇到解剖不清等的情况不可强行切除，应及时请经验丰富的医师协助或中转开腹手术；若术中发现 BDI，及时请求经验丰富的医师协助或放置充分引流后及时转上级医院处理；术后发现 BDI，应充分评估，根据 BDI 的程度和分型选择内镜或手术治疗。

七、最终诊断

腹腔镜下胆囊切除术后胆道损伤（Bismuth Ⅳ 型）。

参考文献

[1] Bismuth H，Lazorthes F. Les Traumatismesoperatoires de la Voiebiliareprincipale. Paris：Masson，1981.

[2] Strasberg SM，Hertl M，Soper NJ. An analysis of the problem of biliary injury during laparoscopic cholecystectomy. J Am Coll Surg，1995，180：101.

[3] Way LW，Stewart L，Gantert W，et al. Causes and prevention of laparoscopic bile duct injuries：Analysis of 252 cases from a human factors and cognitive psychology perspective. Ann Surg，2003，237（4）：460—469.

[4] Lee JG，Leung JW. Long-term follow-up after biliary stent placement for postoperative bile duct stenosis. Gastrointest Endosc，2001，54（2）：272.

[5] Kirks RC，Barnes TE，Lorimer PD，et al. Comparing early and delayed repair of common bile duct injury to identify clinical drivers of outcome and morbidity. HPB（Oxford），2016，18（9）：718—725.

25　胆总管下段癌 Whipple 术后 C 级胰瘘、远处转移

🐧**要点：**

(1)2016 年新版国际胰腺外科学研究组（ISGPS）胰腺术后胰瘘的诊断及分级标准更加清晰、客观，可更好地指导临床治疗及判断预后。

(2)ISGPS C 级胰瘘的早期判断和合适的再手术方式选择对改善患者预后很重要。

一、　病例简介

肝胆胰外科医师（主管医师）：

患者男性，63 岁，因"Whipple 术后 12 天，突发腹痛 1 天"急诊入院。患者半月前因无痛性黄疸来我院就诊，检查提示胆总管下段癌。12 天前行胰十二指肠切除术，手术顺利。术中发现胰腺质地软，胰管直径约 2mm，行胰腺空肠套入式吻合，胰管内留置 6Fr 塑料支撑管内引流。术后病理提示胆总管下段中—高分化腺癌，大小约 2.5cm×2.0cm，侵及胰腺及十二指肠肠壁，周围淋巴结未见转移。病理分期为 T3N0M0，ⅡA 期（参考 AJCC 第 7 版 TNM 分期）。术后患者恢复顺利，术后第 3、5 天查引流液淀粉酶均低于 30U/L，无腹腔出血、胃排空障碍等并发症发生，术后第 9 天出院。入院 1 天前患者无明显诱因下突发全腹剧痛，伴发热寒战，体温最高约 39.0℃。入院后查体：体温 38.4℃，心率 88 次/分，呼吸 20 次/分，血压 106/70mmHg；板状腹，全腹压痛及反跳痛明显，肠鸣音消失。实验室检查：白细胞 47.3×10⁹/L，血红蛋白 121g/L，中性粒细胞百分比 97.4%，C-反应蛋白 385.0mg/L，降钙素原 4.19ng/ml。急诊腹部 CT 扫描提示术区积液，空肠壁水肿，肠系膜浑浊，胰肠吻合口连续性中断（图 1）。

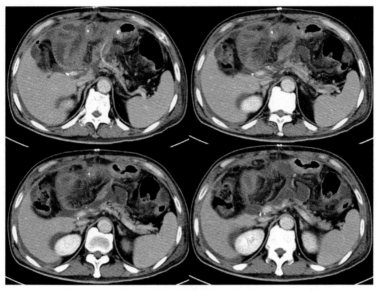

图 1　全腹部增强 CT 扫描

二、鉴别诊断

放射科医师：

全腹部增强 CT 可见上腹部术区存在大量积液，伴有肠壁水肿、肠系膜浑浊等急性炎症表现，原胰肠吻合口处可见空肠袢与残胰之间有较大间隙。综合上述影像学表现，考虑患者存在严重胰肠吻合口瘘，术区周围的大量积液及急性腹膜炎表现均可得到解释。

肝胆胰外科医师：

胰十二指肠术后 12 天出现突发上腹部剧烈疼痛，腹膜刺激征明显，伴有血象、C-反应蛋白及降钙素原的显著升高。影像学检查提示腹腔大量积液、胰肠吻合口连续性中断，这些表现均支持胰肠吻合口瘘的诊断。但需注意的是，影像学表现中所谓的"胰肠吻合口连续性中断"不一定全部代表瘘，Whipple 术后的胰肠吻合口水肿也可表现为吻合口连续性中断。需将该征象与病史、临床表现及实验室检查相结合才能明确诊断胰瘘。患者同时存在明显的弥漫性腹膜炎表现，提示胰瘘严重，需急诊手术探查。根据国际胰腺外科学研究组（ISGPS）2016 年更新修订的胰腺术后胰瘘诊断及分级标准（表 1），该病例应归为 C 级胰瘘。

表 1　2016 年 ISGPS 胰腺术后胰瘘的定义与分级系统[1]

临床表现及处理	生化漏	B 级瘘	C 级瘘
术后第 3 天或以后引流液淀粉酶达正常上限的 3 倍以上	有	有	有
腹腔引流管留置时间超过 3 周	无	有	有
因胰瘘而改变了临床治疗方案	无	有	有
胰瘘需经皮或内镜下穿刺引流	无	有	有
胰瘘相关出血需血管造影介入止血	无	有	有
感染	无	有	有
再次手术	无	无	有
胰瘘相关的器官功能衰竭	无	无	有
胰瘘相关的死亡	无	无	有

三、 诊　断

Whipple 术后 C 级胰瘘；弥漫性腹膜炎；胆总管下段癌。

四、 治疗计划

肝胆胰外科医师：

该病例胰十二指肠切除术后 C 级胰瘘伴急性弥漫性腹膜炎的诊断明确，有明确的手术指征。

目前 C 级胰瘘的主要手术方式有胰管外引流、单纯腹腔引流、胰管封闭、胰管内引流、胰肠或胰胃吻合、胰腺次全切或全部切除等[2]。残余胰腺全部切除虽能够根治胰瘘，防止复发，可达到较好的治疗效果，但患者丧失了胰腺内分泌和外分泌的功能，导致术后不可避免地发生糖尿病、脂肪泻等严重并发症。此外，术区的炎症水肿及粘连会增加残余胰腺切除过程中的出血量并延长手术时间。因此，残胰切除通常不作为 C 级胰瘘的首选术式。在保留胰腺的术式中，胰管外引流术最为常用[3]，手术要点为拆开胰肠吻合口，切除原吻合口处空肠袢，置入胰管内支撑管并与胰腺固定和外引流。该术式成功率高，缺点主要有胰液丢失所致的外分泌功能不全、意外拔管的风险及长期外引流增加的护理负担。另外，该术式远期还需再次行胰肠吻合重建以恢复胰腺的外分泌功能，额外增加了手术相关的一系列风险。胰肠吻合再重建手术也可能会因多次手术造成的严重粘连而变得更加困难。其他保留胰腺的术式如一期胰肠或胰胃再吻合因存在很大的再次胰瘘风险而较少应用;而胰管封闭、单纯腹腔引流的手术时间短,手术创伤相对较小,只在不能耐受长时间手术的患者中偶有应用,术后中晚期并发症较多。

具体到本病例,建议首选胰管外引流术,最大限度地保留胰腺功能,3~6个月后再进行二期胰肠再吻合术。当然,对于恶性肿瘤患者,二期再吻合术的计划要充分考虑到患者的预期生存时间、生活质量、辅助治疗及患者的主观意愿。若在等待二期手术期间肿瘤出现明显进展、转移,则再吻合术没有必要;若术后患者因胰液丢失所致的外分泌功能不全导致顽固性脂肪泻等严重影响生活质量的并发症,则建议尽早行二次手术;若需进行辅助放、化疗,则建议在辅助治疗完成后再考虑二次手术,以免干扰辅助治疗计划。

五、 治疗经过

肝胆胰外科医师(主管医师):

完善术前准备后进行了急诊剖腹探查,术中见胰肠吻合口前壁脱开,长度约 2cm,瘘口可见肠液溢出。术中决定行胰管外引流术,拆除原胰肠吻合口,缝闭末端空肠袢,胰管内置入 8Fr 塑料支架管作外引流(图 2)。患者术后恢复顺利,长期口服胰酶胶囊,无明显消化不良、腹泻等并发症。术后定期复查,第 3 个月复查肺部 CT 提示肺部转移病灶(图 3a)。经 MDT 讨论后患者接受了六个疗程的 GMOX 方案(吉西他滨 $1000mg/m^2$,d1、d8 静脉滴注;奥沙利铂 $130mg/m^2$,d1 静脉滴注)化疗,化疗结束后复查肺部 CT 提示肺部转移灶消失(图 3b)。

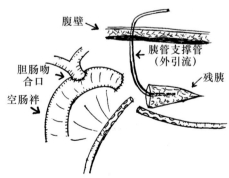

图 2 胰管外引流手术示意

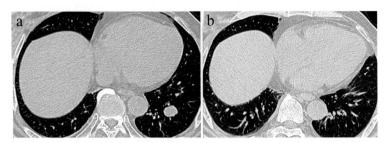

图 3　化疗前后胸部高分辨 CT 扫描。(a)化疗前;(b)化疗后

化疗结束一个月后患者接受了再次手术。考虑到患者肿瘤已远处转移,为了尽可能地减少创伤、缩短手术时间,我们创新性地进行了胰管窦道与空肠吻合。术中仔细游离原空肠残端,近腹壁处剪断原胰管外引流管及窦道,在原空肠残端前壁作小孔后,将胰管残端插入空肠肠腔,肠壁作荷包缝合固定胰管,空肠浆肌层和窦道间采用 1♯ 丝线间断缝合加固(手术示意图见图 4),手术时间约 100min,术中失血约 20ml。患者术后 5 天出院,未发生任何严重术后并发症。术后规律随访已半年余,胰腺内外分泌功能正常,无腹泻、消化不良及糖尿病等。

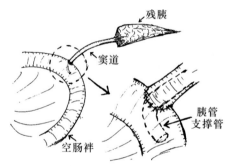

图 4　胰管窦道与空肠吻合示意

肝胆胰外科医师:

患者在胰管外引流术后 3 个月发现肺部转移灶,经 GEMOX 方案化疗 6 个疗程后肺部转移灶消失,局部及全身无明显复发和新的转移病灶,且患者一般情况良好,有再次行胰肠吻合口重建手术的指征。一般采用胰腺空肠吻合或胰胃吻合术,但术后仍有一定的胰瘘风险,且由于粘连导致手术时间及风险加大。故针对该患者我们选用了一个简单易行的胰管窦道空肠吻合法。该方法充分利用了原胰管外引流术中置入的胰管及术后形成的窦道,既保证了内引流的通畅性,又能降低术后胰瘘的再发率,游离范围明显缩小,手术时间显著减少,有利于术后的快速康复。之所以这么选择的原因有 3 点:(1)该患者

存在胆总管恶性肿瘤远处转移,虽对化疗敏感但预期生存时间仍有限,应尽量减少手术创伤;(2)患者经化疗后转移灶消失,一般情况良好,恢复其胰腺外分泌功能成为必然选择;(3)从本中心的经验来看,胰管窦道空肠吻合虽然鲜有文献报道,但是安全可靠(尽管长时期的随访数据尚欠缺)。

肿瘤内科医师:

对于胆总管下段癌,化疗方案目前以铂类联合吉西他滨为主。近期一项大样本前瞻性随机对照临床研究结果显示,以 GEMOX 为代表的该类方案可延长患者的总体生存时间至 11.7 个月,而对照组患者的总体生存时间仅为 8.3 个月;行化疗患者的中位无进展生存时间为 8.4 个月,对照组患者为 6.5 个月[4]。虽然 GEMOX 对进展期或转移性胆管癌效果较好,但遗憾的是在 2017 年 ASCO 胃肠肿瘤研讨会(2017 ASCO GI)上 GEMOX 方案在胆管癌术后辅助化疗的临床实验中被证实无效[5]。该患者对 GEMOX 方案的反应很好,疗效评估为 CR;若以后复查再次发现复发或转移灶,可考虑重新进行该方案化疗。

六、 总 结

肝胆胰外科医师:

该病例是一个典型的恶性肿瘤 Whipple 术后并发 C 级胰瘘病例,诊断及治疗及时有效,期间穿插了胆管癌肺转移灶的成功化疗缓解,患者术后获得了长期生存,体现了多学科团队的威力。C 级胰瘘的外科处理关键在于及早发现、及时处理。胰十二指肠切除术后突发上腹部疼痛,伴腹膜刺激征,腹腔引流管引流出肠液,需要特别警惕胰瘘的发生。胰管外引流术后的二期手术术式的选择应根据患者的情况综合考虑。本中心独创的胰管窦道空肠吻合术充分利用了原胰管外引流术中置入的胰管及术后形成的窦道,既保证了内引流的通畅性,又能降低术后胰瘘的再发率,手术创伤较小,手术时间显著减少,有利于术后的快速康复,但中远期效果有待进一步观察随访。

七、 最终诊断

Whipple 术后 C 级胰瘘(ISGPS 标准);弥漫性腹膜炎;胆总管下段癌。

参考文献

[1] Bassi C，Marchegiani G，Dervenis C，et al. The 2016 update of the International Study Group (ISGPS) definition and grading of postoperative pancreatic fistula：11 years after surgery. 2016 Dec 28. pii：S0039—6060（16）30757—7. doi：10.1016/j. surg. 2016.11.014.［Epub ahead of print］

[2] Bouras AF，Marin H，Bouzid C，et al. Pancreas-preserving management in reinterventions for severe pancreatic fistula after pancreatoduodenectomy：A systematic review. Langenbecks Arch Surg，2016,401(2)：141—149.

[3] Horvath P，Beckert S，Nadalin S，et al. Pancreas-preserving surgical management of grade-C pancreatic fistulas after pancreatic head resection by external wirsungostomy. Langenbecks Arch Surg，2016,401(4)：457—462.

[4] Valle J，Wasan H，Palmer DH，et al. Cisplatin plus gemcitabine versus gemcitabine for biliary tract cancer. N Engl J Med，2010,362(14)：1273—1281.

[5] Edeline J，Bonnetain F，Phelip JM，et al. Gemox versus surveillance following surgery of localized biliary tract cancer：Results of the PRODIGE 12—ACCORD 18（UNICANCER GI）phase III trial［abstract］. J Clin Oncol，2017,35(suppl 4S；abstract 225).

26　局部晚期胰腺癌放化疗后转化手术切除

🐧**要点：**

（1）改良 FOLFIRINOX 方案化疗联合 SBRT 来治疗 LAPC，有望实现降期，变不可切除为可切除；

（2）对于术后胰腺癌出现转移的患者来说，改良 FOLFIRINOX 仍是一种极具推荐价值的挽救性治疗选择。

一、　病例简介

肝胆胰外科医师：

患者，男性，63 岁。因"体检发现 CA19-9 增高 1 个月"入院。无腹痛、黄疸。1 个月前新发糖尿病史。查体无殊。

实验室检查：血清 CA19-9 259.51U/ml。

辅助检查：腹部增强磁共振提示胰体癌侵犯脾动静脉及腹腔干动脉分叉部，胰尾胰管轻度扩张。腹部增强 CT 提示胰体部胰腺癌，累及脾动、静脉，尾部胰管扩张。

二、　鉴别诊断

超声科医师：

胰腺体部见一低回声肿块，大小约 2.9cm×2.5cm，边界不清，内回声不均；肿块包绕脾动静脉、腹腔干。胃窗双重造影：经静脉注入造影剂后，胰腺体部肿块动脉期呈不均匀性低增强，静脉期消退早于周边胰腺组织，肿块范围较二维图像显示的要大一些。考虑胰腺体尾部癌，伴脾血管、腹腔干侵犯。

放射科医师：

胸部高分辨 CT 平扫未发现肿瘤肺内转移，全身骨骼 ECT 未见明显转移。胰腺 CT 增强扫描（图 1）见胰腺体部大小约 3.0cm×2.6cm 低密度结节，边缘欠清，CT 值约为 35HU；增强后，动脉期轻度渐进性强化，胰管尾部轻度扩张，病灶后方与脾动脉、静脉界线模糊。肝胰磁共振增强扫描示胰腺体部见结节状长 T1、长 T2 信号影，直径约 2.74cm；增强后病灶轻度逐渐强化，始终低于正常胰腺强化，病灶侵犯脾动静脉及腹腔干动脉根部，胰尾部胰管轻度扩张。

患者胰腺体尾部癌诊断明确，CT 和 MRI 均提示胰腺体尾部癌侵犯脾动静脉，肿瘤包绕腹腔干超过 180°。评估为不可切除的局部晚期胰腺癌（local advanced pancreatic cancer，LAPC）。

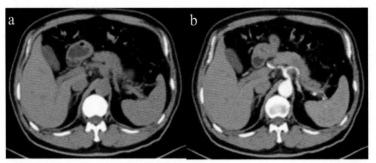

图 1　胰腺增强 CT 检查示：胰体部软组织肿块影（a），大小约 3.0cm×2.6cm，向后侵犯腹腔干分叉部（＞180°），以远胰管轻度扩张（b）

肝胆胰外科医师：

根据影像学表现，肿瘤包绕腹腔干动脉起始部超过 180°，累及脾动静脉，呈现出高度恶性的生物学特征，局部浸润明显。结合新发糖尿病及 CA19-9 增高病史，临床诊断明确为局部晚期胰腺体尾部癌，临床 TNM 分期为 T4NxM0，Ⅲ期，评估为无法切除。

三、 初步诊断

局部晚期胰腺体尾部癌（T4NxM0，Ⅲ期）。

四、诊疗计划

肿瘤内科医师：

患者影像学评估为 LAPC，根治性切除的概率微乎其微。根据 NCCN 胰腺癌诊治指南，推荐超声内镜引导下细针穿刺（endoscopic ultrasound-guided fine needle aspiration，EUS-FNA）病理确诊后，选择 FOLFIRINOX 或白蛋白紫杉醇联合吉西他滨方案行新辅助化疗，以控制病灶进展，延长生存期。近年来，FOLFIRINOX 方案被广泛报道用于 LAPC 的治疗，效果令人振奋，可使部分胰腺肿瘤实现降期，从不可切除转化为可能可切除胰腺癌（borderline resectable pancreatic cancer，BRPC），甚至可切除（resectable pancreatic cancer，RPC）。但其毒性较大，东方人群对其往往耐受性及依从性欠佳。故目前推荐应用改良的 FOLFIRINOX（modified FOLFIRINOX，m-FOLFIRINOX）方案。

放疗科医师：

传统放疗因其治疗周期长、易损伤周围脏器，在新辅助治疗中应用不广。而立体定向放射治疗（SBRT）的面世，则极大改变了这种形势。其定位精确、局部治疗剂量高、副作用小且疗程短，可有效控制肿瘤进展及血管侵犯，提高 R0 切除率，极适用于新辅助治疗。该病例综合各项检查评估为不可切除 LAPC，伴腹腔干及脾动静脉侵犯，但无胃及十二指肠侵犯，SBRT 非常合适。待病理证实行 2～6 周期化疗后，胰腺肿瘤区给予 33Gy/5FSBRT，不予选择性淋巴引流区照射，以达到周围血管侵犯区无瘤化，使肿瘤缩小等降期的效果。

肝胆胰外科医师：

以往对于无法一期根治性切除的 LAPC，外科医生往往束手无策，只能给予姑息放、化疗或最佳支持治疗（best supportive care，BSC）。而近些年，诸多临床研究及文献表明，新辅助放、化疗可能实现肿瘤的成功降期，变不可切除为可切除。而关于 SBRT 与新辅助化疗的先后顺序，尚未见文献对比差异。本例 LAPC 并无远处转移，仍有望通过一系列的新辅助治疗达成降期，获得根治性手术机会。故决定，先行 EUS-FNA 获取病理学证据后，再行胰体尾病灶 SBRT，并序贯 m-FOLFIRINOX 方案化疗，2 个月后评估。

五、 治疗经过

肝胆胰外科医师：

胰腺 EUS-FNA 病理提示"导管腺癌"。连续行 5 次 SBRT 放疗，一周后序贯 m-FOLFIRINOX 方案化疗 4 次，共 2 个月，复查 CA19-9 降至正常范围。再次 MDT 讨论。

放射科医师：

复查腹部 CTA（图 2）提示：肿瘤病灶较前明显缩小（由 30mm×26mm 缩小至 15mm×13mm），原腹腔干起始部肿块几乎消失不见，血管侵犯情况显著改善。根据实体瘤疗效评价标准 RECIST 1.1，肿瘤缩小达 50%（超过 30%），为部分缓解（partial remission，PR）。

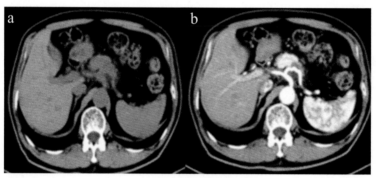

图 2　新辅助化疗后全腹 CTA 示：胰体肿块较前片明显缩小（a），大小约 15mm×13mm，且未见强化，原腹腔干周围肿块基本消失（b），所示腹腔内未见转移及伴发病变

肝胆胰外科医师：

根据 NCCN 指南，再次评估分期为 RPC，成功实现降期，手术时机已然成熟，R0 切除不无可能。遂在全麻下行"根治性顺行模块化胰脾切除术（RAMPS）"，清扫肝总动脉、腹腔干动脉、腹主动脉周围淋巴结（图 3）。术中腹腔内未见明显腹水和腹膜转移灶，胰体部可扪及一直径约 1.5cm 的肿块，质地较硬，包绕肝总动脉根部及腹腔干交叉部，可分离，呈致密纤维组织样改变，累及脾动静脉，腹腔未及明显淋巴结肿大。脾脏形态、大小正常。

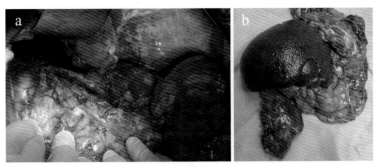

图3   RAMPS术后示意。(a)腹腔内清扫后示意;(b)标本大体观

病理科医师:

术后常规病理(图4)示:新辅助化疗后胰腺,增生的纤维间质中见少量中分化腺癌残留,伴有腺体萎缩,大小为1.3cm×0.7cm,未见明确神经及脉管侵犯,未侵犯脾脏,胰腺断端切缘阴性。(第7、8、9、12、16组淋巴结)0/12阳性。根据AJCC第7版胰腺癌分期,为T3N0M0,ⅡA期。

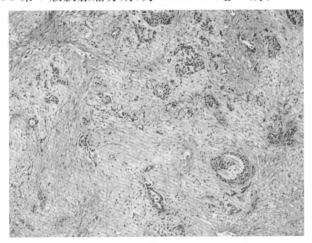

图4   术后常规病理纤维间质增生,可见少量中分化腺癌

肝胆胰外科医师:

患者术后顺利恢复出院,无胰瘘、胃瘫等并发症发生。1个月后因肠梗阻再次入院,保守治疗效果欠佳,遂行剖腹探查+肠粘连松解术。术中见肠系膜表面多发粟米状小结节,切除部分活检,送术中冰冻病理提示转移性腺癌。术后3个月复查CT(图5c—d)提示腹腔干周围肿瘤复发。

肿瘤内科医师:

患者术后出现腹腔转移灶,且局部肿瘤复发,为转移性胰腺癌(metastatic pancreatic cancer,MPC)。对于此类Ⅳ期MPC,大数据分析推荐FOLFIRI-

NOX 或吉西他滨联合白蛋白紫杉醇作为 PS 评分良好患者的标准治疗,而吉西他滨单药则是 MPC 和 PS 评分差的患者的选择。该患者虽经 2 次手术,但恢复状况仍属良好,PS、ASA 及营养状态评分均为 1 分,且术前新辅助化疗显示出了极度敏感性,建议继续沿用原 m-FOLFIRINOX 方案行挽救性化疗。每 2 个月评估一次,如反应不佳,可再考虑更换方案为吉西他滨联合白蛋白紫杉醇。

肝胆胰外科医师:

以 FOLFIRINOX 方案为代表的新辅助化疗,已证实可显著提高 MPC 的总生存期(overall survival,OS)及无进展生存期(progression free survival,PFS)。同意肿瘤科医师意见,再行 m-FOLFIRINOX 方案化疗。

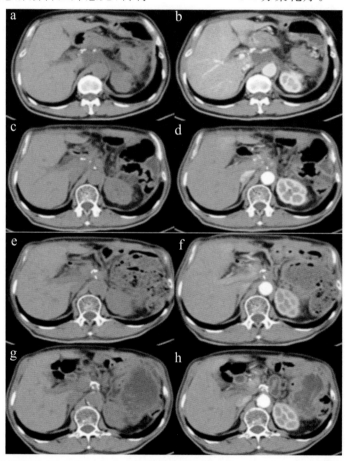

图 5 术后腹部增强 CT 复查。术后 1 个月(a 和 b):胰腺体尾部缺如,术区渗出及积液;术后 3 个月(c 和 d):腹腔干及肠系膜上动脉起始部见新发软组织肿块,大小约 32mm×30mm,呈较明显延迟强化,首先考虑胰腺癌复发;术后 5 个月化疗后(e 和 f):复发灶明显缩小,大小约 18mm×16mm,腹腔内未见转移及伴发病变;术后 9 个月(g 和 h):前片所示复发灶基本消失

术后 5 个月影像学评估(图 5e—f),复发灶明显缩小。术后 9 个月,已行化疗 12 次,再次评估(图 5g—h),病灶基本消失。迄今已存活 18 个月。

六、 总 结

这是一例通过新辅助放化疗成功实现降期并获手术切除,术后复发再行挽救性化疗实现长期存活的 LAPC/MPC 病例,结果令人鼓舞,这在以往"单兵作战"的时代,几乎不可能实现,由此可见 MDT 起到了绝对不可估量的作用。

近年来,得益于各项相关研究的开展,胰腺癌新辅助化疗和 SBRT 新辅助放疗的地位得到显著提升,日益受到重视,在实现肿瘤降期治疗方面被寄予厚望[1—4]。尤其在 FOLFIRINOX 作为新辅助化疗推荐方案被明确写入 2015 年版 NCCN 胰腺癌指南后,其备受推崇。有权威文献报道,m-FOLFIRINOX 新辅助化疗可显著提高 LAPC 和 BRPC 的手术切除率(LAPC 组 44%:11/25;BRPC 组 61%:11/18)。新辅助化疗可以降低 BRPC 的淋巴结转移阳性率、血管侵犯率,使肿瘤缩小,可望达到降期后再行手术切除;而联合手术又可显著改善其 OS、PFS,延迟复发[5]。

m-FOLFIRINOX 对于 MPC,总反应率可达到 32%,亦有利于减轻症状、延长生存期和提高生活质量。在法国一项针对 MPC 化疗用药的多中心随机对照研究中,与传统单一药物吉西他滨相比,FOLFIRINOX 联合化疗方案表现出相当大的生存优势[4]。FOLFIRINOX 组中位生存期为 11.1 个月,吉西他滨组为 6.8 个月($P<0.001$)。FOLFIRINOX 组客观有效率为 31.6%,而吉西他滨组仅为 9.4%($P<0.001$)。在本病例中,术后 1 个月即发生腹腔内多发转移,予行 m-FOLFIRINOX 挽救性化疗,效果显著。故而,对于转移性胰腺癌并且 E-COG 评分良好的患者来说,m-FOLFIRINOX 是一种极具推荐价值的治疗选择。

七、 最终诊断

转移性胰腺癌(Ⅳ期)。

参考文献

[1] Faris JE, Blaszkowsky LS, Mcdermott S, et al. FOLFIRINOX in locally advanced pancreatic cancer: The Massachusetts General Hospital Cancer Center experience. Oncologist, 2013,18(5):543—548.

[2] Rombouts SJ, Mungroop TH, Heilmann MN, et al. FOLFIRINOX in locally advanced and metastatic pancreatic cancer: A single centre cohort study. J Cancer, 2016, 7(13):1861—1866.

[3] Chllamma MK, Cook N, Dhani NC, et al. FOLFIRINOX for advanced pancreatic cancer: The Princess Margaret Cancer Centre experience. Br J Cancer, 2016,115(6):649—654.

[4] Conroy T, Desseigne F, Ychou M, et al. FOLFIRINOX versus gemcitabine for metastatic pancreatic cancer. N Engl J Med, 2011, 364:1817—1825.

[5] 白雪莉，苏日嘎，马涛，等. 改良 FOLFIRINOX 方案治疗进展期胰腺癌单中心经验. 中华外科杂志，2016，54(4):270—275.

27　局部进展期胰腺癌新辅助化疗降期后手术切除

要点：

（1）以 FOLFIRINOX、SBRT 为代表的新辅助治疗手段，可能使局部进展期胰腺癌降期以达到根治性切除条件。

（2）若 FOLFIRINOX 作为新辅助治疗手段效果显著，且患者一般情况允许，术后辅助化疗推荐继续采用 FOLFIRINOX 方案。

一、 病例简介

肝胆胰外科医师（主管医师）：

患者男性，55岁，因"反复上腹部不适1个月余"入院。体格检查无明显异常体征。血清肿瘤标记物 CEA 21ng/ml，余实验室检查均正常。患者入院后接受了腹部彩超、胸部高分辨率 CT 平扫、PET-CT、肝脏 MRI 增强扫描、腹部 CTA 及胰腺肿块 EUS-FNA，结果提示胰腺肿瘤，无远处转移征象。

二、 鉴别诊断

肝胆胰外科医师：

该患者的初步诊断为胰腺癌，未发现远处转移。鉴别诊断的关键是明确肿瘤的局部浸润情况及与周围主要血管的关系，充分评估肿瘤的可切除性。根据肿瘤的局部侵犯情况，NCCN 指南将不存在远处转移的胰腺癌分为可切除胰腺癌、可能可切除胰腺癌及局部进展期胰腺癌（或称不可切除胰腺癌）。其中，局部进展期胰腺癌的具体定义如下：（1）无远处转移征象；（2）胰头及钩突部肿瘤：肿瘤包绕肠系膜上动脉或腹腔干，范围＞180°，或侵犯空肠动脉第一支;肠系膜上静脉/门静脉受侵或闭塞无法重建。(3)胰体尾肿瘤:肿瘤包绕肠系膜上动脉或腹腔干,范围>180°,肿瘤侵及腹腔干及腹主动脉;肠系膜上静脉/门静脉受侵或闭塞无法重建。

超声科医师:

肿瘤位于胰腺体部,大小约 4.0cm×2.7cm,边界不清,内回声不均;胰管无明显扩张,腹腔干及脾动、静脉受肿瘤侵犯。肿块周边可见多发肿大淋巴结。肝脏、脾脏内未见明确异常回声病灶。根据 NCCN 指南的定义,若排除远处转移,该肿瘤可能为局部进展期胰腺癌。当然,超声检查主要适用于肿瘤的初步筛查,在定位及精确判断脉管侵犯程度上尚有不足,CT 及 MRI 检查可提供更多的信息。

放射科医师:

胸部高分辨率 CT 平扫未发现肺内转移,PET-CT 全身扫描未见远处转移征象。肝脏 MRI 增强扫描提示胰体部肿块(4.1cm×2.6cm)伴局部血管侵犯,胰腺周围及后腹膜淋巴结肿大,肝内未见明确的胰腺癌转移病灶。腹部 CTA 进一步揭示了肿瘤与周围血管的关系(图 1)。可以看到肿瘤完全包绕了脾动、静脉,腹腔干分叉处受肿瘤累犯(>180°),门静脉、肠系膜上静脉等无明显受侵。另外,腹部 CTA 显示患者的肝动脉存在解剖变异,腹腔干仅发出右肝前叶动脉,右肝后叶动脉发自肠系膜上动脉,左肝动脉起源自胃左动脉(图 2)。综上所述,从影像学上来看,肿瘤呈现高度恶性的生物学特征,局部浸润明显,且伴有腹腔干侵犯(>180°),根据 NCCN 指南,应属于局部进展期胰腺癌。

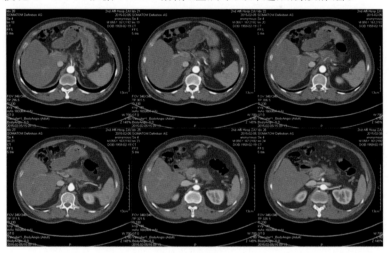

图 1　腹部 CT

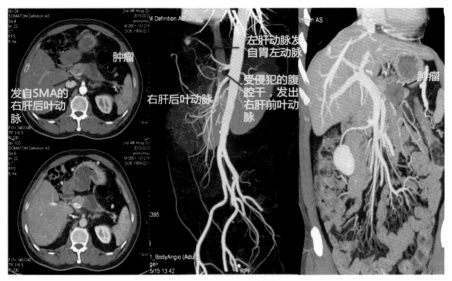

图 2　腹部 CTA 重建图

病理科医师:

胰腺细针穿刺细胞学涂片检查(图 3)找到癌细胞,发现其分化较差,部分有黏液分化,结合临床表现,提示中—低分化胰腺癌。

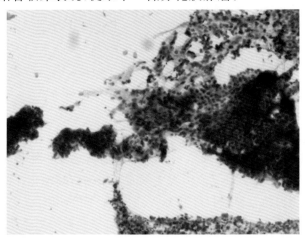

图 3　EUS-FNA 细胞学检查

三、 初步诊断

胰腺癌(局部进展期)。

四、 诊治计划

肝胆胰外科医师：

根据影像学及细胞学检查结果，该患者的诊断考虑局部进展期胰腺癌。既往外科医生面对这样的病例往往尝试直接手术切除，但行根治性（R0）切除的可能性较低，特别是腹腔干周围的结缔组织术中容易残留肿瘤，导致术后早期的复发转移。与直接行放、化疗相比，手术并不能带来显著的生存获益，且带来一系列术后并发症的发生风险，甚至使患者术后失去系统性治疗的机会。近年来大量的文献表明，新辅助放、化疗可能实现肿瘤降期，使局部进展期胰腺癌降期至可能可切除甚至可切除胰腺癌。该病例并无远处转移。鉴于近期胰腺癌新辅助放、化疗的巨大进步，该病例有望通过一系列的新辅助治疗从而成功实现降期，获得根治性手术切除的机会。

放疗科医师：

传统的放疗方案因耗时长、易损伤周围脏器而大大限制了其在新辅助治疗中的应用。立体定向放疗（stereotactic body radiation therapy，SBRT）的问世极大改变了放疗的困境。SBRT 的特点是局部治疗剂量高、副反应小及疗程短，非常适合作为手术前的新辅助治疗。研究表明，SBRT 可有效控制肿瘤的局部进展及血管侵犯情况，有利于提高术中 R0 切除率。该例肿瘤伴有腹腔干周围侵犯，非常适合新辅助 SBRT 放疗。SBRT 可与新辅助化疗联合进行，时间点可选择在化疗前或化疗后，甚至在化疗间歇期。

肿瘤内科医师：

根据 2016 年版 NCCN 胰腺癌诊疗指南，该病例属于局部进展期胰腺癌，若直接手术，根治性切除的可能性微乎其微。新辅助化疗可能实现肿瘤的降期，应作为首选的治疗方案。NCCN 指南推荐的胰腺癌新辅助化疗的方案为 FOL-FIRINOX 和白蛋白结合型紫杉醇联合吉西他滨。FOLFIRINOX 方案为近年来胰腺癌化疗领域的重大突破，极大改变了长久以来胰腺癌对系统化疗不敏感的传统观点[1]。但 FOLFIRINOX 的毒性较大，患者的耐受性及依从性较差，故目前推荐改良的 FOLFIRINOX（m-FOLFIRINOX）方案。改良后的 FOLFIRI-NOX 方案降低了各组分的剂量，但仍能达到相似的治疗效果。研究提示 m-FOLFIRINOX 新辅助化疗可显著提高局部进展期和可能可切除胰腺癌的 R0 切除率，其中局部进展期胰腺癌的转化率高达 44%（11/25）[2]。对于该病例，建议先予 m-FOLFIRINOX 方案化疗四个疗程，再重新评估肿瘤的可切除性。

五、 治疗经过

肝胆胰外科医师(主管医师):

患者首先接受了 SBRT,具体方案为胰腺体尾部瘤区 PTV:D85/DT 25Gy/5F 多野等中心放疗。放疗过程顺利,无Ⅲ度及以上不良反应。放疗结束后 1 周患者开始接受 m-FOLFIRINOX 方案化疗,化疗期间耐受可,无严重不良反应。现患者的 PS 评分 0 分,体重增加约 2kg,原腹部不适症状完全消失,血清 CEA 水平降至正常范围(图 4)。之后患者复查了腹部 CTA 及肝脏 MRI 增强扫描以评估肿瘤对放、化疗的反应。

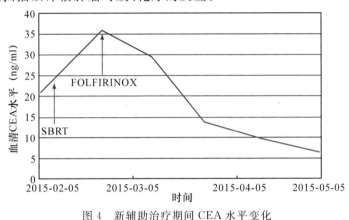

图 4 新辅助治疗期间 CEA 水平变化

放射科医师:

患者目前的影像学检查提示胰腺肿瘤体积缩小(3.1cm×2.4cm),但血管侵犯情况从 CTA 上看无显著改善。目前 CTA 主要表现为肿块包绕脾动、静脉,腹腔干分叉处仍受肿瘤侵犯(图 5)。

肿瘤内科医师:

根据 mRECIST 标准,该肿瘤对放、化疗的反应评估为 SD(stable disease,病情稳定)。目前对新辅助治疗的时限并无统一标准,时长从 2 个月至 1 年均有报道。对这个病例而言,无论是血清 CEA 水平的变化还是影像学呈现的肿瘤缩小,均提示该肿瘤对 SBRT+FOLFIRINOX 的反应良好。但继续化疗是否可以呈现出影像学上的 PR(partial response,部分缓解)尚是未知数。新辅助化疗后影像学评估肿瘤可切除性的准确度正日益受到质疑。研究表明经新辅助 FOLFIRINOX 方案化疗后的胰腺癌影像学评估的准确度明显下降。应用 FOLFIRINOX 化疗的 40 例胰腺癌病人中,术前评估约有 70% 的病例仍为

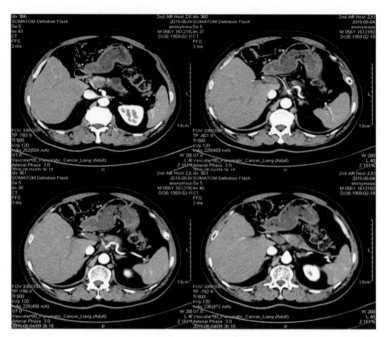

图 5　新辅助治疗后肿瘤的 CT 表现

局部进展期,但术中 R0 切除率却达到 92%,表明经新辅助化疗后胰腺癌的影像学表现并不能作为判断可切除性的可靠标准[3]。患者目前 PS 评分 0 分,一般情况佳,手术探查或继续原方案化疗均可以选择。

肝胆胰外科医师:

影像学再评估提示肿瘤对新辅助放、化疗的反应良好,但按照传统的标准仅评估为 SD。mRECIST 标准是不是适合胰腺癌放、化疗后的评估在此姑且不论,已有不少证据表明在放、化疗后影像学检查对胰腺癌血管侵犯的评估失真,故影像学上的腹腔干仍受肿瘤侵犯不应成为手术探查的禁忌。再结合患者目前的血清 CEA 水平已降至正常,PS 评分良好,故认为手术切除的时机已到。同时,影像学检查显示患者的肝动脉存在解剖变异,腹腔干仅发出右肝前叶动脉,右肝后叶动脉发自肠系膜上动脉,左肝动脉起源自胃左动脉(图 1 和图 2),若术中发现肿瘤仍旧侵犯腹腔干或分离困难可直接行腹腔干切除。

肝胆胰外科医师(主管医师):

排除禁忌后患者接受了胰体癌根治性切除术。术中见胰体部肿块大小约 4cm×2cm,质硬,与腹腔干分界不清,毗邻胃左动脉,包绕脾动、静脉。肿块周围组织纤维化、质硬,局部水肿。术中切除腹腔干、胰体尾、左肾上腺、左肾脂肪囊及脾脏,清扫周围淋巴结。取腹腔干周围增生的结缔组织送冰冻病理检查未见肿瘤细胞。手术顺利,术后患者恢复良好。术后我们给予患者8次的FOLFIRINOX辅助化疗,患者耐受良好,无Ⅲ度以上毒副作用。术后规律复查,未见肿瘤复发转移征象,目前已无瘤生存近2年。

病理科医师:

该病例的术后常规病理提示胰腺中分化腺癌,大小约2cm×1cm,侵犯脾动、静脉;各手术切缘阴性,未累及脾脏。腹腔干未见肿瘤侵犯,腹腔干周围纤维结缔组织未见肿瘤浸润。胃左动脉鞘见纤维脂肪组织,无肿瘤累及。送检的周围淋巴结均呈阴性。该肿瘤目前的病理分期为T1cN0M0(依AJCC第8版TNM分期),能够得到这样的病理结果,新辅助放、化疗功不可没。

肿瘤内科医师:

新辅助治疗后成功根治性手术切除的胰腺癌术后是否需要辅助化疗? 应该如何选择辅助化疗方案? 关于这两点目前均无定论。NCCN指南推荐术后给予补充性的辅助化疗,但对具体方案只字未提。一般来讲,若患者一般情况良好,新辅助化疗的疗效佳,术后可考虑给予原新辅助化疗的方案继续化疗。普遍的担心是原新辅助方案对已经接受胰腺大手术的患者而言太强。但正如该病例一样,患者顺利完成了8次m-FOLFIRINOX辅助化疗,表明FOLFIRINOX也适用于辅助化疗,特别是针对术前FOLFIRINOX已被证明非常有效,而术后恢复良好,PS评分0~1分的患者。

肝胆胰外科医师:

术前影像及术中发现的围绕腹腔干周围增厚质硬的纤维结缔组织经病理证实未残留肿瘤细胞,表明新辅助治疗已经成功使肿瘤由局部进展期降为可切除,再一次暗示新辅助治疗后的影像并不能真实反映胰腺癌的可切除性。另一个问题是,对这类经历术前新辅助治疗的胰腺癌术后辅助化疗方案的选择目前并无定论,实践证明FOLFIRINOX同样安全可靠。当然,相应的前瞻性随机对照临床研究势在必行。

六、总　结

肝胆胰外科医师:

回顾该病例的诊治过程,我们能够成功完成该肿瘤的根治性切除并使患者实现术后长期的无瘤生存,虽然离不开术者娴熟的手术技术,但术前的MDT讨论更加功不可没,特别是术前SBRT及FOLFIRINOX化疗发挥了不可替代的作用。2015年版的NCCN胰腺癌指南首次将FOLFIRINOX或白蛋白结合型紫杉醇联合吉西他滨 2 个方案作为新辅助化疗的推荐方案写入指南,但目前尚无关于以上 2 个方案新辅助化疗的前瞻性研究结果公布。

胰腺癌被称为"癌中之王",患者的长期生存率极低。近年来虽新技术、新理念不断涌现,但并没有改变这一悲观现状。MDT 也许是解决这一困境的必由之路,它强调以患者为中心,提供个体化、规范化、连续性的最优诊疗方案。对于没有远处转移的局部进展期胰腺癌患者,MDT 的首要目标是实现转化,使肿瘤成功降期至可能切除甚至可切除胰腺癌。在管理本患者的过程中,我们的 MDT 团队告别以往的单兵作战模式,以病人为中心,精诚合作,拿出了最佳的治疗方案。

七、 最终诊断

胰腺癌(局部进展期)。

参考文献

[1] Ryan DP,Hong TS,Bardeesy N. Pancreatic adenocarcinoma. N Engl J Med,2014, 371(11):1039—1049.

[2] Blazer M,Wu C,Goldberg RM,et al. Neoadjuvant modified (m) FOLFIRINOX for locally advanced unresectable (LAPC) and borderline resectable (BRPC) adenocarcinoma of the pancreas. Ann Surg Oncol,2015,22(4):1153—1159.

[3] Ferrone CR,Marchegiani G,Hong TS,et al. Radiological and surgical implications of neoadjuvant treatment with FOLFIRI-NOX for locally advanced and borderline resectable pancreatic cancer. Ann Surg,2015,261(1):12—17.

28　胰腺癌腹腔种植转移行手术切除及辅助化疗获得长期生存

🐻**要点：**

（1）接受以手术为主的综合治疗是胰腺癌患者获得长期生存的关键；

（2）部分转移性胰腺癌患者可能从手术切除中获益。

一、 病例简介

肝胆胰外科医师（主管医师）：

患者女性，70岁，因"体检发现 CA19-9 升高 2 个月余"入院，无明显腹痛等临床症状。体格检查无明显异常体征。血清 CA19-9 1499.1U/ml（正常值：0～37U/ml），血常规、凝血功能、肝肾功能等其他实验室检查指标基本正常。患者入院后接受了腹部彩超及超声造影、胸部高分辨 CT 平扫、肝脏 MRI 增强扫描、腹部 CT 增强扫描等检查，结果提示胰腺尾部肿块，考虑胰腺癌。

二、 鉴别诊断

超声科医师：

胰尾部近脾门区可见一低回声肿块，大小约 4.0cm×2.8cm。超声造影提示肿块呈低血流灌注，各期不均匀性低增强。肿块侵犯脾脏及脾动、静脉。以上超声所见提示胰尾癌伴脾动、静脉侵犯。

放射科医师：

患者的腹部 CT 提示胰腺尾部恶性肿瘤，首先考虑胰尾癌，侵犯脾脏及脾动静脉（图 1）。肝脏 MRI 增强扫描未见明显肝转移病灶。胸部高分辨率 CT 平扫未发现肺内转移。综合以上影像学表现提示胰尾癌伴脾动、静脉侵犯。

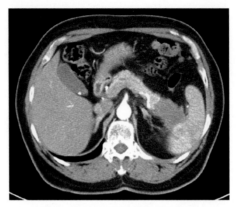

图 1　肿瘤的腹部增强 CT 表现

肝胆胰外科医师：

综合上述影像学表现,该病例的诊断首先考虑胰腺癌伴脾动、静脉侵犯,未发现远处转移征象。根据 2017 年 NCCN 指南对胰腺癌可切除性的定义,该肿瘤应为可切除胰腺癌。NCCN 指南对可切除胰腺癌的定义如下:(1)动脉:肿瘤未侵犯腹腔干、肠系膜上动脉或肝总动脉;(2)静脉:肿瘤未侵犯门静脉/肠系膜上静脉,或肿块侵犯门静脉/肠系膜上静脉但血管受累周径≤180°且血管未变形。

三、 初步诊断

胰腺癌伴脾动、静脉侵犯(可切除)。

四、 治疗计划

肝胆胰外科医师：

该患者初步诊断为可切除的胰腺癌,应首选手术切除肿瘤。胰体尾癌的手术方式长久以来更新不大,直到 2003 年 Strasberg 等首先报道了一种全新的胰体尾癌手术方式,称作根治性顺行模块化胰脾切除术(radical antegrade modular pancreatosplenectomy,RAMPS)[1]。胰体尾癌的侵袭性强,通常伴有胰腺外侵犯,左肾上腺及肾脂肪囊受累也较常见。传统的胰体尾切除术主要是游离胰腺后包膜与肾筋膜间的间隙,可能导致肿瘤残留。而 RAMPS 强调更深层面的切除,切除范围包括左肾筋膜、肾脂肪囊等。若肿瘤突破胰腺包膜需联合切除左侧肾上腺(图 2)。研究表明 RAMPS 相较于传统的胰体尾切除术 R0 切除率明显提高,淋巴结获取数目增多,并有利于胰腺后方组织及重要血管的暴露。在日本及西方某些医院,RAMPS 已成为治疗胰体尾癌的标准术式,而对关于 RAMPS 与传统手术方式相比是否改善患者生存尚存争议。近期研究发现,RAMPS 并不会增加围手术期并发症发生率及死亡率,与传统手术方式相比可改善患者生存。该病例的肿瘤病灶较大,已突破包膜侵犯脾动、静脉,建议行 RAMPS 手术,切除范围包括胰体尾、脾脏、左肾上腺及左肾脂肪囊。

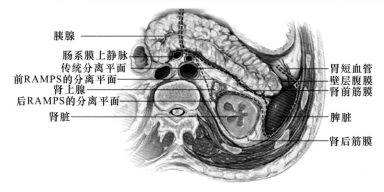

图 2　RAMPS 手术的切除范围示意[2]

肿瘤内科医师:

该肿瘤目前评估为可切除胰腺癌,各指南均推荐手术根治。术前新辅助治疗目前并无较强的循证医学证据支持。NCCN 胰腺癌指南提出,可切除胰腺癌若存在以下表现可考虑行新辅助治疗:(1)CA19-9 很高;(2)原发瘤体积大;(3)区域淋巴结明显肿大;(4)体重明显下降;(5)疼痛剧烈。与新辅助治疗不同,人们对胰腺癌术后辅助治疗的必要性已达成一致共识。辅助治疗的方案可选择吉西他滨或 5-氟尿嘧啶单药,或联合卡培他滨等;若患者曾接受术前的新辅助治疗,可视疗效术后继续应用该方案。

放疗科医师:

与新辅助化疗类似,新辅助放疗的价值也有待研究,目前并无相关推荐。部分研究发现术前放疗可使肿瘤组织坏死、纤维化,可提高 R0 切除率并降低术后的复发率。立体定向放疗(SBRT)等新技术的问世改变了传统放疗耗时长、效果较差、毒副作用较大的缺陷,其优势在于治疗时间短、局部剂量高,并不会拖延患者的手术时机。对于局部浸润明显或伴有大血管侵犯的胰腺癌,相信 SBRT 作为新辅助治疗方案的重要组成部分必将发挥更大的作用。目前对术后辅助放疗是否能够延长患者生存尚无确切答案,既往的大型 RCT 研究结论存在明显分歧。GITSG、EORTC 研究发现辅助放疗可延长胰腺癌术后患者的中位生存期;而 ESPAC-1 研究却得出辅助放疗影响患者术后生存的结论,故对辅助放疗的意义尚需进一步的探索。目前,术后的辅助放疗通常与辅助化疗相结合,放化疗联合吉西他滨或 5-氟尿嘧啶化疗为目前 NCCN 指南推荐的一线方案。

五、 治疗经过

肝胆胰外科医师(主管医师):

排除禁忌后患者接受了手术治疗。术中探查胰体尾前方大网膜局部可见数枚白色质硬结节,最大的直径约 2mm,仔细检查余腹未见明显转移病灶。切取一枚病灶送快速病理检查,结果提示中分化腺癌。肿瘤位于胰尾,局部浸润明显,侵犯脾动、静脉,临近肾筋膜可见数枚白色种植结节,最大的直径约 1mm。术中决定行 RAMPS 手术,完整切除胰体尾、脾脏、大网膜、左肾上腺、左肾脂肪囊,充分清扫后腹膜淋巴结。手术顺利,患者术后恢复可。术后常规病理结果提示中分化腺癌,大小 4cm×4cm,侵犯脾脏被膜及脾动、静脉,神经侵犯阳性;大网膜、肾筋膜可见转移性癌结节;周围淋巴结未见转移;各手术切缘均为阴性。

肝胆胰外科医师:

该病例的术中表现给我们提出几个尖锐的问题:(1)对于术中发现的局限于肿块周围的网膜、腹膜种植转移该如何处理? 是选择连同转移灶全部手术切除还是放弃手术直接选择化疗等系统治疗? 哪种治疗选择更能使患者获益? (2)伴发局部种植转移和伴发其他脏器或其他体腔远处转移胰腺癌在生物学行为、分子遗传背景等方面是否存在较大差异? (3)伴有肿瘤周围局部种植转移和伴有其他脏器或其他体腔远处转移的胰腺癌预后相同吗? 手术完全切除原发瘤及转移灶对两者的治疗效果相同吗? 这些问题都有待回答,目前并无相关的基础研究及循证医学证据支持。

肝胆胰外科医师(主管医师):

术后患者血清 CA19-9 水平降至正常,接受了吉西他滨单药方案足疗程化疗,期间规律复查未发现肿瘤复发、转移征象。化疗结束后 3 个月患者查体结果提示 CA19-9 轻度升高,半月后复测,该指标呈进行性升高趋势,遂接受了全腹部 CT、肝脏 MRI 增强扫描及肺部 CT 平扫检查。影像学结果提示胰头部淋巴结稍增大,左肾前外侧及胆囊前外侧异常强化小结节灶,考虑腹腔转移,肺部无明显转移病灶(图 3)。

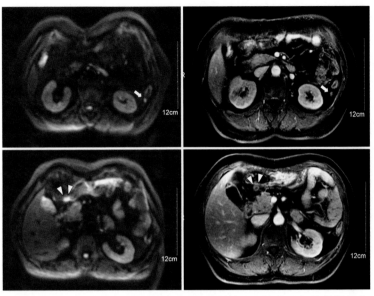

图 3　辅助化疗结束后 3 个月复查肝脏 MRI 增强扫描（箭头所指为左肾前外侧结节；三角所指为胆囊前外侧结节）

肿瘤内科医师：

患者 CA19-9 进行性升高，影像学检查提示腹腔异常强化病灶，考虑出现肿瘤转移。对于复发或转移性胰腺癌，建议直接予 FOLFIRINOX 或白蛋白结合型紫杉醇（nab-paclitaxel）联合吉西他滨化疗。这 2 个方案是近年来胰腺癌研究的重大突破，打破了既往长期认为的胰腺癌对化疗药物不敏感的观念。PRODIGE 4/ACCOED 11 研究发现，FOLFIRINOX 方案与吉西他滨相比能明显提高转移性胰腺癌的目标缓解率（从 9.4％至 31.6％）及中位生存期（从 6.8 个月到 11.1 个月）[3]。MPACT 研究则提示，白蛋白结合型紫杉醇联合吉西他滨方案与吉西他滨单药方案相比，能明显提高转移性胰腺癌的目标缓解率（从 7％到 23％）及中位生存期（从 6.7 个月到 8.5 个月）[4]。FOLFIRINOX 的缺点是毒性较大，Ⅲ度以上不良反应的发生率较高。研究发现，通过药物剂量及组分的适当调整可显著降低该方案的毒性反应，而不显著影响其化疗效果。可选择的改良方案包括：（1）去除化疗第一天的 5-氟尿嘧啶临时泵注；（2）按固定比例降低所有化疗药物的剂量；（3）预防性添加生长因子及细胞保护剂；（4）根据 UGT1A1 的基因型调整伊立替康的剂量。

肝胆胰外科医师：

该患者虽年龄偏大（70 岁），但一般情况良好，无严重器质性疾病，PS 评分 0～1 分，故认为可以尝试应用改良的 FOLFIRINOX 方案化疗。不少人畏惧 FOLFIRINOX 的毒副作用,认为中国人无法耐受该方案化疗。本中心在国内率先在局部进展期及转移性胰腺癌治疗中大规模应用该方案。初步结果显示,改良的 FOLFIRINOX 的客观反应率达 55.2%,无进展生存期平均达 7 个月,使一部分局部进展期胰腺癌病例成功降期并实现根治性手术切除。同时,我们改良的 FOLFIRINOX 方案的毒副作用轻,患者耐受可,期间无任何患者因耐受差而退出[5]。

肝胆胰外科医师(主管医师):

经过充分评估,排除化疗禁忌后患者接受了改良 FOLFIRINOX 方案化疗,患者的耐受良好,期间未发生任何Ⅲ度及以上不良反应。化疗期间定期复查血清 CA19-9 提示,该指标显著下降至正常水平。4 次化疗后复查腹部影像学检查提示转移病灶消退。目前患者一般状态良好,术后已生存 20 个月。

六、 总 结

肝胆胰外科医师:

该病例术中证实为转移性胰腺癌,但转移灶局限于肿瘤周围,故我们仍选择了连同转移灶一并切除的 RAMPS 治疗,并且术后及时给予了足疗程的辅助化疗。在发现肿瘤转移后应用了我中心改良的 FOLFIRINOX 方案化疗,效果显著,患者获得长期生存,生活质量佳。此案例表明:(1)转移性胰腺癌并非绝对手术禁忌,对于伴局部播散转移的患者可考虑手术切除;(2)单纯外科手术或内科治疗的时代已过去,多学科联合诊治(MDT)可为患者带来个体化、最优化的综合诊疗方案,可能为攻克胰腺癌的必由之路;(3)改良的 FOLFIRINOX 方案毒副作用大大减低,适合我国患者采用,对部分一般状态良好的高龄患者同样安全、有效。

七、 最终诊断

胰腺癌(T3N0M1,ⅣB 期)。

参考文献

[1] Strasberg SM,Drebin JA,Linehan D. Radical antegrade modular pancreatosplenectomy. Surgery,2003,133(5):521—527.
[2] Nelson H,Hunt KK,Veeramachaneni N,et al. Operative Standards for Cancer Surgery.

Philadelphia：American Collge of Surgeons，Wolters Kluwer Health，2015.

[3] Vaccaro V，Sperduti I，Milella M. FOLFIRINOX versus gemcitabine for metastatic pancreatic cancer. N Engl J Med，2011,365(8):768—769.

[4] Neoptolemos JP，Stocken DD，Friess H，Bassi C，Dunn JA，et al. A randomized trial of chemoradiotherapy and chemotherapy after resection of pancreatic cancer. N Engl J Med，2004,350(12):1200—1210.

[5] 白雪莉,苏日嘎,马涛,等. 改良FOLFIRINOX方案治疗进展期胰腺癌单中心经验.中华外科杂志,2016,54(4):270—275.

29　　胰腺癌伴肺转移

要点：

（1）对远处转移的晚期胰腺癌患者，采用 m-FOLFIRINOX 或白蛋白结合型紫杉醇联合吉西他滨一线化疗，具有较好的疗效，不良反应可以耐受，安全性较好。

（2）一线化疗失败或无法入组时，晚期胰腺癌但体力保持较好的患者仍可选择二线治疗。

一、 病例简介

患者女性，73 岁，因"上腹部隐痛伴黄疸 10 天"入院。诊断为胰腺恶性肿瘤。近一周体重减轻约 2kg。体格检查示皮肤巩膜中度黄染，腹软，无明显压痛、反跳痛及肌紧张，未及明显包块，未及肝脾肋下。实验室检查：血清 CA19-9 945.7U/ml；TBil 198.3μmol/l，直接胆红素 105.2μmol/L，ALT 289U/L，AST 230U/L。患者入院后先后接受了肝胆胰脾 B 超、肺部高分辨率 CT 平扫、胰腺 MRI 增强扫描、胰腺声学造影等检查，检查结果显示胰头癌伴肺转移。

二、 鉴别诊断

超声科医师：

胰腺超声造影提示胰腺头部可见一个低回声肿块，大小约 2.8cm×1.9cm，经静脉注入造影剂 2.4ml 后，胰腺头部肿块动脉期呈不均匀性低增强，静脉期消退早于周边胰腺组织，肿块范围较二维增大。病变紧贴门静脉起始部右侧壁，管腔未见明显变形。考虑胰头癌。

放射科医师：

腹部增强 CTA 扫描(图 1)示胰头部等密度肿块,大小约 2.2cm×2.1cm,增强扫描明显欠均匀强化,实质期及延迟期呈相对稍低密度。肿块侵犯邻近十二指肠降部,其上肝内外胆管及胰管扩张,胆囊增大;肿块未侵犯邻近血管。MRCP(图 2d)示胆总管下端截断,其上肝内外胆管及胰管扩张。肝脏增强 MRI 扫描(图 2)示胰头部稍长 T1、稍长 T2 信号肿块,增强扫描明显欠均匀强化;其上肝内外胆管及胰管扩张,胆囊增大。肝门部多发稍大淋巴结。肝脏未见明显转移瘤。胸部高分辨率 CT(图 3)示两肺多发转移灶。综上所述,从影像学上看,胰头癌侵犯邻近十二指肠降部(T3N0M1),伴两肺多发转移瘤,诊断明确。

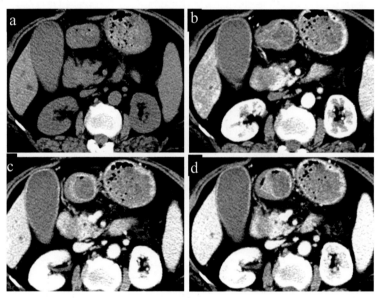

图 1　腹部增强 CTA 表现。(a)平扫;(b)动脉期;(c)门脉期;(d)实质期

肝胆胰外科结合相关病史及辅助检查,初步诊断该病例为胰头癌伴肺转移。最主要是先与壶腹周围癌,如胆总管下端癌、十二指肠乳头癌区分。壶腹周围癌较胰头癌少见,病起也多骤然,有黄疸、消瘦、皮痒等症状。壶腹癌开始为息肉样突起,癌本身质地软而有弹性,故引起的黄疸常呈波动性;腹痛不显著,常并发胆囊炎,反复寒战、发热较多见。另外,胆总管下端癌在影像学上一般不表现胰管扩张。

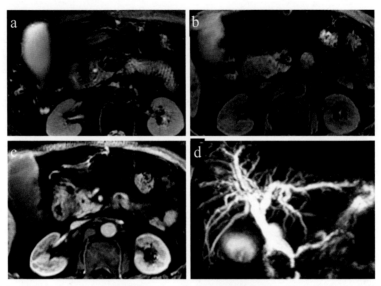

图 2 胰腺 MR 表现。(a)T2WI;(b)T1WI;(c)胰腺增强 MRI 门脉期;(d)MRCP

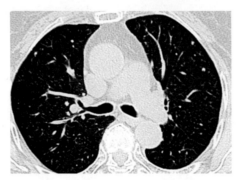

图 3 胸部 CT 示两肺多发转移瘤

三、 初步诊断

胰头癌伴肺转移;梗阻性黄疸;高血压。

四、 诊治计划

消化内科医师:

根据影像学检查结果,考虑胰腺恶性肿瘤肺部转移,但缺乏病理支持,建议先行超声内镜下穿刺术,明确肿物病理性质和确定肿瘤分期后再考虑下一步姑息治疗。同时,患者目前出现中度梗阻性黄疸,皮肤巩膜黄染较为严重,考虑行 ERCP 解除胆道梗阻。

肿瘤内科医师:

同意消化内科诊治建议,待患者穿刺病理证实胰腺癌,根据 2016 年版 NCCN 胰腺癌诊治指南,晚期胰腺癌 I 线化疗方案为 FOLFIRINOX 或吉西他滨＋白蛋白紫杉醇。

肝胆胰外科医师:

根据已有检查结果,初步诊断为胰头癌伴肺部转移。根据 AJCC 第 7 版胰腺癌分期,为Ⅳ期(T3N1M1)。参考 2016 年 NCCN 胰腺癌诊疗指南,胰头癌累及十二指肠,属可切除,但两肺转移可能大而不宜手术,建议先行穿刺明确肿物病理性质,解除胆道梗阻,改善患者一般状况。因此,建议行超声内镜下穿刺术,明确病理结果,同时行 ERCP 放置胆道支架解除梗阻,一般状况改善后考虑行后期化疗治疗。

五、 诊治经过

肝胆胰外科医师:

对该患者行 EUS-FNA,病理证实为胰腺导管腺癌,经 ERCP 植入胆道支架减黄。同时改善肝功能治疗后,于 ERCP 术后 2 个月开始行替吉奥胶囊单药(方案:替吉奥胶囊 50mg/1.5m^2)化疗 6 个周期,CA19-9 水平从最初的 1092.34U/ml 逐渐降至 129.9U/ml。但近 2 个月来,复查显示 CA19-9 呈升高趋势,最近一次为 1115.8U/ml。2005 年,替吉奥的第一份Ⅱ期临床试验报告显示,针对晚期胰腺癌该药具有良好的临床治疗效果[1],并且替吉奥联合吉西他滨化疗可以使晚期胰腺癌患者获得更佳无进展生存期[2]。患者因为经济原因选择行替吉奥单药治疗。治疗早期患者化疗应答良好,但是 6 个周期之后综合评估,患者肿瘤标志物再次升高,提示化疗无应答,需 MDT 讨论拟定新治疗方案。

放射科医师:

胆总管支架植入术后,化疗后复查胰腺增强 CT 示,肝内外胆管扩张好转。两肺转移瘤明显缩小。替吉奥 6 个周期后再次复查,腹部 CT(图 4a)提示胰头部肿瘤体积较前相仿,无明显缩小,胰头与十二指肠仍分界不清,胰管扩张,肝内外胆管扩张。腹膜后见多发小淋巴结,部分略大。胸部 CT(图 4b)提示两肺转移瘤也较前无明显变化。

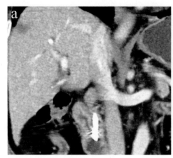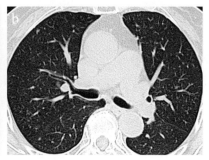

图4 替吉奥化疗后复查影像学表现。(a)胰腺增强CT冠状位;(b)胸部CT示两肺转移瘤无明显变化

肿瘤内科医师:

鉴于患者CA19-9变化趋势及影像学表现,目前考虑该患者对替吉奥化疗方案不再敏感。近年来,已有大型临床研究证实,FOLFIRINOX方案在转移性胰腺癌的治疗中有着显著效果,但此方案毒副作用较大,许多患者的耐受性较差[3],因此,推荐改良的FOLFIRINOX(m-FOLFIRINOX)。m-FOLFIRINOX方案化疗4次后进行评估,再决定下一步方案。

肝胆胰外科医师:

经我中心MDT综合讨论后,改行m-FOLFIRINOX方案化疗。现患者化疗耐受情况可。定期复查,CA19-9水平呈下降趋势,最近一次为636.0 U/ml,表明该患者对该化疗方案还是敏感的。根据我中心最新研究结果显示,新辅助改良的FOLFIRINOX方案对于进展期胰腺癌疗效显著,患者耐受性好。改良的FOLFIRINOX方案结合外科手术被认为是今后胰腺癌治疗的新方向[4]。

六、 最终诊断

胰头癌伴十二指肠侵犯、区域(肝门、腹腔干、腹主动脉旁)淋巴结转移、肺转移(T3N1M1,Ⅳ期);梗阻性黄疸;高血压。

七、 总 结

回顾该病例,绝大多数患者在明确诊断时已处于晚期,失去了手术根治的机会,只能采用以化疗为主的综合治疗措施。治疗方案从20世纪90年代的吉西他滨单药到现今改良的FOLFIRINOX等,令越来越多晚期胰腺癌治疗患者获益。MDT 的模式已被认可,集各家之所长,结合最新国内外研究进展,综合评估病情,制订相对适宜的治疗方案。该病例的治疗过程也反映了多数晚期胰腺癌患者治疗的曲折。固然根治性手术切除可能是最有效延长胰腺癌患者生存期的方法,但多数胰腺癌患者诊断时已丧失手术机会,所以要不断尝试新的方法,接受新的观念。

参考文献

[1] Ueno H，Okusaka T，Morizane C，et al. An early phase Ⅱ study of S-1 in patients with metastatic pancreatic cancer. Oncology，2005，68(2-3):171—178.

[2] Ueno H，Ioka T，Tanaka M，et al. Randomized phase Ⅲ study of gemcitabine plus S-1, S-1 alone，or gemcitabine alone in patients with locally advanced and metastatic pancreatic cancer in Japan and Taiwan：GEST study. J Clin Oncol，2013，31(13):1640—1648.

[3] Conroy T，Desseigne F，Ychou M，et al. FOLFIRINOX versus gemcitabine for metastatic pancreatic cancer. N Engl J Med,2011,364(19):1817—1825.

[4] 白雪莉,苏日嘎,马涛,等.改良 FOLFIRINOX 方案治疗进展期胰腺癌单中心经验.中华外科杂志,2016,54(4):270—275.

30 胰腺癌伴肝转移

⛄**要点：**

胰腺癌伴肝转移为转移性胰腺癌，首选治疗方案为 m-FOLFIRINOX 新辅助化疗。

一、 病例简介

患者女性，74 岁，因"上腹痛 1 个月余"入院。诊断为胰腺恶性肿瘤。近 3 个月体重下降约 5kg。父亲因"食管癌"去世。体格检查结果无殊。实验室检查：血清 CA19 9 2522.9U/ml。血常规、肝肾功能无异常。患者入院后先后接受了肝胆胰脾 B 超、腹部 CT 增强扫描、胰腺 MRI 增强扫描、超声引导下肝肿物穿刺活检，检查结果提示胰腺癌伴肝内多发转移。

二、 鉴别诊断

放射科医师：

全腹部增强 CT 扫描（图 1）提示胰腺尾部见团块状低密度影，长径约 4.1cm，增强后呈不均匀性强化；脾动静脉、脾门及胃底胃壁受侵犯，胰管未见明显扩张，腹腔干及肠系膜上动脉未见受累；肝内见多发低密度结节影，增强后呈环形强化，大者位于肝Ⅵ段。胰腺增强 MR 扫描（图 2）进一步揭示了胰尾部恶性肿瘤伴肝内多发转移，脾门及胃底胃壁受侵犯，肝门部及后腹膜淋巴结未见明显肿大。胸部高分辨率 CT 平扫未发现肺内转移。综上所述，从影像学上看，胰尾癌伴肝内多发转移瘤，脾门及胃底胃壁受侵犯，诊断明确，术前分期 T3N0M1。

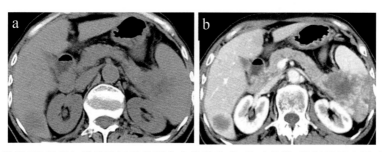

图 1 全腹部 CT 增强扫描示胰尾癌伴肝内多发转移瘤,脾动静脉、脾门及胃底胃壁受侵犯。
(a)CT 平扫;(b)增强 CT 实质期

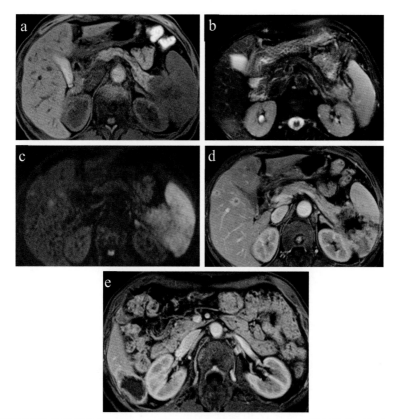

图 2 肝脏 MRI 增强影像学评估。(a)T1WI 示胰尾部肿块呈不均匀稍低信号;(b)T2WI 示胰
尾部肿块呈不均匀稍高信号;(c)DWI 示胰尾部肿块呈不均匀稍高信号;(d)延迟期示胰尾部肿
块呈明显不均匀强化,侵犯脾脏及脾动静脉,伴脾脏局部梗死;(e)延迟期示肝内多发环形强化
结节,最大者位于肝Ⅵ段

肝胆胰外科医师:

病理明确,胰尾部及肝内多发结节为腺癌,诊断明确。

三、 初步诊断

胰腺癌伴肝内多发转移。

四、 诊治计划

放疗科医师：

该患者目前病理诊断明确，放疗难度大，可考虑行化疗。

肿瘤内科医师：

同意放疗科意见，考虑胰腺癌，癌肿块多处转移，建议化疗。患者 ECOG 为 1 分，体力状况良好，建议 m-FOLFIRINOX 新辅助化疗，其可使局部进展不可切除或转移的胰腺癌患者获益。在开始治疗前应与患者充分讨论，并尽可能鼓励其加入临床试验。化疗后需要对患者密切随诊。

肝胆胰外科医师：

该患者已经病理确诊为胰腺癌。鉴于肝内多发转移灶，根据根据 AJCC 第 8 版肿瘤分期为Ⅳ期（T3N0M1），晚期胰腺癌，暂无明确手术指征。手术、放疗等局部治疗措施对患者益处不大，建议行 m-FOLFIRINOX 新辅助化疗，定期评估患者化疗前后肿瘤病情改变情况，必要时再行 MDT 讨论治疗方案。

五、 诊治经过

肝胆胰外科医师：

经科室 MDT 讨论并与患者充分沟通后，该患者接受 m-FOLFIRINOX 方案化疗 2 个疗程。化疗前后均系统评估患者从血液和非血液毒性中恢复的情况。患者化疗期间，肿瘤指标 CEA、CA19 9、CA125、CA242 均呈明显下降趋势，同时并未出现明显化疗相关毒副作用，表明其对该方案敏感。不更改现行 m-FOLFIRINOX 方案，继续密切随访患者。

放射科医师、肿瘤内科医师：

化疗后复查（图 3 和图 4）示胰尾癌伴肝内多发转移瘤均有所缩小。

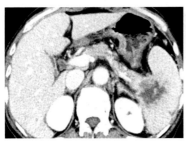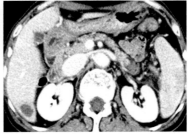

图 3　全腹部增强 CT 实质期示胰尾部肿块明显不均匀强化,侵犯脾脏及脾动静脉,较前片缩小。肝Ⅵ段转移瘤,较前片缩小

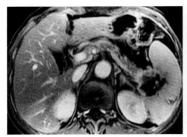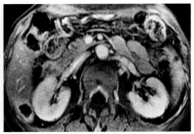

图 4　肝脏 MRI 延迟期示胰尾癌及肝Ⅵ段转移瘤,较前片缩小

六、总　结

　　传统胰腺癌患者往往直接由外科医生决定手术或联合辅助治疗的诊治方式,带有一定的局限性。运用多学科综合评估模式,可以科学及时地针对晚期胰腺癌患者拟订全面治疗方案。NCCN 专家组在 2011 年的胰腺癌临床实践指南中,也已明确提出胰腺癌的诊治需要在 MDT 下进行。2011 年,Conroy 等[1]研究表明,与吉西他滨单药相比,发生远处转移的胰腺癌患者接受 FOL-FIRINOX 化疗方案,可以延长总体生存时间(从 6.8 个月到 11.1 个月)和无病生存时间(从 3.3 个月到 6.4 个月)。我中心对 2014—2015 年共 29 例不可切除胰腺癌患者行 m-FOLFIRINOX 新辅助化疗,中位化疗周期为 5 次。部分缓解 16 例、稳定 10 例、进展 3 例,客观反应率为 55.2%。其中 9 例出现Ⅲ～Ⅳ度不良反应,支持治疗后可维持原方案继续化疗[2]。针对不可切除或转移胰腺癌,m-FOLFIRINOX 被视为比较理想的新辅助化疗方案。

七、最终诊断

　　胰腺癌伴肝内多发转移(T3N0M1)。

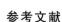
参考文献

［1］Conroy T，Desseigne F，Ychou M，Bouché O，Guimbaud R，Bécouarn Y，Adenis A，Raoul JL，Gourgou-Bourgade S，de la Fouchardière C，Bennouna J，Bachet JB，Khemissa-Akouz F，Péré-Vergé D，Delbaldo C，Assenat E，Chauffert B，Michel P，Montoto-Grillot C，Ducreux M；GroupeTumeurs Digestives of Unicancer；PRODIGE Intergroup. FOLFIRINOX versus gemcitabine for metastatic pancreatic cancer. N Engl J Med，2011，364(19)：1817—1825.

［2］白雪莉,苏日嘎,马涛,等.改良 FOLFIRINOX 方案治疗进展期胰腺癌单中心经验.中华外科杂志,2016,54(4):270—275.

31 胰腺癌术后区域门脉高压

要点：

（1）胰腺癌手术治疗可以明显延长患者生存时间，但患者术后远期潜在区域性门脉高压等并发症需二次手术切脾，手术难度大。

（2）临床上对区域门脉高压的发生和预防仍有争议。

（3）胃冠状静脉、肠系膜下静脉、结肠中静脉等都可提供侧支循环分流脾脏血运，手术中需根据胰腺癌侵犯静脉情况，选择性结扎和保留周围静脉以保证脾脏血流的侧支循环，预防区域门脉高压发生。

一、 病例简介

肝胆胰外科医师（主管医师）：

患者男性，64岁，因"皮肤瘙痒伴黄疸15天"入院。患者15天前无明显诱因下出现全身皮肤瘙痒，随后出现皮肤、巩膜黄染，伴尿黄，进食量明显减少，进食后剑突下梗阻感，伴腹胀，未予治疗。查体可见皮肤巩膜轻度黄染，余无殊。实验室检查为 CA19-9 ＞ 12000.0U/ml，CEA 6.4ng/ml，CA24-2 277.5U/ml；TBIL 283.8μmol/l，DBIL 155.9μmol/L，ALB 44.6g/L，ALT 98U/L，AKP 297U/L，GGT 195U/L。患者入院后接受了肝胆胰脾彩超、腹部 CT 血管成像、肝脏 MRI 增强扫描、胸部高分辨率 CT 扫描等检查，结果提示胰头部占位。

二、 鉴别诊断

超声科医师：

肝胆胰脾彩超提示胰腺体积增大，回声不均；胰头部可见一不规则低回声肿块,大小约为 3.9cm×3.5cm,边界不清,形态不规则;肿块内部回声不均,CDFI 示肿块内可见条索状血流信号。胆囊大小约为 6.0cm×2.9cm,胆囊壁光整,胆囊内透声差,呈云雾状;肝内胆管弥漫性扩张,总胆管上段内径约 1.3cm;总胆管内未见异常回声,彩色多普勒检查未见异常血流。肝脏大小正常,形态规则,包膜光整,实质回声欠均匀,未见明显占位性病变;肝内血管网络欠清晰,门静脉主干内径约 1.1cm,主干及分支内未见异常回声,彩色血流充填良好。综上诊断首先考虑胰腺癌,伴肝内外胆管扩张。

放射科医师:

肝脏增强 MR 提示胰头颈部可见一团块状稍长 T1、稍长 T2 信号影,大小约 4.2cm×3.2cm,形态不规则,弥散受限,增强扫描呈轻度强化,内见分隔。肿块与主胰管相通,胆总管下段截断改变,其上肝内外胆管明显扩张,胰管明显扩张。肿块侵犯肠系膜上静脉及脾静脉门静脉汇合部。胰头周围及后腹膜见多发稍大淋巴结。综上诊断为胰头颈部恶性肿瘤,考虑胰腺癌可能大,不排除胰腺导管内乳头状黏液性肿瘤(IPMN),侵犯肠系膜上静脉及脾静脉门静脉汇合部,伴肝内外胆管及胰管明显扩张,局部潴留囊肿形成考虑。胰头周围及后腹膜多发稍大淋巴结。

肝胆胰外科医师:

患者胰头癌诊断并不困难。肿块侵犯肠系膜上静脉及脾静脉门静脉汇合部。手术需行肠系膜上静脉和门静脉重建。脾静脉离断,脾脏血流需侧支循环回流门静脉系统。影像学结果提示患者胃冠状静脉、中结肠静脉未见肿瘤侵犯,PD 手术中需避免损伤中结肠静脉,保证脾脏血流侧支循环,预防术后远期区域门脉高压发生。

三、 初步诊断

胰头癌;高血压;前列腺增生。

四、 治疗计划

放射科医师:

进行胰腺癌 CT 评估(图 1)。(1)肿瘤形态评估。①位置:胰头颈部,包绕 SMV;②最大径 42mm;③胆总管梗阻:有。(2)动脉受累评估。①SMA:无;②CA:无,主动脉及胃十二指肠动脉也未见累及;③CHA:无;④动脉变异(如副动脉或动脉起源异常等）：无。（3）静脉受累评估。①PV：有，管腔狭窄约90％；②SMV：有，包绕＞180°，管腔明显狭窄，累及长度约20mm，中结肠支未见肿瘤侵犯；③IVC：无；④静脉内栓子：未见明显PV/SMV/脾静脉内瘤栓或血栓形成。（4）区域淋巴结转移：胰头前方1枚肿大淋巴结，短径8.2mm。（5）邻近脏器（胃、十二指肠、脾脏、肾脏、输尿管等）侵犯：无。（6）远处转移（肝脏、腹腔、骨骼、非区域淋巴结等）：无。（7）腹水：无。参考2015年NCCN胰腺癌诊疗指南，目前考虑胰头颈部癌，可切除。

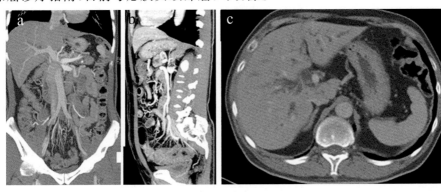

图1　胰腺癌术前CT评估

肝胆胰外科医师：

胰腺癌侵犯肠系膜上静脉及脾静脉门静脉汇合部。手术需行肠系膜上静脉和门静脉重建。离断脾静脉，保留胃冠状静脉、中结肠静脉脾脏血流侧支循环，预防术后远期区域门脉高压发生。术中清扫淋巴结，术后复查随访，经MDT拟定进一步放化疗联合治疗。具体放化疗方案需放疗科和肿瘤内科讨论拟定。

五、 治疗经过

肝胆胰外科医师：

排除手术禁忌证后，患者接受了"胰腺癌扩大根治术（胰十二指肠切除＋门静脉/肠系膜上静脉切除重建＋腹腔淋巴清扫）"。术中见胰腺水肿明显，质地硬，与周围组织有粘连；胰头部扪及肿块，约4cm×4cm大小，质硬，侵犯门静脉/肠系膜上静脉，侵犯长度约3cm。切除门静脉/肠系膜上静脉受侵犯处约3cm，保留胃冠状动脉，结扎离断脾静脉、肠系膜下静脉，做肠系膜上静脉门静脉端端吻合重建。主胰管扩张，直径约8mm。后腹膜可及多发肿大淋巴结。术中冰冻提示：(胰头肿块)中—低分化腺癌，另见一颗淋巴结慢性炎，(带线处肠系膜上静脉壁)肿瘤侵犯至血管壁中膜层。(胰腺切缘)阴性。(后腹膜切缘)阴性。术后恢复顺利。术后常规病理为胰腺中—低分化腺癌，大小为 2.5cm×2.0cm，侵犯至胰腺周围脂肪组织，累及十二指肠固有肌层，侵犯肠系膜上静脉血管壁中膜层，伴神经侵犯，及脉管侵犯阳性。胃切缘、十二指肠切缘、胆管切缘阴性。胃周淋巴结 0/1 阳性；胰周淋巴结 0/1 阳性。(后膜切缘)阴性，另见淋巴结 0/1 阳性。(十二组淋巴结)纤维脂肪组织，未见淋巴结。(十六组淋巴结)0/2 阳性。(十八组淋巴结)纤维脂肪组织，未见淋巴结。根据 AJCC 第 7 版胰腺癌 TNM 分期为 T3N0M0，ⅡA 期。

放疗科医师：

术后经 MDT 多学科讨论回顾此病例，术后常规病理为胰腺中—低分化腺癌，大小为 2.5cm×2.0cm，侵犯至胰腺周围脂肪组织，累及十二指肠固有肌层，侵犯肠系膜上静脉血管壁中膜层，伴神经侵犯，及脉管侵犯阳性，胃切缘、十二指肠切缘、胆管切缘阴性。纳入科室现有胰腺癌术后放化疗 RCT 研究，建议行 SBRT 一次。严格随访，评估患者术后放疗肿瘤复发和转移预后情况。

肿瘤内科医师：

予吉西他滨化疗 9 次。化疗期间患者 CA19-9 呈逐渐下降趋势，最低为 327.4U/ml，但最近一次复查 CA19-9 为 1071.1U/ml。行 MRI 复查评估为胰肠、胆肠吻合口段肠壁水肿，胰腺吻合口部不规则软组织结节影，坏死明显，考虑复发可能。因此，更改为 m-FOLFIRINNOX 方案化疗 5 次。现患者情况良好，最近一次复查 CA19-9 为 166U/ml，复查 MRI 评估为胰腺吻合口部不规则软组织结节影未见确切显示。复查 CT(图 2)提示结肠中静脉和右结肠缘静脉曲张。术后未出现消化道出血症状。

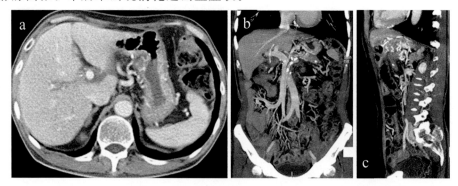

图 2　Wipple 术后 8 个月复查 CT 提示结肠中静脉和右结肠缘静脉曲张

六、总　结

肝胆胰外科医师：

2015 年全美胰腺癌的死亡率居恶性肿瘤第四位。胰腺癌术后复发率一直以来居高不下，5 年存活率不高于 20%。随着外科技术进步，胰腺癌手术治疗可明显延长生存时间，但患者术后远期潜在区域性门脉高压致消化道出血等并发症，需二次手术切脾，手术难度大，常令外科医生困扰。要预防胰腺癌术后区域门脉高压的发生，我们就要知道静脉系统术前术后的不同。因手术方式不同，对胰腺手术相关区域门脉高压的发生和预防仍存在很大争议。保留脾动静脉的 Kimura 手术易引发脾脏血管梗阻，诱发左侧门脉高压，导致上消化道出血。不保留脾脏血管的 Warshaw 手术治疗，虽可使胰腺肿瘤患者短期受益，但仍存在术后远期脾静脉梗阻风险及区域性门脉高压发生导致消化道出血的风险。专家指出，手术阻断脾静脉的前提是保证脾静脉与肠系膜下静脉交通，可防止区域性门脉高压的发生。当胰腺癌侵犯周围静脉，如脾静脉、肠系膜上静脉、门静脉等，需行静脉切除重建。如何切除重建，并保留哪些周围静脉可以避免区域性门脉高压发生等临床问题，已被越来越多外科医师重视。Strasberg 等[1]总结 15 例治疗胰腺癌的手术，术中均离断脾静脉，保留脾静脉肠系膜下静脉交通，术后脾静脉血流主要经两路侧支循环回流静脉系统。①下路侧支循环：由残余脾静脉经网膜和结肠中间侧支静脉入肠系膜上静脉；②上路侧支循环：由残余脾静脉经胃、胃周、胃冠状静脉入门静脉。形成上路或下路侧支循环的胰腺癌术后患者随访期间未发生胃十二指肠出血，脾脏体积无明显增大。若不重建脾静脉肠系膜下静脉交通，肠系膜下静脉可有效降低脾静脉压力，从而控制区域性门脉高压形成。术中是否保留脾静脉依赖于肠系膜下静脉是否与脾静脉形成通路。当肠系膜下静脉与脾静脉不构成通路时，Ono 在 2015 年提出保留结肠中静脉和结肠右缘静脉或胃冠状静脉仍可预防区域门脉高压的发生[2]。当然还可行远端脾肾分流术或重建胃冠状静脉交通降低脾静脉压力，但重建脾静脉回流手术难度大、时间长。Strasberg 在 2011 年率先提出近脾动脉 Wipple 手术（WATSA），若肿瘤侵犯靠近脾静脉近端，行 WATSA 保证脾静脉长度约＞2cm，保证侧支循环通路，使脾静脉血回流入肠系膜上静脉，从而减少左侧门脉高压发生率[3]。2014 年，Yonghua 在 Strasberg 的 WATSA 基础上提出近肠系膜下静脉 Wipple 手术（WATIMV），发现 WATIMV 较传统 Wipple 术式 R0 成功率更高，因为其保留了脾静脉—肠系膜下静脉交通,更能有效预防区域性门脉高压形成和胃静脉曲张出血[4]。

七、 最终诊断

胰腺癌(T3N0M0,ⅡA 期);高血压;前列腺增生。

参考文献

[1] Rosado ID，Bhalla S，Sanchez LA，Fields RC，Hawkins WG，Strasberg SM. Pattern of venous collateral development after splenic vein occlusion in an extended Whipple procedure (Whipple at the splenic artery) and long-term results. J Gastrointest Surg，2017，21：516—526.

[2] Ono Y，Matsueda K，Koga R，Takahashi Y，Arita J，Takahashi M，Inoue Y，Unno T，Saiura A，Sinistral portal hypertension after pancreaticoduodenectomy with splenic vein ligation. Br J Surg，2015，102：219—228.

[3] Strasberg SM，Bhalla S，Sanchez LA，Linehan DC. Pattern of venous collateral development after splenic vein occlusion in an extended whipple procedure：Comparison with collateral vein pattern in cases of sinistral portal hypertension. J Gastrointest Surg，2011，15：2070—2079.

[4] Chen Y，Tan C，Mai G，Ke N，Liu X. Resection of pancreatic tumors Involving the anterior surface of the superior mesenteric/portal veins axis：An alternative procedure to pancreaticoduodenectomy with vein resection. J Am Coll Surg，2013，217：e21—e28.

32　胰腺肝样腺癌肝转移新辅助化疗后手术切除

要点：

(1)结合免疫组化的病理学检查是诊断胰腺肝样腺癌的金标准；

(2)FLOFIRINOX 对胰腺肝样腺癌具有良好的疗效；

(3)胰腺癌伴孤立性肝转移可通过术前转化治疗成功实现切除。

一、 病例简介

肝胆胰外科医师(主管医师)：

患者男性,75 岁,因"体检发现胰腺肿物半个月余"入院。无明显临床症状,近半年体重减轻约 5kg。体格检查无明显异常体征。实验室检查:血清 CEA 7.5ng/ml(正常值:0～5ng/ml),AFP 1897.7ng/ml(正常值:0～20ng/ml),CA19-9 32.8U/ml(正常值:0～37U/ml),乙肝表面抗原、核心抗体及 e 抗体均阴性。患者入院后先后接受了肝胆胰脾彩超及声学造影、胸部高分辨 CT 平扫、上腹部 CT/MRI 增强扫描、超声内镜(EUS)等检查。检查结果提示胰腺恶性肿瘤伴肝脏转移。

二、 鉴别诊断

超声科医师：

肝 V 段实质内见一个低回声肿块,大小约为 7.0cm×4.4cm;声学造影提示肿块呈"快进快出"的增强模式。胰腺尾部可见一低回声团块,大小约为 7.8cm×4.6cm,侵犯脾脏及脾动、静脉;声学造影提示肿块呈不均匀性高增强,"快进快出"。以上表现提示胰尾部癌伴肝脏转移。为了明确诊断,我们进行了超声引导下胰尾部肿块及肝肿块穿刺活检。

放射科医师：

上腹部增强 CT 扫描（图 1）示胰腺尾部见不规则形软组织密度肿块影，增强后呈轻度不均匀强化，侵犯脾脏、胃后壁及脾动静脉。肝 V～Ⅷ 段见类圆形低密度肿块，增强边缘强化。肝Ⅱ段内见 2 个平衡期低密度小结节。后腹膜见多发肿大淋巴结。肝脏增强 MRI（图 2）示胰腺尾部见不规则形长 T1、长 T2 信号肿块影，增强后轻中度不均匀强化，侵犯脾脏、胃后壁及脾动静脉。肝 V～Ⅷ 段见长 T1、长 T2 信号肿块影，大小约为 5.4cm×5.7cm，边界较清，增强后轻中度不均匀强化。肝Ⅱ段见 2 个环形强化结节。后腹膜见多发肿大淋巴结，增强明显不均匀强化。胸部高分辨率 CT 示两肺未见转移灶。

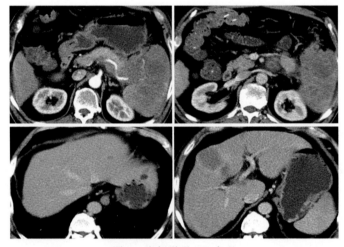

图 1　腹部增强 CT 表现

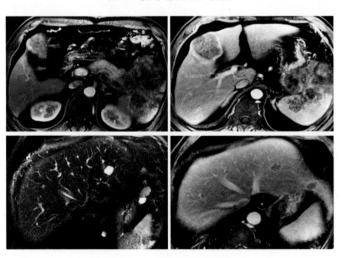

图 2　肝脏增强 MRI 表现

综上所述，从影像学上看，胰尾癌侵犯邻近脾脏、胃后壁及脾动静脉（T3N1M1），伴肝脏3枚转移瘤，后腹膜多发淋巴结转移，诊断明确；结合AFP明显升高，考虑胰腺原发性肝样腺癌伴肝转移可能大。

病理科医师：

（肝脏肿块）低分化癌，部分细胞呈多边形，胞浆丰富，部分嗜酸或透明。免疫组化提示具有肝样分化。免疫组化结果：CK（AE1/AE3）弥漫（＋）、Vimentin（－），CAM5.2弥漫（＋），Syn散在（＋），CgA散在（＋），CD56散在（＋），Ki-67约50%～60%（＋），CK7少量（＋），CK19大部分（＋），TTF-1（－），CDX2部分（＋），GPC3部分（＋），HepPar-1散在（＋），AFP部分（＋），CD31血管内皮（＋）（图3）。（胰尾肿块）低分化癌，部分细胞呈多边形，胞浆较丰富。免疫组化结果：CK7小灶（＋），CK20（－），CK19灶（＋），CAM5.2（＋），AFP灶（＋），GPC3（＋），HepPar-1（－）（图4）。

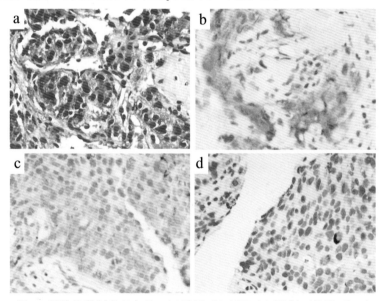

图3　肝肿块穿刺病理表现。(a)H-E；(b)AFP；(c)GPC3；(d)HepPar-1

三、 初步诊断

胰尾部肝样腺癌，伴肝脏转移。

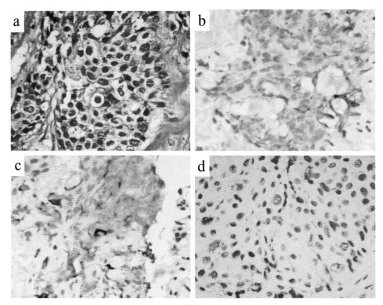

图 4　胰腺肿块穿刺病理表现。(a)H-E;(b)AFP;(c)GPC3;(d)HepPar-1

四、 治疗计划

肝胆胰外科医师：

该病例是一个罕见的胰腺肝样腺癌伴肝转移病例。肝样腺癌好发于胃,也发生于肺、胰腺、卵巢及子宫等处。胰腺肝样腺癌在组织病理上具有显著的肝样分化特征,大多数患者在血清和肿瘤组织中可检测出甲胎蛋白增高。由于胰腺肝样腺癌极为罕见,文献报道的治疗方法各异,疗效也参差不齐,对其诊断和治疗目前尚无权威的指南推荐。该患者同时伴有肝脏转移瘤。通常来讲,转移性胰腺癌的预后极差,患者的中位生存期不足半年,治疗手段上更倾向于全身化疗、靶向治疗等系统性疗法。就外科手术治疗而言,胰腺癌伴孤立性肝转移实施肝、胰腺肿瘤同步切除术的价值仍有待考究[1,2]。建议先采用系统性化疗,观察肿瘤对药物的反应,化疗一段时间后再评估手术切除原发及肝转移灶的可能性。

肿瘤内科医师：

胰腺肝样腺癌文献报道极少,总体来讲预后相对更差。化疗的效果也有待进一步验证,目前并无针对性的化疗方案推荐,可参考胰腺导管腺癌的一线化疗方案。针对转移性胰腺癌,近年来最热门的方案是 FOLFIRINOX 和白蛋白结合型紫杉醇联合吉西他滨,两者为近年来胰腺癌化疗领域的重大突破,极大改变了长久以来胰腺癌对系统化疗不敏感的传统观点。若患者一般情况允许,建议行改良的 FOLFIRINOX 方案化疗 4～8 个周期,再评估化疗效果。

五、 治疗经过

肝胆胰外科医师(主管医师):

该患者共接受了 8 个疗程的改良 FOLFIRINOX 化疗。患者在化疗期间无明显不良反应及Ⅲ度以上毒副作用,血清 AFP 水平下降至正常范围。复查全腹部增强 CT 结果(图 5)提示胰尾部肿块明显缩小,后腹膜淋巴结明显缩小,肝Ⅱ段转移瘤消失,肝Ⅴ段转移瘤明显缩小。

肝胆胰外科医师:

经过 8 疗程的化疗后肿瘤评估为 PR,肝转移灶明显缩小,增强扫描强化不明,AFP 正常,患者的一般情况良好,可以耐受手术。患者手术切除的时机已成熟,建议行胰体尾、脾脏切除联合肝转移瘤切除术。目前学术界对于局部进展期或转移性胰腺癌经转化治疗后手术探查的时机莫衷一是,相应的多中心临床研究已势在必行。加州大学洛杉矶分校(UCLA)的研究认为,再次评估肿瘤无进展、患者功能状态佳、CA19-9 等肿瘤标记物明显降低,为转化手术的指征[3]。该患者显然已符合这些条件,手术切除应为最佳选择。

肝胆胰外科医师(主管医师):

患者在排除手术禁忌后接受了胰体尾切除、脾切除、肝Ⅴ段转移灶切除及胆囊切除术。术后病理(图 6):(肝Ⅴ段转移灶)少量肝组织伴大量纤维组织增生、泡沫样细胞堆积、异物巨细胞反应,符合化疗后改变,并见陈旧性钙化血吸虫卵沉积。(胰体尾＋脾脏)胰腺组织伴大量纤维组织增生,纤维组织内见少量残存腺癌组织(<10%),部分细胞呈多边形,胞浆丰富,部分嗜酸或透明。并见较多胆固醇样结晶伴多核巨细胞反应,符合化疗后改变。淋巴结均为阴性。胰腺切缘阴性。免疫组化结果:AFP(-),GPC3(-),HepPar-1 个别细胞(+),CK19(+),CD34 血管(+),CK7 弱(+),Muc-1(+),CD31 血管(+),Syn(-),CgA(-),CD56(-),NSE(-),CDX2 散在(+),CAM5.2(+),Ki-67 50%(+),GS(-)。术后患者恢复良好,围手术期未发生明显并发症,术后第 6 日出院。术后继续予改良 FOLFIRINOX 辅助化疗,目前术后近 5 个月,一般情况良好,血清 AFP 正常,无肿瘤复发征象。

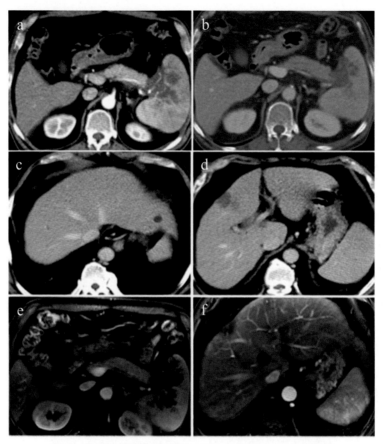

图5　化疗后的影像学表现。(a)—(d)CT；(e)—(f)MRI

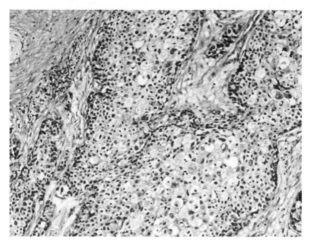

图6　术后病理表现

病理科医师：

胰腺肝样腺癌的病理学表现为肝细胞肝癌的特征，但对于像本例中分化程度较低的肿瘤，免疫组化染色具有更加重要的意义。另外，一个有意思的现象是该肿瘤化疗前后的免疫表型出现了变化。化疗前 GPC3、AFP 均高表达而 HepPar-1 个别表达，化疗后 GPC3、AFP 消失而 HepPar-1 弱表达。Hep-Par-1 一般在分化好的肝癌中表达，而 GPC3 在分化程度差的肝癌中表达。可能的解释为术前的化疗杀死了大部分低分化癌细胞，而残余癌巢为分化较好的癌细胞，对化疗相对不敏感。

六、 总　结

肝胆胰外科医师：

胰腺肝样腺癌伴发肝转移瘤的病例极为罕见，通常预后极差。该病例经过 MDT 讨论，采用了术前转化化疗、手术切除及手术辅助化疗的综合治疗，效果极佳，患者目前已无进展生存 1 年余。总结该病例的诊治过程，有两点经验：(1)胰腺肝样腺癌可能对 FOLFIRINOX 敏感；(2)胰腺癌伴肝转移经转化治疗后行手术切除可能带来生存获益。

七、 最终诊断

胰腺肝样腺癌，伴肝转移(pT3N0M1)。

参考文献

[1] Nentwich MF，Bockhorn M，Konig A，Izbicki JR，Cataldegirmen G. Surgery for advanced and metastatic pancreatic cancer-current state and trends. Anticancer Res，2012，32：1999—2002.

[2] Shrikhande SV，Kleeff J，Reiser C，et al. Pancreatic resection for M1 pancreatic ductal adenocarcinoma. Ann Surg Oncol，2006，14(1)：118—127.

[3] Donahue TR，Isacoff WH，Hines OJ，et al. Downstaging chemotherapy and alteration in the classic computed tomography/magnetic resonance imaging signs of vascular involvement in patients with pancreaticobiliary malignant tumors：Influence on patient selection for surgery. Arch Surg，2011，146(7)：836—843.

33　胰腺导管内乳头状黏液性肿瘤伴癌变二次手术

🕮**要点：**

浸润型胰腺导管内乳头状黏液性肿瘤的整体预后较传统胰腺导管腺癌要好。即便根治术后出现复发，通过精准的术前评估和积极的再手术治疗，仍有望获得较为理想的生存预期。

一、 病例简介

患者男性，68岁，因"胰腺癌术后近4年，复发9个月"入院。4年前因"反复上腹疼痛1年余"至外院就诊，CT示胰体尾囊实性占位，行"胰体尾切除＋脾切除术"。术后病理证实：（胰体尾）导管内乳头状黏液性肿瘤伴癌变，癌变为非囊性黏液腺癌，胰周淋巴结（0/3）。术后行"吉西他滨"化疗3个月。后每3～6个月定期随访。9个月前复查，CA19-9上升至71.8U/L，腹部CT示"胰头颈部密度欠均匀，可见3.2cm×3.4cm囊性灶，伴分隔样不均匀强化"，考虑复发可能大。外院行胰腺组织穿刺活检，病理提示炎性病变。分别于7个月、6个月前行静脉麻醉下高强度聚焦超声（high intensity focused ultrasound，HIFU）治疗2次。既往糖尿病、高血压病史数年。

查体：精神偏软，余无殊。

实验室检查：CA19-9 347.5U/ml，CEA 18.0U/L，CA24-2 49.2U/L，空腹血糖17.85mmol/L，尿葡萄糖4^+。血象及肝功能正常。

辅助检查：外院PET-CT示胰头部见一延迟相糖代谢轻度增高的囊性占位，大小约3.8cm×3.4cm，考虑肿瘤复发可能大。

二、鉴别诊断

超声科医师：

超声提示胰头部一囊性病灶，大小约 3.8cm×3.6cm，内部回声不均，可见多发分隔，与主胰管相通。肿块以远胰管扩张明显，注入造影剂，可见分隔及囊壁强化。结合既往病史，考虑胰腺导管内乳头状黏液性肿瘤复发癌变可能大。

放射科医师：

本例患者为老年男性，腹部 CT 血管成像（图 1）提示胰头部囊样肿块，内见多发分隔强化及囊壁强化，与胰体部胰管相通；胰体部胰管显著扩张，肿块邻近血管受压侵犯，首先考虑胰腺导管内乳头状黏液性肿瘤。但需与以下胰头部囊性病变区分：（1）假性囊肿：一般有胰腺炎病史，囊肿内可见分隔，邻近胰管受压，但一般不与胰管相通；远端胰管可轻度扩张，但不会显著扩张。（2）浆液性囊腺瘤：好发于 60 岁左右人群，女性多见，可分微囊型、寡囊型及混合型，微囊型常见，内可见细小分隔，最大囊直径＜2cm；典型表现可见中心钙化瘢痕，不与胰管相通，胰管一般也不扩张。（3）黏液性囊腺瘤：好发于 45 岁左右女性，以胰腺体尾部多见，囊内可见粗大分隔，囊的直径多＞2cm；不与胰管相通，胰管一般也不扩张。

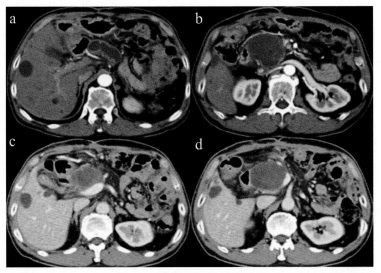

图 1　腹部 CT 血管成像。动脉期（a 和 b）：胰头部囊样肿块，内见多发分隔强化及囊壁强化，与胰体部胰管相通，胰体部胰管显著扩张；肝总动脉、肠系膜上动脉分支（胰十二指肠下动脉）受压推移。门脉期（c 和 d）：肿块侵犯门静脉、肠系膜上静脉起始部；肝门部、腹膜后可见多个稍大淋巴结

肝胆胰外科医师：

患者胰体尾导管内乳头状黏液性肿瘤伴癌变术后 4 年,再发胰头部囊性占位 9 个月,伴 CEA、CA19-9 及 CA24-2 水平进行性增高。结合既往手术病理及影像学表现,诊断浸润型胰腺导管内乳头状黏液瘤复发基本明确。囊肿与主胰管相通,为主胰管型。从 CT 血管成像上来看,门静脉及肝总动脉受压移位,存在侵犯可能性极大,这或许正是外院缺乏血管切除重建技术,未施行手术切除而予 HIFU 局部处理原因之所在。所幸肠系膜上动脉、腹腔干等重大血管未见明显包绕、侵犯,评估尚可切除。

三、 初步诊断

浸润型胰腺导管内乳头状黏液性肿瘤术后复发;2 型糖尿病;高血压病。

四、 诊疗计划

肝胆胰外科医师：

近年来,已有不少文献报道,支持胰腺癌术后局部复发再切除,手术组比未手术组可获得明显延长的中位生存期。且本中心常年开展心脏死亡器官捐献(donation after cardiac death,DCD)、肝移植、肝胆胰恶性肿瘤扩大根治等高难度手术,积累了颇为丰富的重大、疑难手术经验,掌握了娴熟的血管切除、吻合技巧,能够为实现此类复发肿瘤的 R0 切除打下坚实基础、大大增加成功概率。患者目前诊断考虑浸润型胰腺导管内乳头状黏液性肿瘤术后复发,肿瘤位于胰头部,伴门静脉及肝总动脉侵犯可能,经影像学评估,为可切除胰腺肿瘤,具备再次手术指征。术中需重点探查血管与肿瘤关系,拟行全胰切除及血管切除重建。

五、 诊疗经过

肝胆胰外科医师：

排除禁忌后,行全胰十二指肠切除＋门静脉切除重建术(图 2)。术中见腹腔广泛粘连,探查未及明显转移病灶。胰头部扪及囊性肿块,大小约 4.0cm×3.5cm,侵犯肠系膜上静脉—门静脉汇合处长度约 3cm,无法分离,腹腔可及多发肿大淋巴结。遂行上述术式。大体标本如图 3 所示。术中冰冻切片提示黏液性癌。

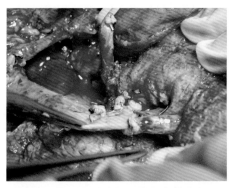

图 2　门静脉切除重建术。镊子所持线结处即为门静脉—肠系膜上静脉吻合口

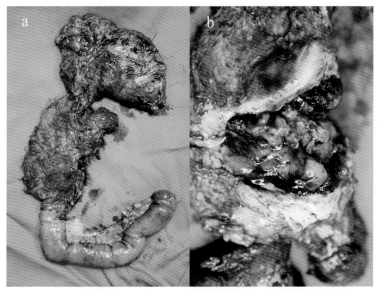

图 3　全胰十二指肠切除术后标本。(a)大体标本观;(b)剖检胰头肿瘤,可见大量黏液混合实性坏死物

病理科医师:

术后常规病理(图4)提示:(胰、十二指肠)黏液性腺癌,符合浸润型胰腺 IPMN 表现,大小 4.5cm×4.0cm;胆总管切缘、后腹膜切缘、十二指肠切缘及胃切缘均阴性。大弯侧淋巴结 0/4 阳性,小弯侧淋巴结 0/1 阳性,小肠周围淋巴结 0/5 阳性。(第 8、9、12 组淋巴结)0/9 阳性。(肠系膜上静脉与门静脉)纤维脉管壁内见腺癌组织。

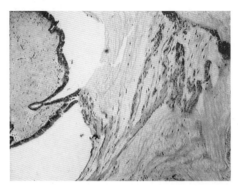

图4　术后常规病理切片显示为黏液性腺癌

肿瘤内科医师：

根据2010年AJCC第7版分期，该胰腺肿瘤为T3N0M0，ⅡA期。遵从2012年NCCN指南，IPMN癌变术后辅助化疗可参照传统胰腺癌，且该患者第一次术后应用吉西他滨单药化疗有效，可继续沿用。

肝胆胰外科医师：

术后半个月出院，复查肿瘤标志物逐渐降至正常。术后6周开始辅助化疗（吉西他滨 $1000mg/m^2$，d1、d8、d15静脉滴注），共施行4个疗程。长期予胰岛素替代治疗。随访至今，无瘤存活近4年。

六、总结

肝胆胰外科医师：

胰腺导管内乳头状黏液性肿瘤（IPMN）是近几年才逐渐被临床医师所熟识的一类胰腺囊性肿瘤，具有癌变的潜在可能，最早由日本学者Ohashi等于1982年报道。IPMN以胰腺导管上皮乳头状增生伴随不同程度的黏液分泌和胰管扩张为主要特征，好发于老年男性，男女发病比约为2∶1，多位于胰头部。

IPMN根据导管上皮来源及表达黏蛋白不同，可分为胃型、肠上皮型、胰胆管型及嗜酸细胞型。组织学上，IPMN包含浸润型和非浸润型两种，其中浸润型根据癌变部分成分不同，又可分为管样腺癌、黏液癌及嗜酸细胞癌[1]。

IPMN根据肿瘤累及部位可分为3种类型：主胰管型（main-duct type，MD-IPMN）、分支胰管型（branch-duct type，BD-IPMN）和混合型（mixed type，MT-IPMN）。MD-IPMN的癌变发生率较高，文献报道约为57％～92％，而BD-IPMN癌变率稍低，约6％～46％。故而基于恶变的高风险考虑，目前国际指南、共识均提倡对所有的 MD-IPMN 及 MT-IPMN 应行手术切除，而对于 BD-IPMN 的手术指征尚存在诸多争议。2012 年，日本福冈指南认为，若患者具有以下高危恶性征象(high-risk malignant stigmata)：梗阻性黄疸，囊肿内有增强实性成分和主胰管直径≥10mm 等，则建议手术治疗[2]。若有如下令人担忧的特征(worrisome features)：胰腺炎，肿瘤≥3cm，囊壁增厚，无增强的壁结节，胰管管径突变伴远端胰腺萎缩，主胰管直径为 5～9mm 等，则建议继续观察，而非立即手术。但近年来，越来越多的研究对此提出挑战。有报道称直径<3cm 的 BD-IPMN 恶变率亦有 9%～20%不等。2017 年，Wilson 等[3]最近的一项回顾性、多中心、观察性研究表明，即使没有高危恶性征象，重度异型增生(high-grade dysplasia，HGD)和浸润癌(invasive cancer，IC)仍然存在于 57.4%具有 2 种或更多 worrisome features 的术后患者中，提示此类特征患者仍可考虑手术切除。

整体而言，浸润型 IPMN 的预后较传统胰腺导管腺癌(pancreatic duct adenocarcinoma，PDAC)要好，5 年生存率可达到 40%～60%，然而对于 AJCC 分期为Ⅱ/Ⅲ期的患者，两者预后相近，术后仍需长期严密随访[4-6]。本例二次术后 AJCC 分期，不论是根据第 7 版还是第 8 版，均为 T3N0M0，ⅡA 期。在其治疗过程中，虽然浸润型 IPMN 在根治术后出现复发，但在多学科团队的助力下，通过精准的术前评估和积极的再手术治疗，患者仍有望获得较为理想的生存预期，无须过于悲观。

七、 最终诊断

浸润型胰腺导管内乳头状黏液性肿瘤术后复发伴门静脉侵犯(主胰管型，T3N0M0，ⅡA 期)；2 型糖尿病；高血压病。

参考文献

[1] Castellanomegías VM, Andrés CI, Lópezalonso G, et al. Pathological features and diagnosis of intraductal papillary mucinous neoplasm of the pancreas. World J Gastrointest Oncol, 2014, 6(9):311—324.

[2] Tanaka M, Fernándezdel CC, Adsay V, et al. International consensus guidelines 2012 for the management of IPMN and MCN of the pancreas. Pancreatology, 2012, 12(3): 183—197.

[3] Wilson GC, Maithel SK, Bentrem D, et al. Are the current guidelines for the surgical management of intraductal papillary mucinous neoplasms of the pancreas adequate? A multi-

institutional study. J Am Coll Surg，2017，224(4)：461—469.

[4] Marchegiani G，Mino-Kenudson M，Sahora K，et al. IPMN involving the main pancreatic duct：Biology，epidemiology，and long-term outcomes following resection. Ann Surg，2015，261(5)：976—983.

[5] Nguyen AH，Toste PA，Farrell JJ，et al. Current recommendations for surveillance and surgery of intraductal papillary mucinous neoplasms may overlook some patients with cancer. J Gastrointest Surg，2015，19(2)：258—265.

[6] Hsiao CY，Yang CY，Wu JM，et al. Utility of the 2006 Sendai and 2012 Fukuoka guidelines for the management of intraductal papillary mucinous neoplasm of the pancreas：A single-center experience with 138 surgically treated patients. Medicine，2016，95 (38)：e4922.

34　　混合型导管内乳头状黏液瘤

要点：

(1)胰腺囊性病变种类多,鉴别存在一定困难,需多学科深入讨论并鉴别;

(2)主胰管型及混合型 IPMN 首选手术切除;

(3)IPMN 术后复发、癌变及合并其他恶性肿瘤的比例较高,需长期规范随访。

一、　病例简介

肝胆胰外科医师(主管医师)：

患者男性,66 岁,因"发现胰腺肿块 5 年余"入院。患者 5 年前体检发现胰头部囊性占位,肿物大小仅 0.8cm,当时未予治疗,建议定期随访。5 年来胰腺肿物逐渐增大,半年前 B 超检查提示该囊性占位增至 6.3cm×4.5cm 大小,并伴有肝内外胆管扩张。当地医院考虑患者胰头部占位伴肝内胆管扩张,有手术指征,但患者无明显不适表现,同时考虑手术风险较大,遂暂保守治疗。患糖尿病 10 余年。查体未见明显黄疸,胆红素水平正常,但 AST、ALT 轻度升高,GGT 1138U/L;肿瘤标志物中 CA24-2 为 22.2U/ml,余正常。患者入院后接受了肝胆胰 B 超、腹部 CT 增强扫描、MRCP、胰腺 MRI 增强扫描等检查,结果均提示胰头部囊性占位伴肝内胆管扩张。

二、　鉴别诊断

超声科医师：

肝胆胰超声(图 1)提示胆囊体积增大,胆囊壁光整,胆囊内透声差,胆囊内可见云雾状强回声,范围约 2.1cm×1.0cm;肝内外胆管可见扩张,肝内胆管较宽处内径约 0.5cm,肝外胆管较宽处内径约 1.9cm。胰头区见一个囊性包块,大小约 5.3cm×5.9cm;胰管可见扩张,较宽处内径约 0.6cm。

超声检查发现胰头区囊性病变,可依据是否与胰管相通来进一步判断IPMN。另外,可依据超声造影囊壁无增强特点排除假性囊肿,通常主胰管型IPMN易通过上述诊查获取。进一步诊断时,可依据超声引导下囊液抽吸化验及细胞学病理进行明确。

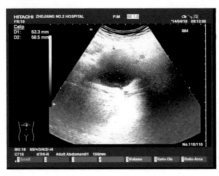

图 1 B 超表现

放射科医师:

患者胆总管囊肿诊断较为明确。但胰头囊性占位在影像学上难以明确性质,IPMN 与 MCN 诊断不明确,IPMN 与 MCN 均有可能(图 2)。影像学上,MCN 多呈分叶状的囊性病灶,并可见囊壁结节、纤维性分隔;囊壁通常比较光整,增强后囊壁、分隔及壁结节和乳头状突起多有显著强化。IPMN 根据类型不同有不同影像学表现:(1)主胰管型,即主胰管局限、节段或弥漫扩张,直径大于 3mm,不伴有多方或单发囊性病灶;(2)分支胰管型,具单发或多发囊性病灶,于主胰管无联合,且主胰管扩张大于 3mm;(3)混合型,即分支导管和主导管型的特点都具备。本例胰头占位,如为 IPMN,MR 示似有与主胰管相通,且主胰管有扩张,因此混合型可能性大(图 3)。

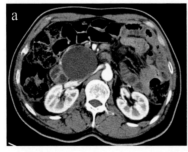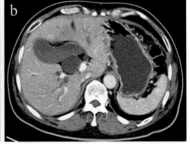

图 2 术前上腹部增强 CT 示:胰头部见巨大囊性病灶,边缘清楚,内似见小分隔影,直径约5.3cm,远侧胰管扩张,似有囊肿相通;胆总管下段呈明显受压改变,以上胆总管呈明显扩张,首先考虑胰头良性囊性病灶,MCN 或 IPMN 均有可能

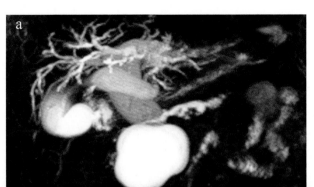

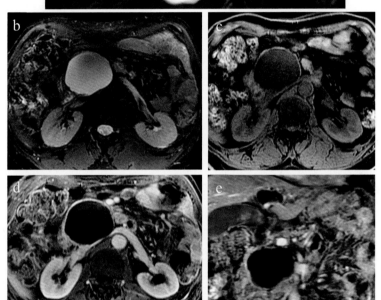

图 3　术前 MRCP(a)和胰腺 MR 增强检查(b—e)示:胰头部见边缘清楚囊性病灶,直径约 6.0cm,内壁光整,未见确切分隔及壁结节,增强后未见异常强化;冠状位示扩张的胰管似与病灶相通,并见远侧分支胰管扩张改变;胆系亦明显扩张。考虑为 IPMN 的可能大

肝胆胰外科医师:

患者的单房囊肿,可考虑 IPMN、黏液性囊性肿瘤(MCN)或假性囊肿 (PPC)。结合此例患者为男性、肿瘤位于胰头部及其影像学特点,首先考虑 IPMN。IPMN 多见于年长患者,其中 70% 为男性,70% 位于胰头,可为多灶性病变,常表现为卵圆形囊肿,并常与胰管相通;MCN 多见于中年患者,其中 95% 为女性,95% 位于胰体尾部,常为球形,一般不与胰管相通;PPC 患者多有胰腺炎病史,男性多于女性,各年龄层发生率相似,可发生于胰腺任何部位。

本例主要需要鉴别 IPMN 和 MCN,影像学难以鉴别是否与胰管相通,根据胰腺囊性占位特点,首先考虑 IPMN 或 MCN。实际上,与胰管相通并不能作为鉴别 IPMN 和 MCN 的标准;有文献报道,6.8% 的 MCN 与胰管相通,这可能是由瘘管形成引起的[1]。胆总管囊肿主要有先天性和后天继发两种可能;由于患者术前胆红素水平正常,梗阻激发的胆总管囊肿可能性不大,首先考虑先天性胆总管囊肿。

三、 初步诊断

胰头部囊性占位:考虑 IPMN 或 MCN;先天性胆总管囊肿;糖尿病。

四、 治疗计划

肝胆胰外科医师:

根据 2012 年胰腺 IPMN 和 MCN 国际共识指南,主胰管型及混合型 IPMN 首选手术切除[2]。主胰管型 IPMN 恶变率为 61.6%,如为主胰管型 IPMN,强烈建议切除;如为 IPMN,考虑为混合型 IPMN,因此首选手术治疗。MDT 讨论时,放射科医师建议,诊断首先考虑 MCN。MCN 恶变率低,但指南仍建议有手术条件的患者接受手术切除治疗。同时患者的胰头囊肿已导致胆管明显扩张,最宽处达 3.2cm,且 GGT 明显升高。结合临床,有手术指征,建议根据术中冰冻结果,决定手术方式,确保切缘阴性。

五、 治疗经过

肝胆胰外科医师:

我们在完善了一系列术前准备后行胰十二指肠切除术。术中探及胰头后方一直径约 6cm 囊性肿块,内抽得无色清亮液体;囊肿内壁光滑,不与胆总管相通;囊肿压迫胆总管下段,经探查胰头组织已明显萎缩,无法明确囊肿是否与胰管相通;胆总管上段囊性扩张直径约 2cm,肝门部未及肿大淋巴结组织,考虑为胆总管囊肿。术中胆总管囊肿冰冻病理提示黏液囊肿;胰头囊肿送冰冻病检示纤维囊壁样组织,部分内壁可见黏液上皮被覆,考虑为黏液囊肿(图 4)。术后常规病理结果为:胰腺导管内乳头状黏液性肿瘤伴中度异型增生;胆总管囊肿。患者术后恢复良好,IPMN 伴中度异形,IPMN 术后复发、癌变及合并其他恶性肿瘤的比例较高,需长期规范随访。现对患者长期监测随访,无复发及癌变。

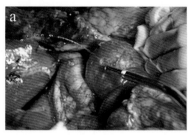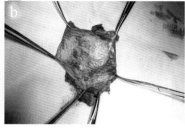

图4   (a)胰腺头部囊肿手术;(b)标本大体观

病理科医师:

大体可见单囊性肿物,囊内壁未见明确新生物,囊壁厚度为0.1cm。镜下(图5)可见囊壁样结构,内衬黏液柱状上皮,部分区域可见胞核增大、染色质增粗、核浆比增大,形成微乳头和簇状结构。未见明确的卵巢样间质。综合考虑患者的性别、年龄等因素,诊断为胰腺导管内乳头状黏液性肿瘤伴中度异型,无高度异型或癌。

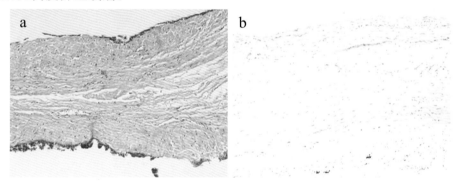

图5   (a)部分上皮呈低级别上皮内瘤变;(b)上皮下间质 PR 阴性,图片下方可见散在的萎缩的胰岛细胞呈现 PR 阳性

六、总 结

本例为混合型 IPMN 伴胆总管囊肿,术前诊断不明,与 MCN 难以鉴别,术中病理更提示黏液囊肿。本例难点在于根据影像学、术中表现准确判断治疗方式,特别是术中标本的囊壁较薄,与良性囊肿难以鉴别。但术前影像评估、术中评估均无法排除混合型 IPMN 的可能,因此我们行胰十二指肠切除术。IPMN 是一类起源于胰腺主胰管或其主要分支的一种分泌黏液的乳头状

肿瘤,其病理学类型体现出由非浸润性肿瘤(腺瘤、交界恶性肿瘤、原位癌)到浸润性癌的连续变化过程。IPMN 和 MCN 主要通过结合临床表现、影像学特点来进行术前诊断,如诊断存在困难,可通过超声内镜并进行活检来进行鉴别[3],但有效性仍待改进。

七、 最终诊断

胰腺导管内乳头状黏液性肿瘤(混合型,伴中度异型增生);先天性胆总管囊肿;糖尿病。

参考文献

[1] Morel A, Marteau V, Chambon E, Gayet B, Zins M. Pancreatic mucinous cystadenoma communicating with the main pancreatic duct on MRI. Br J Radiol, 2009,82(984):e243—e245.

[2] Tanaka M, Fernández-del Castillo C, Adsay V, Chari S, Falconi M, Jang JY, Kimura W, Levy P, Pitman MB, Schmidt CM, Shimizu M, Wolfgang CL, Yamaguchi K, Yamao K. International Association of Pancreatology. International consensus guidelines 2012 for the management of IPMN and MCN of the pancreas. Pancreatology, 2012, 12(3):183—197.

[3] 孙金山,周益峰,金震东,等. 造影增强内镜超声在胰腺囊性病变中的应用. 中华消化内镜杂志, 2014, 31(8):474—477.

35　　胰腺神经内分泌肿瘤伴肝转移　　以手术为主的综合治疗

要点：

(1)PNET 伴肝转移并非手术的禁忌,可采用手术联合的综合治疗方案。

(2)"高增殖 NET G3"指肿瘤在病理学分级上达到 G3,但呈高分化的一类神经内分泌肿瘤,针对该类型肿瘤的治疗尚存争议。

一、 病例简介

肝胆胰外科医师(主管医师)：

患者女性,41 岁,因"反复上腹部不适 40 余天"入院。体格检查无异常体征。血常规、凝血功能、肝肾功能等基本正常。血肿瘤标记物提示：CA19-9 53U/ml(正常值：0～37U/ml),CA12-5 77.8U/ml(正常值：0～35U/ml),神经元特异性烯醇化酶(NSE)74.3ng/ml(正常值：0～25ng/ml)。CgA 未测。患者入院后接受了肝胆胰脾 B 超及超声造影、胸部高分辨率 CT 平扫、肝脏 MRI 增强扫描等检查,结果提示胰腺尾部恶性肿瘤,首先考虑神经内分泌肿瘤(NET),肿瘤局部侵犯左肾及结肠脾曲,伴肝脏广泛转移。

二、 鉴别诊断

超声科医师：

超声表现提示胰尾部神经内分泌肿瘤伴肝内广泛转移;声学造影下肿块的增强模式呈"快进快出",提示肿瘤具有丰富的动脉血供。为了明确病理学诊断,我们进行超声引导下肝脏肿块穿刺活检术。

放射科医师:

肝脏 MRI 增强扫描(图 1)提示胰腺体尾部肿块,呈混杂等 T1、长 T2 信号影;内可见囊状长 T1、T2 信号影,DWI 呈高信号影,边界尚清,大小约为 9.07cm×6.81cm×8.35cm(前后×左右×上下);增强扫描明显持续不均匀强化,内见多发斑片状无强化坏死区,邻近脾动静脉受推移,邻近左肾及结肠脾区受压。肝内见多发大小不等结节,部分融合成团,增强明显持续不均匀强化,内见斑片状无强化坏死区。肝门部见肿大淋巴结。胰腺周围及后腹膜未见明显肿大淋巴结。胸部高分辨率 CT 平扫未发现肺内转移。综上所述,从影像学上看胰腺体尾部富血供肿瘤及肝内多发病灶,首先考虑胰腺神经内分泌肿瘤伴肝内多发转移瘤。

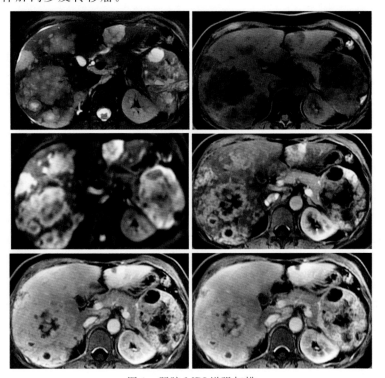

图 1　肝脏 MRI 增强扫描

病理科医师:

患者肝脏穿刺病理提示神经内分泌肿瘤,G3。免疫组化结果(图 2):Syn(+),CgA(+),Ki-67 60%~70%(+),P53(−),CK7(−),CK20(−),CK19(+),CAM5.2(+),EMA(+)。

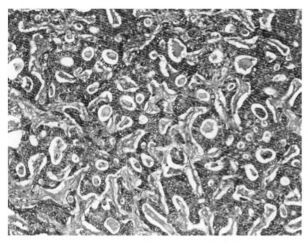

图 2　肝脏穿刺病理图片（H-E 染色）

三、　初步诊断

胰腺神经内分泌肿瘤伴肝脏多发转移瘤。

四、　诊治计划

肝胆胰外科医师（主管医师）：

患者目前为进展期神经内分泌肿瘤伴肝脏广泛转移，肿瘤无法全部一期切除，可考虑先行系统性化疗。若肿瘤对化疗的反应良好，再考虑手术切除原发灶及残余的肝转移瘤。

肿瘤内科医师：

参考肝转移瘤的穿刺病理结果，患者为Ⅵ期；基于 Ki-67 60%～70%（＋），为 G3 期神经内分泌肿瘤。参照 2016 版 NCCN 及 ENETS 胰腺神经内分泌肿瘤诊治指南[1,2]，建议选择 EP 方案作为首选全身治疗方案。

五、　治疗经过

肝胆胰外科医师（主管医师）：

患者接受了 6 周期的 EP 方案化疗，化疗期间耐受可，无严重不良反应。之后我们又复查了肝脏 MRI 增强扫描以评估原发灶及肝转移瘤情况。

放射科医师：

患者目前的影像学检查(图 3)提示胰腺体尾部肿瘤体积大致相仿,但强化程度略减低,内部坏死范围增大;肝脏转移瘤明显减少和缩小,强化不明显,大部分呈坏死表现。肝门部淋巴结缩小,胰腺周围及后腹膜未见明显肿大淋巴结。

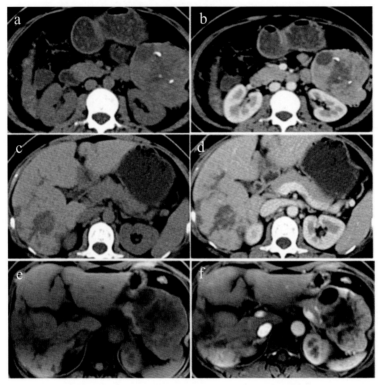

图 3 (a)—(d)CT 扫描;(e)—(f)MRI 扫描

肝胆胰外科医师：

再次影像学评估提示肝脏转移性病灶较前明显缩小,而胰腺原发病灶相对稳定,表明肿瘤对化疗的反应良好,肝内大部分转移病灶已坏死,给我们带来了手术切除的机会。目前神经内分泌肿瘤合并肝转移的手术治疗仍有较大争议。虽不能看作根治性手术,但部分研究表明联合原发灶及肝转移灶的切除可改善患者的生存期。建议此时可尝试手术切除原发灶及肝脏转移灶。

肝胆胰外科医师(主管医师)：

排除禁忌后行"胰体尾切除＋脾脏切除＋右半肝切除＋左肝转移瘤切除

＋胆囊切除术"，手术顺利（胰尾部肿瘤标本如图4所示）。术后病理提示胰尾神经内分泌肿瘤（G2）伴肝转移瘤（高增殖 G3）。术后2月患者肝脏出现新发病灶，考虑疾病进展，行局部微波治疗后再次进展。结合病史，首先考虑恶性程度较高的 G3 病灶复发。2015年1月，再次选用 EP 方案化疗，1周期后评估提示肝脏病灶增多，更改为 IP 方案治疗2周期；评估再次进展，更换为三线 Xelox 方案治疗。在之后的随访过程中，患者肝脏病灶增多，分次予以局部射频治疗、TACE 及放射性粒子植入等治疗，至2016年9月，病情稳定。

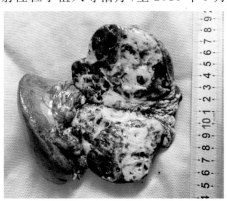

图4 胰尾部肿瘤标本

病理科医师：

术后病理提示：（胰尾）神经内分泌肿瘤，G2，核分裂 5～15 个/10HPF，Ki-67 指数约5％，大小 8.5cm×6.0cm；胰腺断端切缘阴性，脾脏未见肿瘤累及。免疫组化结果：Syn（＋），CgA（＋），EMA（－），CEA（－），Ki-67 约5％（＋），P53 散在弱（＋），CK7 部分（＋），CK20 灶（＋），CD117（－），CD10（－），β-catenin 膜（＋）。（右半肝）转移性神经内分泌肿瘤，高分化，G3，大小 1.5cm×1.4cm，断端切缘阴性（图5）。相较肝脏转移灶病理，胰腺原发灶肿瘤分级为 G2，两者存在差异，这也符合相关文献报道的约70％的转移灶病理分级高于原发灶[3]，同时也可以解释为什么肝转移灶对 EP 方案更为敏感。

另外补充一点，患者肝转移瘤的病理表现即为近年来提出的所谓"高增殖 NET G3"。虽然 Ki-67 增殖指数及核分裂象均达到 G3 分级的标准，但因肿瘤细胞呈高分化，达不到神经内分泌癌（NEC）的诊断标准，2010 ENETS/WHO 分级中对此情况并未做出明确界定，目前暂时称之为具有高增殖活性的 NET G3。

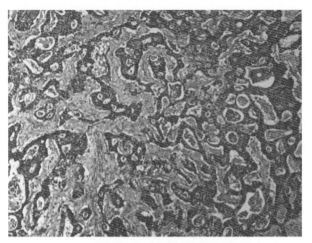

图 5　胰尾部肿瘤标本病理图片（H-E 染色）

肿瘤内科医师：

晚期胰腺神经内分泌肿瘤较胰腺癌的预后相对较好，采用化疗、手术及肝脏局部治疗等多种手段，目前患者总生存期（OS）已达到 18 个月。神经内分泌肿瘤的异质性极大，该病例也给我们提示，肿瘤的原发灶和转移灶，以及之后的复发病灶都具有不同的生物学行为，临床最直观的表象就是对化疗的敏感性不同。对于晚期 G3 神经内分泌肿瘤，国内外指南意见较为统一，推荐参考小细胞肺癌的治疗策略，采取全身化疗；对于 G2 级别的神经内分泌肿瘤，生长相对缓慢，对于化疗不敏感，目前国外指南及国内专家共识推荐采用长效生长抑素、分子靶向药物等治疗，化疗方面卡培他滨＋替莫唑胺±贝伐珠单抗因其较高的客观缓解率（ORR），目前比较推荐；由于经济原因，该患者未接受相关治疗。局部治疗如射频、微波、TCAE 等对于肝转移性病灶的处理有一定的疗效，对于全身治疗是积极的补充。

六、总　结

肝胆胰外科医师：

该患者虽确诊为恶性程度较高的胰腺神经内分泌肿瘤伴广泛肝转移，但经过我们多学科联合诊治，已生存 18 个月，目前一般状况良好，可以继续进行后续相应治疗。这再次体现了多学科联合诊治的威力。纵观这个病例的整个诊治过程，我们由影像科、病理科、肿瘤内科、外科、介入科等组成的多学科团队精诚合作，紧密衔接，为该患者提供了最优化、系统化、个体化的综合治疗。

另外,该病例的诊治也告诉大家胰腺神经内分泌肿瘤伴广泛肝转移并不可怕,它的生物学行为与胰腺导管腺癌有本质不同,在系统化疗的基础上积极采取手术切除、局部消融及放射性粒子植入等治疗可获得良好的疗效。

七、 最终诊断

胰腺神经内分泌肿瘤(G2)伴肝脏多发转移性神经内分泌肿瘤(高增殖G3)。

参考文献

[1] NCCN. NCCN Guidelines Neuroendocrine Tumors (version 2. 2016). USA:NCCN,2016.

[2] Falconi M,Eriksson B,Kaltsas G,et al. ENETS Consensus Guidelines update for the management of patients with functional pancreatic neuroendocrine tumors and non-functional pancreatic neuroendocrine tumors. Neuroendocrinology,2016,103(2):153—171.

[3] Adesoye T,Daleo MA,Loeffler AG,et al. Discordance of histologic grade between primary and metastatic neuroendocrine carcinomas. Ann Surg Oncol,2015,22(Suppl3):S817—821.

36　　复杂胰腺神经内分泌瘤

🐧 要点：

(1)PNET 可表现为囊实性肿块，术中快速冰冻病理诊断难度大；

(2)以外科为中心的 MDT 是诊治 PNET 的最佳手段；

(3)G2 级肿瘤需综合考虑肿瘤负荷和侵袭性，以决定是否进行辅助治疗。

一、 病例简介

患者女性，46 岁，因"体检发现后腹膜肿物 1 个月"入院。1 个月前 B 超常规体检发现胰腺头体部囊实性块，考虑胰腺囊腺瘤，但无明显临床症状。进一步查 CT 提示胰腺头体部囊性占位。实验室检查：血常规、肿瘤标志物均正常，CEA 2.4ng/ml，AFP 1.5ng/ml，CA19-9 11.9U/ml。患者入院后先后接受了胰腺声学造影、胰腺磁共振增强扫描、腹部 CT 血管成像等检查，检查结果提示后腹膜囊实性占位，考虑恶性肿瘤。

二、 鉴别诊断

放射科医师：

腹部 CTA 增强扫描（图 1）及胰腺 MRI 增强扫描（图 2）均提示肝门部、胰腺旁、后腹膜多房囊实性肿块，与胰腺分界不清，未见杯口征，增强扫描实性部分呈持续明显欠均匀强化，囊性部分见边缘及多发分隔强化，胰管未见扩张。本例患者为中年女性，多房囊实性肿块范围较大，影像学上需考虑以下几种恶性病变：（1）胰腺神经内分泌肿瘤（pancreatic neuroendocrine tumors，PNET）。虽然 PNET 以实性肿块伴内部坏死多见，且实性部分多为动脉期明显强化，一直持续至门脉期后强化程度下降，但是也有极少部分（＜5％）可出现囊实性肿块伴钙化[1]，胰管可不扩张。（2）实性假乳头状瘤（solid pseudopapillary tumor，SPN）。青年女性多见，肿块与胰腺可呈杯口状分界，肿块可为囊性、实性或囊实性，但是囊性内部多见"浮云征"，MRI上多呈渐进性强化，实性部分可伴钙化，CT或MRI上亦多见渐进性强化，胰管一般不扩张。（3）黏液性囊腺癌（mucinous cystadenocarcinoma，MCA或MCN）。多见于老年女性，胰腺体尾部多见，囊性部分分隔粗细不均，囊壁厚薄不均，实性部分明显不均匀强化，远端胰管可扩张。综上所述，本例影像学符合PNET，但表现甚为特殊，属少见病例，术前诊断困难。

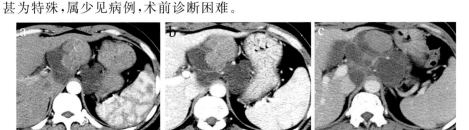

图1 腹部CTA增强。(a)动脉期示胰腺旁囊实性肿块，实性部分明显欠均匀强化，囊性部分边缘及分隔强化；(b)门脉期示胰腺旁囊实性肿块，实性部分明显持续欠均匀强化，囊性部分边缘及分隔强化；(c)实质期示胰腺旁囊实性肿块，实性部分明显持续欠均匀强化，囊性部分边缘及分隔强化

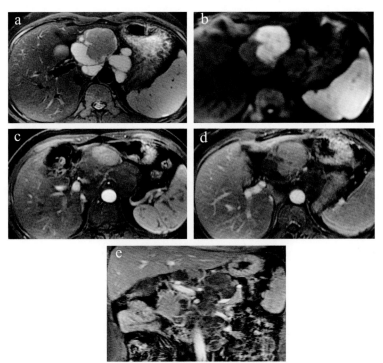

图2 胰腺MR增强结果。(a) T2WI；(b) DWI；(c)增强动脉期；(d)增强实质期；(e)增强冠状位

超声科医师：

后腹膜见一囊实性肿块，范围约 10.5cm×7.7cm×10.3cm，形态不规则，边缘清；肿块右上缘部分可见团状高回声，大小约 5.7cm×4.6cm，肿块紧贴左肝下，部分环绕胰腺，包绕腹腔干、肝固有动脉、脾动脉、肠系膜上动脉、门静脉及脾静脉，后方紧贴下腔静脉及腹主动脉，部分下腔静脉及门静脉主干受压变细。超声造影提示：肿块动脉期周边及内部呈条索状增强，团块部分呈均匀高增强，呈"快进快出"表现。后腹膜囊实性肿物，诊断首先考虑恶性肿瘤。

肝胆胰外科医师：

结合放射科及超声科检查，患者后腹膜囊实性肿物恶性病变可能性大。根据常见胰腺囊性疾病特征来看，本例诊断首先考虑实性假乳头状瘤（SPN）。SPN 主要表现为囊实性肿块，有均匀一致的细胞组成假乳头状结构，且肿瘤常体积偏大（平均 10cm），多为良性病变，低度恶性潜能，如不治疗可侵及周围邻近组织或主要血管。同时也无法排除其他恶性肿瘤可能，如腺癌、神经内分泌癌等。

三、 初步诊断

后腹膜囊实性肿瘤。

四、 诊治计划

肝胆胰外科医师：

患者目前诊断首先考虑后腹膜囊实性肿瘤，累及周围血管。倾向良性病变，建议行手术剖腹探查，如可则进一步完整切除并术中冰冻以初步明确病变性质；如术中冰冻提示恶性病变，则为不可切除，可姑息切除后结束手术。

五、 诊治经过

肝胆胰外科医师

排除手术禁忌后行后腹膜巨大肿瘤切除术，术中胰头体部可及多囊性一肿块，大小约 8cm×7cm，与胰头部关系密切，部分为实质性，范围约直径 3cm，质地中等。肿瘤包绕胃左动脉及腹腔动脉，腹腔干旁肿瘤完整剥离，其余部分肿瘤界限清楚。予完整切除后腹膜肿块，术后达到 R0 切除。患者术后恢复良好。标本剖检可见肿瘤大部分呈囊性,靠近胰头部分为实性,切面鱼肉状,质地软(图3)。术中冰冻:首先考虑实性假乳头状肿瘤(SPN),切缘阴性。术后常规病理结果提示:胰腺神经内分泌肿瘤(PNET)。术后长期随访,目前无复发。

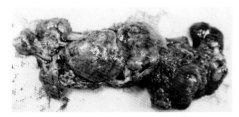

图 3 肿瘤标本

病理科医师:

本例镜下可见呈乳头状及实性排列的上皮样肿瘤细胞,另外肿瘤体积较大,囊性变明显,且发生于中年女性。综上所述,冰冻切片考虑为实性假乳头状肿瘤。但是术后病理经免疫组化证实为胰腺神经内分泌肿瘤。由于冰冻切片的局限性,实性假乳头状肿瘤与胰腺神经内分泌肿瘤的辨别是冰冻诊断的一个难题。两者在形态学及免疫组化上均有一定的重叠,都可以出现实性及乳头状的排列方式,可以出现纤维血管轴心及纤维胶原的形成,但是散在的泡沫样细胞、胆固醇结晶以及嗜酸性小球的出现可以提示为实性假乳头状肿瘤。结合免疫组化结果,Ki-67 阳性密集区大于 2%,符合胰腺神经内分泌肿瘤(PNET),级别 G2(胰腺神经内分泌肿瘤的分级标准见表 1)。

表 1 胰腺神经内分泌肿瘤的 WHO 增殖分级标准[2]

分级	核分裂象数(/10HPF)	Ki-67 指数(%)
G1	1	≤2
G2	2~20	3~20
G3	>20	>20

肿瘤内科医师:

有研究表明,PNET 的 WHO 分级对预后有显著的影响(图4)。G2 和 G3 的 PNET 相对于 G1 PNET 来说,患者病死风险分别增加 4 倍和 30 倍。

NCCN 指南、ENETS 指南未推荐任何辅助治疗方案,且辅助治疗的疗效目前无明确证据支持。一般来说,对于 G1/G2 患者,若肿瘤负荷相对较小,生长较缓慢,可考虑生长抑素类似物(SSA)治疗;若肿瘤负荷较大或生长十分迅速,

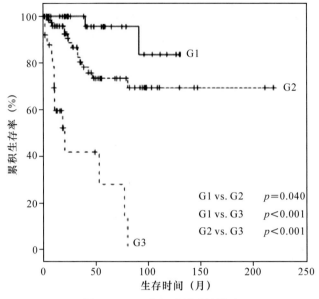

图 4　WHO 分级对预后的影响

则首先考虑化疗；而对介于二者之间的情况可考虑靶向药物治疗。对于 G3 患者,应以化疗为主,依托泊苷、伊立替康、铂类、替莫唑胺、氟尿嘧啶类、贝伐珠单抗等均是可选择的药物[3]。对于奥曲肽显像阳性的患者,也可考虑联合 SSA 治疗。针对 PNET 化疗,国外首选脲链霉素±氟尿嘧啶的方案。由于该药在我国还未上市,针对 G2 PNET 国内的常用方案为替莫唑胺±卡培他滨。该方案目前尚无大规模临床研究数据支持,但多个小样本的研究证实,尤其是对于 PNET 患者,此方案可获得较高的肿瘤缓解率（最高达 70%）,无进展生存(PFS)可达到 18 个月。靶向药物包括舒尼替尼及依维莫司,目前均仅批准将其用于 PNET。这两类药物均有大型的Ⅲ期临床研究证实其有效性,两药的 PFS 均接近 1 年。靶向药物的有效率虽未超过 10%,但治疗后肿瘤缩小的比例均明显高于安慰剂组。因此,对 G2 期肿瘤患者需综合考虑肿瘤负荷和侵袭性,以决定是否进行辅助治疗。

六、总　结

本例术前 MDT 诊断胰腺囊实性肿瘤,但不排除恶性病变,术中冰冻考虑 SPN,常规病理提示 PNET。PNET 约占原发性胰腺肿瘤的 3%。根据我国胰腺神经内分泌肿瘤治疗指南[4],PNET 治疗原则为:(1)手术是治疗 PNET 的唯一治愈方法,手术的目的是争取 R0 切除;(2) PNET 合并转移不是根治性切除的禁忌;(3) 以外科为中心的 MDT 是诊治复杂 PNET 的最佳手段。根据患者的基础健康状况、激素分泌相关临床症状、肿瘤分期及分级等信息,以循证医学为基础,个体化地应用多学科及多种治疗手段,以使患者达到最佳的治疗效果[3]。

七、 最终诊断

胰腺神经内分泌肿瘤(T4N0M0,G2)。

参考文献

[1] Dromain C, Déandréis D, Scoazec JY, Goere D, Ducreux M, Baudin E, Tselikas L. Imaging of neuroendocrine tumors of the pancreas. Diagn Interv Imaging, 2016, 97(12): 1241—1257.

[2] 中国胃肠胰神经内分泌肿瘤病理诊断共识专家组. 中国胃肠胰神经内分泌肿瘤病理诊断共识(2013 版). 中华病理学杂志, 2013, 42(10):691—694.

[3] NCCN. NCCN Guidelines Neuroendocrine Tumors(version 2.2016). USA: NCCN, 2016.

[4] Pavel M, O'Toole D, Costa F, et al. ENETS Consensus Guidelines update for the management of distant metastatic disease of intestinal, pancreatic, bronchial neuroendocrine neoplasms(NEN) and NEN of unknown primary site. Neuroendocrinology, 2016, 103(2): 172—185.

[5] 楼文晖, 吴文铭, 赵玉沛, 等. 胰腺神经内分泌肿瘤治疗指南(2014). 中华外科杂志, 2014, 13(12):1—4.

37 胰腺腺泡细胞癌

要点：

胰腺腺泡细胞癌（pancreatic acinar cell carcinoma，PACC）临床表现为胰腺巨大肿块不伴黄疸，确诊时多伴转移。外科手术联合化疗、放疗的多模式治疗可以使患者受益。

一、 病例简介

肝胆胰外科医师（主管医师）：

患者女性，44岁，因"右上腹痛半个月"入院。当地医院腹部CT提示胰头巨大恶性肿瘤，大小约9.0cm×7.5cm。当地穿刺活检提示增生纤维组织中低分化腺癌浸润。入院查体右上腹轻压痛，余无殊。入院后实验室检查提示血色素65g/ml、粪便隐血（＋），总胆红素14.1μmol/L，白蛋白25.5g/L，ALT 618U/L，AST 477U/L，碱性磷酸酶420U/L，γ-GT 104U/L，CA19-9 2U/ml；查肾功能电解质、凝血谱、肝炎标志物、IgG4均正常范围。

患者入院后影像学提示胰头巨大恶性肿瘤，伴左肝转移（图1）。

二、 鉴别诊断

病理科医师：

患者外院病理切片已于本院行免疫组化，免疫组化提示CK5/6（－），CK7（＋＋＋），Vimentin（－），Calretinin（－），CA19-9（－），CK20个别散在（＋），CDX-2（－），CEA个别散在（＋）。结合免疫组化结果，考虑低分化腺癌，符合胰腺癌。

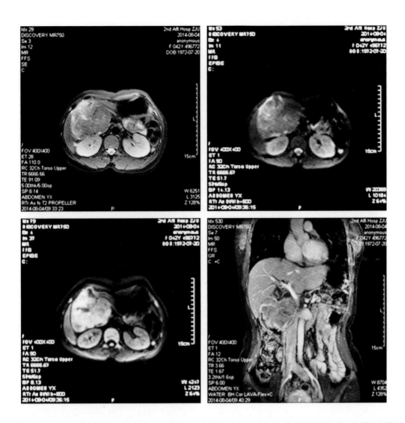

图 1　术前胰腺 MRI 增强提示胰头区恶性肿瘤侵犯十二指肠伴肝转移,胆总管下端狭窄,肝内外胆管轻度扩张

超声科医师:

超声提示胰腺局限性肿大,包膜不光整,形态不规则;胰腺实质不均匀,在胰腺头部可见一个低回声肿块,大小约 9.1cm×7.0cm,形态不规则,边界尚清,内回声不均,周边似伴声晕,彩色多普勒血流检查肿块内见条束状彩色血流。局部胰管可见扩张,内径约 0.86cm,CDFI 未见血流异常。同时可见总胆管中上段扩张,较宽处约 1.43cm;肝脏大小正常,形态规则,包膜光整,实质回声均匀;左肝实质内见一个高回声结节,大小约 1.4cm×1.3cm,边界尚清晰,内部回声不均,呈靶环样,彩色多普勒血流检查其内未见异常血流。超声诊断考虑胰头恶性肿瘤伴左肝转移。通常所谓胰腺癌为胰腺导管腺癌,超声表现为胰腺低回声实质肿块,多伴胰管全程扩张、胆总管狭窄闭塞。本例中患者胰头肿瘤直径为 9cm,但未出现胰管全程扩张和胆总管狭窄闭塞,也未见胰周淋巴结肿大,超声不支持胰腺导管腺癌诊断。

放射科医师：

患者腹部 CT 提示胰头区巨大肿块(8.2cm×8.6cm)，内密度不均，推移十二指肠；十二指肠局部壁增厚，与肿块分界不清。胆总管下端受压，上缘胆总管及肝内胆管扩张，同时左肝外侧段内可见 2 个类圆形低密度灶，增强扫描呈环形强化。胰腺影像学提示胰腺恶性肿瘤，肿瘤侵犯胰头及十二指肠，同时伴有左肝转移(图 1 和图 2)。通常所谓胰腺癌为胰腺导管腺癌，为乏血供肿瘤，具有硬化及纤维化特点，而 CT 影像学多表现为平扫期等密度或低密度肿块，增强扫描早期不强化或强化不明显，延迟扫描缓慢强化，同时胆胰管全程扩张并于肿瘤处突然截断。这些均与本病例的影像学特点不符，因此影像学不支持胰腺导管腺癌诊断。

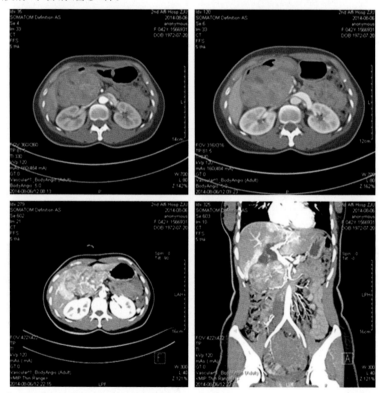

图 2 术前腹部 CTA 提示胰头恶性肿瘤伴左肝转移，肿瘤由肠系膜上动脉分支供血，并侵犯胰十二指肠上前及上后动脉、肠系膜上静脉、脾静脉汇合部

本例中胰头实性肿块，内部密度不均，增强扫描肿瘤实性部分呈轻中度强化，强化程度高于胰腺导管癌，动态扫描呈渐进性强化，静脉期强化程度高于动脉期，可见包膜强化，符合胰腺腺泡细胞癌诊断。胰腺腺泡细胞癌属胰腺外

分泌肿瘤,较少见,常发生于老年人群,患者高峰年龄为 50～70 岁;临床症状包括腹痛腹胀、恶心呕吐、疲乏消瘦等;肿瘤可发生在胰腺的任何部位,但以胰头和颈部多见;肿块以实性或囊实性为主,可有坏死囊变,少见出血和钙化,一般边缘较清楚,可有包膜;发现时肿瘤常出现转移,一般先转移到肝脏。

肝胆胰外科医师:

患者临床表现上为有消化道出血症状,无黄疸,血 CA19-9 正常水平。影像学提示胰头巨大恶性肿瘤伴左肝转移。目前临床及影像学均不符合胰腺导管腺癌诊断,需考虑其他胰腺恶性肿瘤,如胰腺腺泡细胞癌、胰腺神经内分泌肿瘤等。

三、 初步诊断

胰头恶性肿瘤伴肝转移。

四、 诊治计划

肝胆胰外科医师:

患者胰头巨大恶性肿瘤伴左肝转移。目前临床及影像学均不支持胰腺导管腺癌诊断,可考虑胰腺腺泡细胞癌。患者目前已出现上消化道出血表现,不宜行术前辅助放疗或化疗。由于胰腺腺泡细胞癌生存率优于胰腺癌,即使伴有转移,其中位生存时间仍能达到 14 个月。因此,我们计划先行手术治疗。

五、 诊治经过

肝胆胰外科医师(主管医师):

患者行手术治疗,原拟行胰十二指肠切除术,但术中发现胰头巨大肿瘤,约 9cm×8cm,质地硬,分叶状,累及胰腺全段,胰腺切缘阳性,但未见门静脉、肠系膜上静脉及主要动静脉侵犯,腹腔内多发肿大淋巴结。术中 B 超证实有左肝外叶肿瘤 2 枚,最大直径约 1.5cm,后改行胰十二指肠切除＋全胰切除＋脾脏切除＋胃次全切除＋左肝外侧叶切除＋腹腔淋巴结清扫。切除标本后见胰头处巨大肿块,凸向十二指肠腔,质脆,易出血,中心多发坏死灶,胰腺断面可见白色肿瘤样组织,充满主胰管全段(图 3)。术后常规病理提示胰腺腺泡细胞癌伴坏死,部分呈腺泡细胞囊腺癌,突入十二指肠内,浸润十二指肠壁全层;

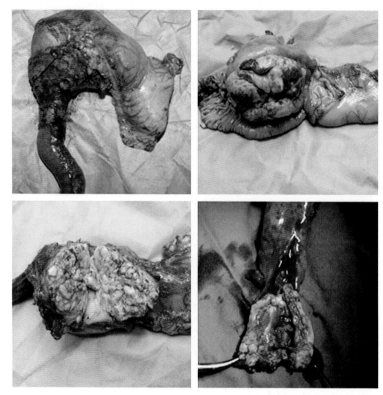

图 3　手术标本

左肝外叶见转移灶 2 枚,脾脏脉管断端见胰腺转移性癌。免疫组化提示:
CD56(−),CK7(＋＋＋),CK20(＋)5％,CK19(＋＋),CK18(＋＋＋),CEA
(−),Insulin(−),Syn(−),Villin(＋),AACT(＋/−),AAT(＋/−),CgA
(−)。进一步行 UCLA 会诊,确诊为胰腺腺泡细胞癌。

　　术后患者恢复良好,围手术期未发生明显严重并发症,术后 1 个月开始于
肿瘤内科行吉西他滨＋维康达方案治疗。术后患者存活 7 个月。

　　病理科医师:

　　本例中患者标本特点为大体境界清楚,有包膜,切面灰褐色,伴有出血和
坏死。镜下肿瘤富于细胞,排列成腺样、实性、小梁状,间质较少,缺乏间质的
反应性增生;肿瘤细胞类似于正常的胰腺腺泡细胞,细胞核圆形或者卵圆形,
多形性不明显,常见到一个清晰的核仁,而细胞浆嗜伊红,颗粒状,富含酶原颗
粒(图 4)。

通常胰腺腺泡细胞癌体积较大,多呈实性,质软,表面光滑,似有包膜,部分肿瘤与周围组织边界清楚,切面呈灰白、灰黄色,有时候可见大量的暗红色坏死、出血和囊性变区域,囊性变肿块内壁多不光滑;镜下见肿瘤细胞丰富,大小较一致,呈立方形或柱状,多排列成实性条索状或巢状,有时可形成小梁状,缺少纤维间质。肿瘤细胞的一个显著特点是单个核仁。胰蛋白酶、脂肪酶和胰凝乳蛋白酶的免疫组化染色对明确诊断的敏感性和特异性较高,95%的PACC 表达一种或多种上述酶。

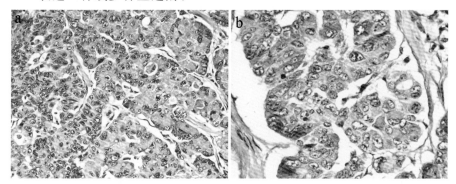

图 4　病理切片。(a)低倍镜下肿瘤细胞呈腺泡状、梁状排列;(b)高倍镜下可见明显核仁及细胞浆内嗜酸性酶原颗粒

鉴别诊断主要包括神经内分泌肿瘤、腺泡-内分泌肿瘤混合型、实性-假乳头状肿瘤。免疫组化标记有助于鉴别。神经内分泌肿瘤通常呈 Syn、CgA、CD56 弥漫阳性,而脂肪酶、胰岛素阴性。腺泡细胞癌通常 Syn、CgA 等阴性或者散在阳性,而脂肪酶、胰岛素阳性表达。实性-假乳头状肿瘤通常上皮标记CK 阴性,而 Vimentin 阳性,β-catenin 呈现特征性的细胞核表达。

六、总　结

肝胆胰外科医师:

胰腺腺泡细胞癌是少见胰腺外分泌腺肿瘤,约占胰腺癌的 1%,临床发病罕见,临床无特异性表现,临床诊断困难,一般需病理确诊。由于脂酶分泌过多,胰腺腺泡细胞癌有时会出现 Schmid 三联征(脂膜炎、嗜酸粒细胞增多和多发性关节炎)。50% 以上患者初期时就出现转移,肝脏是最常见的转移位置;另有 23% 的患者诊断后出现转移[1,2]。

胰腺腺泡细胞癌疾病罕见,缺乏前瞻性研究,其 5 年生存率为 6%～50%;中位生存 19 个月,伴有转移者的中位生存为 14 个月,且复发率极高。

即便 R0 切除或经过新辅助和辅助治疗后，其复发率仍可高达 57％～100％。目前研究证实，手术是局限期肿瘤的首选，能显著改善患者预后。但单纯手术不足以治愈胰腺腺泡细胞癌，需要辅助性化疗消灭微转移。对于不可切除的、已出现远处转移的肿瘤，联合化疗、放疗和手术的多模式治疗可以使患者受益。化疗方案可以考虑卡培他滨联合奥沙利铂（XELOX）治疗[3]。

七、 最终诊断

胰腺腺泡细胞癌伴肝转移。

参考文献

[1] Li XQ，Qian JM. Updated key points and clinical pathway for NCCN Clinical Practice Guidelines in Oncology：Pancreatic Adenocarcinoma（Version 2. 2015）. J Clin Hepatol，2015，31(5)：649—653.

[2] Jauch SF，Morris VK，Jensen CT，et al. Multimodal approach and long-term survival in a patient with recurrent metastatic acinar cell carcinoma of the pancreas：A case report. Pancreatology，2015. doi：/10. 1016/j. pan. 2015. 09. 006.

[3] Katz MH，Marsh R，Herman JM，et al. Borderline resectable pancreatic cancer：Need for standardization and methods for optimal clinical trial design. Ann Surg Oncol，2013，20(8)：2787—2795.

38　　Ⅰ型多发性内分泌肿瘤

🐧要点：

当出现特异性的内分泌综合征，且合并有 2 处及以上部位的肿瘤时，进行病因诊断的同时，均应考虑有多发性内分泌肿瘤（multiple endocrine neoplasia，MEN）的可能，需进行有针对性的生化筛查和影像学检查，以及必要的内分泌专科会诊。基因测序和筛查也能够起到决定性作用。

一、 病例简介

患者女性，39 岁，因"颜面部浮肿 2 年，乏力半年，加重 1 个月"入院。1 个月前乏力明显加重，无力行走。外院查 24 小时游离皮质醇、CA19-9 明显升高。既往体健。

查体：满月脸，水牛背，双下肢轻度凹陷性浮肿，双足背动脉搏动尚可，双足皮肤痛温觉减退，四肢肌力 5 级，四肢肌张力及腱反射正常，病理征未引出。

实验室检查：K^+ 2.8mmol/L，Ca^{2+} 2.03mmol/L；尿钾 108.2mmol/24h；甲状腺激素全套及甲状旁腺素（PTH）正常；尿游离皮质醇 1314μg/24h（28.5～213.7μg/24h）；血皮质醇检查：（8：00）714.52nmol/L（185～624nmol/L），（12：00）647.23nmol/L，（16：00）678.11nmol/L（＜276nmol/L）；肿标 CEA 7.1ng/ml，CA19-9 914.5U/ml，CA24-2 44.2U/ml。

辅助检查：甲状腺 B 超未见明显异常。磁共振增强（腹部）检查提示胰尾部及左侧肾上腺占位，考虑胰尾部原发恶性肿瘤伴左侧肾上腺转移可能。

二、鉴别诊断

内分泌科医师：

该患者以典型的库欣综合征（Cushing's syndrome，CS）合并低钾血症表现入院，查 24 小时尿游离皮质醇及血皮质醇水平均增高明显，逐步完善检查后发现肾上腺肿瘤及胰尾部肿瘤。行小剂量地塞米松抑制试验后，血皮质醇（8：00）648.90nmol/L↑、促肾上腺皮质激素（ACTH）（8：00）30.4pg/ml（7.2～63.3pg/ml）。行大剂量地塞米松抑制试验后，皮质醇（8：00）618.21nmol/L、促肾上腺皮质激素（8：00）29.7pg/ml，提示上述皮质醇及ACTH 激素水平均未被抑制。颅脑 MRI 及性腺激素未见明显异常，排除垂体瘤可能，证实为有功能的肾上腺皮质腺瘤。胰尾部肿瘤经筛查血糖、C 肽、胰岛素等，除存在糖耐量异常外，未找到功能性依据。本病例考虑同时存在功能性肾上腺皮质肿瘤及非功能性胰腺神经内分泌肿瘤，需高度怀疑 MEN，尤其是 MEN1 的可能。但结合影像学及肿标，胰尾癌可能性也存在，伴肾上腺转移亦需重点排查。

放射科医师：

磁共振增强扫描(图 1)示胰腺尾部见团状混杂 T1、T2 信号肿块影，大小约 4.9cm×4.2cm，边缘清楚，血供丰富，增强扫描不均匀强化，弥散受限。左侧肾上腺可见大小约 2.8cm×3.2cm 的长 T1、稍长 T2 信号影，DWI 序列弥散受限，增强扫描不均强化。右侧肾上腺形态大小正常。本例胰尾占位体积较大，但边缘清楚，血供非常丰富，且 CT 上可见明显的钙化成分(图 2)，因此不符合胰腺癌，而应考虑神经内分泌肿瘤或实性假乳头状瘤，但由于同时存在左侧肾上腺占位，容易引起混淆。然而，左肾上腺占位影像学表现与胰尾病灶截然不同，不符合子灶特征，并且结合临床典型的皮质醇增多症表现，肾上腺皮质腺瘤诊断应明确。

肝胆胰外科医师：

结合病史特点及辅检资料，诊断 MEN1 可能性最大。难点在于胰腺尾部神经内分泌肿瘤存在恶变可能。全身骨显像见 T8 椎体、L1 椎体、双侧肋骨、右股骨中上段放射性异常浓聚，需排除肿瘤转移或骨折可能。后加行腰椎MRI 及全身 PET-CT 提示骨质弥漫性减低，肋骨多个骨皮质不连续，胸腰椎可见压缩性楔形变；全身骨髓未见异常放射性摄取。考虑因皮质醇增多导致的骨钙丢失而出现的椎骨病理性骨折可能性大。胰尾肿瘤不论其为 PNET

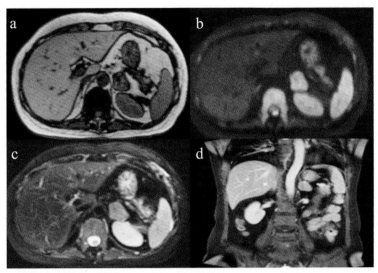

图1　胰腺增强 MRI 示胰尾部混杂 T1、T2 信号肿块影，边缘清楚，血供丰富，直径约 50mm；左侧肾上腺见稍短 T1、稍长 T2 异常信号灶，呈中度延迟强化改变，直径约 30mm。考虑为胰腺神经内分泌肿瘤或实性假乳头状瘤，并肾上腺皮质腺瘤

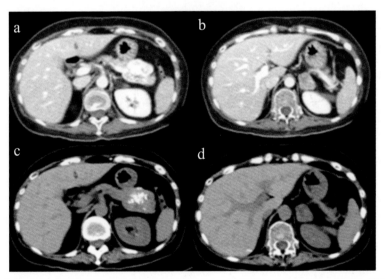

图2　上腹部增强 CT 提示胰尾部肿块钙化明显（c），余表现与 MRI 相似，考虑为神经内分泌肿瘤或实性假乳头状瘤

（直径＞4cm）或已癌变，均具备手术指征，且影像学检查未见明显重大血管侵犯或远处转移，评估为可切除，建议积极行外科手术治疗，获取病理学诊断及分期、分型，以指导后续治疗。左侧功能性肾上腺皮质腺瘤诊断明确，应一并切除。

三、 初步诊断

胰腺神经内分泌肿瘤;肾上腺皮质腺瘤。

四、 诊疗计划

肝胆胰外科医师:

根据 2016 版 NCCN 指南[1],对于 ACTH 非依赖性库欣综合征,当单侧肾上腺肿瘤<4cm、边界清楚,且影像学特征提示良性,对侧也正常时,治疗上推荐单纯肾上腺切除,术后应用糖皮质激素替代治疗,直至下丘脑—垂体—肾上腺轴功能恢复正常。参照 2016 版 ENETS 胰腺神经内分泌肿瘤诊治指南[2],如 PNET 评估可切除,当肿瘤>2cm,且没有远处转移时,建议手术治疗,视情况可行保留脏器功能的局部切除或根治性切除。此外,本病例影像学检查未能完全排除胰腺肿瘤癌变,故手术探查极为必要。

综上所述,讨论一致决定限期行剖腹探查术,术中行冰冻切片以明确病理,从而决定最终术式。

五、 治疗经过

肝胆胰外科医师:

排除禁忌后,行"左侧肾上腺切除＋胰腺体尾部肿瘤切除＋脾脏切除术",术中腹腔内未见明显转移病灶,胰腺体尾部有一肿块,大小约 6.0cm×5.0cm,质地略脆,边界清;左侧肾上腺可见一肿块,大小约 3.0cm×3.0cm,质韧,边界清,呈乳白色;胰周未及肿大淋巴结。胰腺肿瘤剖检(图 3)见断面包膜完整,内为实性,红黄成分相间,可及多处钙化。术中冰冻病理提示(胰腺)神经内分泌肿瘤和(肾上腺)皮质腺瘤。

病理科医师:

术后常规病理(图 4a—c)显示胰腺内分泌肿瘤,G1,大小约 4cm×4cm;肿瘤以小梁状生长为主,间质淀粉样改变,局灶钙化,断端切缘阴性。肾上腺皮质腺瘤,大小约 3.2cm×2.6cm。免疫组化(图 4d—f):Syn(＋＋＋),CgA(＋＋),CD56(＋＋),CK(AE1/AE3)(＋＋),EMA 弱阳性,CD10(－),Vimentin 血管(＋),Ki-67 <1%,P53(－),Calcitonin(－),Inhibin(－)。慢性淤血

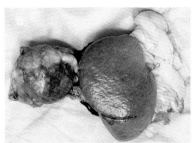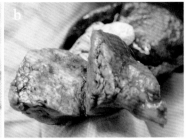

图 3　胰腺肿瘤标本。(a)标本大体观;(b)胰腺肿瘤剖面

性脾肿大。胰周淋巴结阳性(0/6)。患者胰腺标本 Syn 及 CgA 强阳性表达,符合高分化神经内分泌肿瘤的特征;Ki-67 指数＜1%,且高倍镜视野下未见明显核分裂象,评级为 G1。故最终证实为胰腺尾部神经内分泌肿瘤(PNET),G1 级;肾上腺皮质腺瘤。

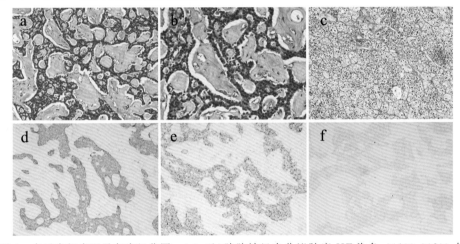

图 4　术后常规病理及免疫组化图。(a),(b)胰腺神经内分泌肿瘤 HE 染色,×100、×200,镜下显示以小梁状生长为主,间质淀粉样改变;(c)肾上腺皮质腺瘤 HE 染色,×100;(d),(e)胰腺肿瘤免疫组化 Syn、CgA 强阳性表达,×100;(f)Ki-67＜1%,×100

肿瘤内科医师:

结合术中所见及术后病理排除胰腺癌伴肾上腺转移诊断,根据 AJCC 第 7 版胰腺内分泌肿瘤 TNM 分期,为 T2N0M0,Ⅱ期。2016 版 ENETS 指南[2]认为,G1 级 PNET 术后无须放、化疗,但应每 3～9 个月定期随访,行常规生化指标及 CT/MRI 检查;如病情平稳,随访间隔还可延长。而肾上腺皮质腺瘤 AJCC 内分泌肿瘤分期为 T1N0M0,Ⅰ期,术后加用小剂量糖皮质激素替代治疗即可。

肝胆胰外科医师：

患者基因测序结果显示 MEN1 突变。术后 10 天复查，CA19-9 19.27 U/ml；血清皮质醇：(8:00)152nmol/L，(16:00)350nmol/L；K^+ 3.76mmol/L，均恢复至正常范围。乏力及面部浮肿症状明显缓解。2 周后出院，予氢化可的松替代治疗，6 个月后停药。随访 1 年，余无复发。

六、总 结

肝胆胰外科医师：

MEN 为一组全身多种内分泌器官或细胞发生肿瘤综合征的总称，有 2 种或 2 种以上的内分泌腺体病变，可为良性或恶性，可有功能或无功能性，可同时出现或先后发生。一般分为 2 种类型：MEN1 和 MEN2。

MEN1（又称 Wermer 综合征）是一种常染色体显性遗传综合征，多源于染色体 11q13 位点编码 menin 蛋白的抑癌基因 MEN1 的突变或失活。MEN1 的临床诊断通常要包括如下 2 种或 2 种以上的 MEN-1 相关性肿瘤：甲状旁腺瘤（最为常见，占 98%）、胰腺内分泌肿瘤（胰岛细胞瘤可占 50%）或脑垂体瘤（35%），还可包括肺和胸腺类癌（10%）、肾上腺瘤、多发性脂肪瘤和皮肤血管瘤等[3—4]。MEN2 也是常染色体显性遗传，源自位于染色体 10q11.2 的原癌基因 RET 基因突变，与甲状腺髓样癌（MCT，98%）、嗜铬细胞瘤（50%，通常双侧）、甲状旁腺功能亢进（25%）相关，可分为 MEN 2A（Sipple 综合征）和 MEN 2B 这 2 种亚型。

甲状旁腺腺瘤伴原发性甲状旁腺功能亢进，是 MEN1 最常见的临床表现。而本例患者是胰腺内分泌肿瘤合并左侧肾上腺皮质腺瘤，以库欣综合征为首发症状，且未见明显甲状腺旁腺占位及功能异常，临床上较为少见。我们的经验总结就是：当特异性的内分泌综合征合并有 2 处及以上部位的肿瘤时，在做病因诊断的同时，应考虑有 MEN 的可能；此时，进行有针对性的生化筛查和影像学检查及内分泌专科会诊往往必不可少，这对提高 MEN 的诊断率、减少漏诊、误诊十分有意义。如条件允许，可推荐高灵敏度的 PET-CT 检查，有助于明确多个病变部位、有无远处转移及肿瘤分期。而在进一步分型诊断上存在困难时，基因测序和筛查也能够起到关键性作用。

七、 最终诊断

（1）Ⅰ型多发性内分泌肿瘤：胰腺尾部神经内分泌肿瘤（G1级；T2N0M0，Ⅱ期）；

（2）左侧肾上腺皮质腺瘤（T1N0M0，Ⅰ期）库欣综合征。

参考文献

[1] NCCN. NCCN Guidelines Neuroendocrine Tumors（Version 2. 2016）. USA：NCCN，2016.

[2] Falconi M，Eriksson B，Kaltsas G，et al. ENETS consensus guidelines update for the management of patients with functional pancreatic neuroendocrine tumors and non-functional pancreatic neuroendocrine tumors. Neuroendocrinology，2016，103(2)：153—171.

[3] Alzahrani AS，Al-Khaldi N，Shi Y，et al. Diagnosis by serendipity：Cushing syndrome attributable to cortisol-producing adrenal adenoma as the initial manifestation of multiple endocrine neoplasia type 1 due to a rare splicing site MEN1 gene mutation. Endocr Pract，2008，14(5)：595—602.

[4] Ito T，Igarashi H，Uehara H，et al. Causes of death and prognostic factors in multiple endocrine neoplasia type 1：A prospective study. Comparison of 106 MEN1/zollinger-ellison syndrome patients with 1613 literature MEN1 patients with or without pancreatic endocrine tumors. Medicine，2013，92(3)：135—181.

39　胰腺实性假乳头状瘤切除术后复发、转移

![要点图标] **要点：**

（1）胰腺实性假乳头状瘤具有恶性潜能，术后应密切随访。

（2）胰腺实性假乳头状瘤术后的复发、转移灶若无绝对禁忌，应积极手术切除。

一、 病例简介

肝胆胰外科医师（主管医师）：

患者女性，26岁，因"胰腺实性假乳头状瘤（SPN）胰体尾切除术后5年余，发现肿瘤复发伴肝转移半个月"入院。5年前患者因胰尾部SPN行胰体尾切除术，术中切缘均阴性，无血管、神经侵犯及周围淋巴结转移；术后恢复良好，规律复查未见肿瘤复发转移；半个月前复查腹部CT提示原术区及肝脏均可见肿物，考虑SPN复发伴肝脏转移。体格检查无殊，实验室检查无明显异常。患者入院后接受了上腹部MRI增强扫描、PET-CT全身扫描等检查，结果均提示SPN复发伴右肝转移瘤。

二、 鉴别诊断

放射科医师：

腹部增强MRI扫描（图1）提示胰体部前方见一结节影，大小约2.5cm×2.1cm，信号欠均匀，增强扫描肿块呈明显持续强化。肝Ⅶ段包膜下见类圆形不均匀信号影，直径约1.8cm，部分呈长T1、长T2信号，DWI呈高信号，增强扫描可见病灶强化。综上所述，结果提示原胰体区肿块考虑SPN复发；首先考虑肝Ⅶ段包膜下病灶SPN转移。

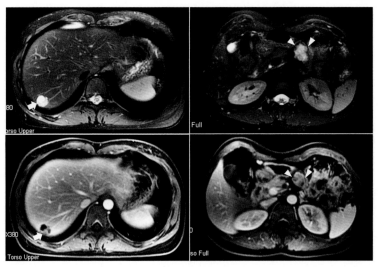

图 1　腹部 MRI 增强扫描（箭头所指为肝Ⅶ段包膜下病灶，三角所指为原胰体区肿块）

核医学科医师：

全身 PET-CT 显像所见如下：肝Ⅶ段低密度结节可见放射性摄取增高灶，早期和延迟显像 SUVmax 分别为 3.20 和 2.32（图 2a）；胰体部前方可见一结节影，大小约 2.82cm×2.06cm（图 2b），放射性摄取异常增高，早期和延迟显像 SUVmax 分别为 10.67 和 11.17。结合病史及 PET-CT 表现，原胰体区前方肿块提示 SPN 复发；肝Ⅶ段结节首先考虑转移瘤。

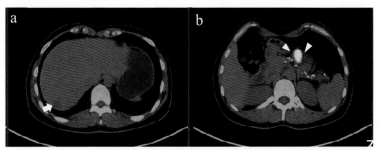

图 2　PET-CT（箭头所指为肝内代谢增高灶，三角所指为胰腺体部前方代谢增高灶）

肝胆胰外科医师：

结合该患者的年龄、既往手术史及当前的影像学表现来看，胰腺 SPN 局部复发伴肝脏孤立转移的诊断基本明确，最终确诊有赖于术后的常规病理染色及免疫组化结果。术前穿刺活检的意义不大，原因有二：（1）临床高度怀疑 SPN 复发转移，手术探查成为必然选择，活检结果无论阴性或阳性都不会改变总体的治疗计划；（2）研究报道细针穿刺检出率仅约 50%，且存在针道种植转移的风险[1]。

该肿瘤在首次根治性切除术后 5 年出现复发及肝脏转移，提示生物学行为偏恶性。根据 2010 年世界卫生组织（WHO）的定义，SPN 为具有低度恶性潜能的上皮性肿瘤。约 10%～15% 的 SPN 恶性程度较高，或被称之为实性假乳头状癌（SPC），但目前并无明确的指南或共识界定恶性 SPN，其组织病理表现也不能评估预测临床预后。据综合文献报道[2]，恶性 SPN 应至少具有以下特征之一：（1）血管侵犯；（2）神经侵犯；（3）深部浸润周围胰腺实质；（4）淋巴结转移；（5）远处转移。研究发现，肿瘤广泛坏死、核异形、高有丝分裂比例、高 Ki-67 指数、血管或神经侵犯及肉瘤样组织与高侵袭性的生物学行为相关[3,4]。对具有上述特征的 SPN 术后应密切随访，做到早期发现复发及转移病灶，早期手术治疗。

三、 初步诊断

胰腺 SPN 术后复发伴肝脏转移。

四、 治疗计划

肝胆胰外科医师：

手术切除是治疗 SPN 最有效的方法，手术方式的选择也有学问。因 SPN 具有低度恶性潜能，故术中既不能照搬良性肿瘤的处理方式，也不能按胰腺癌的手术标准盲目扩大切除范围。手术原则有以下几点：（1）不推荐行肿瘤局部剜除术，剜除术存在较大的肿瘤残留及局部复发风险；（2）根据肿瘤位置选择行胰十二指肠切除、胰腺中段切除或胰体尾切除术；（3）SPN 的淋巴结转移率很低，即使原发瘤较大也不推荐行大范围的周围淋巴结清扫和扩大切除；（4）若条件及技术允许，可选择保留脾脏的胰体尾切除术，SPN 应用该术式已经有不少病例报道，短期随访结果证实这并不增加肿瘤的复发转移率。

SPN 的预后良好，5 年生存率达 95%，即使肿瘤无法全部切除或存在远处转移，减瘤手术或转移瘤切除手术仍能使病人获得长期生存的机会[5]。故与胰腺癌及其他恶性肿瘤的处理原则不同，针对复发或转移性 SPN 仍应积极手术治疗。

五、 治疗经过

肝胆胰外科医师(主管医师):

我们在完善了一系列术前准备后行剖腹探查、肠粘连松解、SPN 复发肿块切除及肝Ⅶ段转移瘤切除术。原胰腺体部可见一类圆形肿块,直径约 3cm,质硬、边界清;肝Ⅶ段包膜下可见一淡黄色类圆形结节,质地偏软,直径约 1cm,边界清,未突破肝包膜。周围未见明显肿大淋巴结。予完整切除该肿块,楔形切除肝Ⅶ段肿块,手术顺利,术后 5 天康复出院。肿瘤剖面呈白色分叶状,可见散在出血点,有包膜(图 3)。术中快速冰冻病理提示两病灶均为上皮样肿瘤,术后病理结果证实为实性假乳头状瘤。患者术后一般情况良好,规律随访已 2 年,多次复查无新的复发及转移灶出现。

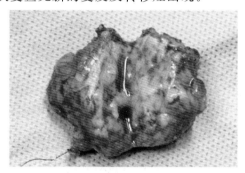

图 3　胰体区肿瘤剖面

病理科医师:

两病灶大体观均呈分叶状,内可见片状出血点,无明显坏死囊变区。镜下肿瘤间质见较多纤维胶原组织,部分呈玻璃样变;细胞中等大,类圆形,异型性不明显;胞核呈圆形及软圆形,无明显核分裂象;部分细胞胞浆透明、部分嗜酸。细胞排列呈乳头状结构,符合实性假乳头状瘤的病理学特征。免疫组化结果(图 4)提示细胞高表达 Vimentin、β-catenin 及泌乳素(prolactin),也符合典型 SPN 的表现。

典型的胰腺 SPN 具有独特的形态学及病理特征,即囊实性的大体观及镜下的假乳头状结构。但部分肿瘤可具有多种细胞形态,且可表达 CgA、Syn 等神经内分泌肿瘤特异性标记物及细胞角蛋白等胰腺上皮性恶性肿瘤标记物,从而导致诊断困难及误诊。病理阅片时须注意寻找以血管为轴心的呈假乳头状排列的上皮细胞这一典型特征,同时注意观察细胞的异型性及核分裂象,因典型的 SPN 细胞无明显异型，核分裂象也很少见。此外，Vimentin、β-catenin、泌乳素及 CD56 的表达也有助于 SPN 与其他胰腺肿瘤的鉴别诊断。

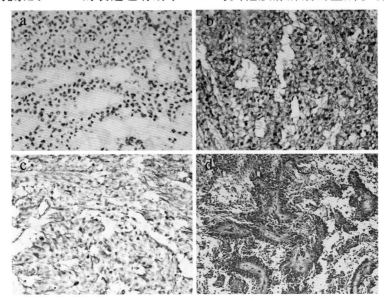

图 4 肿瘤 HE 染色及免疫组化表现。(a) Prolactin；(b) β-catenin；(c) Vimentin；(d) HE

肿瘤内科医师：

目前仅有极少数的个案报道称放疗、化疗在无法切除的 SPN 中应用取得了良好疗效，对新辅助治疗在 SPN 中的应用也有零星报道。由于 SPN 的发病率低，外科治疗效果极佳，故化疗及放疗应用较少，目前并无相关指南及共识推荐新辅助及辅助治疗。该患者的复发及转移灶术中已全部切除，故术后辅助治疗的意义不大，建议定期观察随访。

六、总　结

肝胆胰外科医师：

胰腺 SPN 为具有低度恶性潜能的胰腺肿瘤，部分病例可出现复发及远处转移。该病例即为本中心 MDT 团队成功诊治复发转移 SPN 的典型案例。回顾该病例的诊治经验，笔者认为以下几点需要谨记：(1) 不论对何种 SPN，无论是初发还是复发或转移者，均首选手术切除，效果良好；(2) SPN 具有恶性潜能，对于具有"高侵袭性"特征的 SPN 应加强术后随访监测，做到早期诊断早期手术；(3) SPN 的辅助及新辅助治疗均无权威指南及共识的支持，但对于无法手术切除的病例可尝试。

七、 最终诊断

胰腺实性假乳头状瘤术后复发伴肝脏转移瘤。

参考文献

［1］Bardales RH，Centeno B，Mallery JS，et al. Endoscopic ultrasound-guided fine-needle aspi-ration cytology diagnosis of solid-pseudopapillary tumor of the pancreas：A rare neoplasm of elusive origin but characteristic cytomorphologic features. Am J Clin Pathol，2004，(121)：654—662.

［2］Lee SE，Jang JY，Hwang DW，et al. Clinical features and outcome of solid pseudopapillary neoplasm：Differences between adults and children. Arch Surg，2008，143 (12)：1218—1221.

［3］Tang LH，Aydin H，Brennan MF，et al. Clinically aggressive solid pseudopapillary tumor of the pancreas：A report of two cases with components of undifferentiated carcinoma and a comparative clinicopathologic analysis of 34 conventional cases. Am J Surg Pathol，2005，(29)：512—519.

［4］Romics L Jr，Olah A，Belagyi T，Hajdu N，Gyurus P，Ruszinko V. Solid pseudopapillary neoplasm of the pancreas-proposed algorithms for diagnosis and surgical treatment. Langenbecks Arch Surg，2010，(395)：747—755.

［5］Papavramidis T，Papavramidis S. Solid pseudopapillary tumors of the pancreas：Review of 718 patients reported in English literature. J Am Coll Surg，2005，(200)：965—972.

40　　胰腺实性浆液性囊腺瘤

（1）胰腺实性浆液性囊腺瘤（solid serous cystadenoma，SSCA）较为罕见，与胰腺实性假乳头状肿瘤（solid pseudopapillary neoplasm，SPN）、神经内分泌肿瘤（pancreatic neuroendocrine tumor，PNET）等实体肿瘤鉴别困难。当诊断不明确时，建议手术治疗。

（2）胰腺囊性肿瘤（pancreatic cystic neoplasm，PCN）多数为良性或低度恶性的，早期通过手术切除几乎均可治愈。

一、　病例简介

肝胆胰外科医师：

患者女性，27岁，因"体检发现胰腺肿物9天"入院。无腹痛、腹胀、黄疸等不适。既往体健。查体及实验室检查均未见明显异常。影像学检查时，上腹部增强CT（图1）及MR（图2）均提示胰腺尾部囊实性占位，考虑实性假乳头状瘤。

二、　鉴别诊断

超声科医师：

胰体尾部可探及偏实性低回声肿块，大小约2.2cm×1.8cm，界清，包膜完整，内部回声不均。注入造影剂，可见肿块不均匀强化，强化特点与胰腺癌及SPN均不相符，诊断存在一定难度。建议进行进一步影像学检查，必要时穿刺活检。

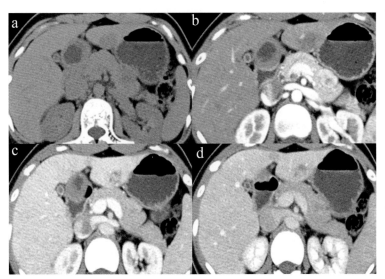

图1　上腹部增强 CT 扫描示胰体尾部一稍低密度肿块,大小约 20.8mm×17.8mm;增强扫描动脉期明显不均匀强化,内见斑片状低密度不强化区,门脉期及实质期强化减退,与正常胰腺呈等密度。(a)平扫期;(b)动脉期;(c)门脉期;(d)实质期

放射科医师:

患者为年轻女性,胰腺体尾部肿块,边界清楚,有假包膜。从发病率上看,首先考虑 SPN,但是本例强化方式呈速升速降型,与 SPN 典型的渐进性强化方式不太符合;从强化方式上看,本例需与 PNET 鉴别,典型的 PNET 强化方式一般呈动脉期明显强化,持续至门静脉期后开始消退,而且 T1WI 多呈稍低信号,而本例为明显低信号,不太一致;另外还需要与浆液性囊腺瘤的罕见类型——SSCA 鉴别,其由无数个微小囊组成,囊腔细小,肉眼无法分辨,而该例看到的是由无数囊壁构成的实性成分。临床上遇到过一两例呈"快进快出"表现,鉴别困难,最终仍需依赖于病理确诊。据文献报道[1-3],SSCA 一般大小约 2.5～4.0cm,在 MRCP 上显示为较肝海绵状血管瘤更高信号,接近于肝囊肿信号;动态灌注增强扫描示 SSCA 强化减退的速率比 PNET 要快(0.55 vs. 0.29,P<0.05)。

肝胆胰外科医师:

各类 PCN 性质不同,预后完全不同,其癌变率也存在较大差异。因此,准确的定性诊断对选择治疗策略意义极大。不同囊性疾病虽有各自好发年龄及影像学特征,然而对于不典型患者的鉴别诊断往往极为困难。大部分 PCN 为良性,临床上仅需密切观察,对手术指征的把握需谨慎。其治疗方案的制订取决于对疾病性质、生物学行为的评估,同时还应顾及患者的年龄、一般状况、治

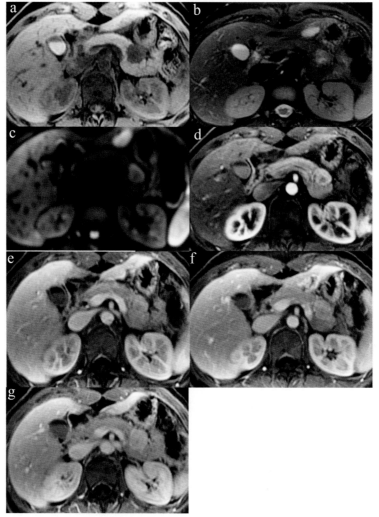

图 2 胰腺增强 MRI 扫描示胰腺体尾部一不均匀长 T1、长 T2 信号肿块，大小约 20.8mm×
25.2mm，弥散不均匀受限，增强后动脉期明显不均匀强化，门静期及实质期强化减退，内见多
发细小斑片状无强化区，肿块边界清楚，边缘光整，未见明显分叶，胰管未见扩张。(a)T1WI；
(b)T2WI；(c)DWI；(d)动脉期；(e)门脉期；(f)实质期；(g)延迟期

疗意愿、医疗及随访条件等诸多因素[4−5]。尽管如此，由于 PCN 对其他治疗
均不敏感，手术切除仍是最主要、最关键的治疗手段。该患者为青年女性，肿
瘤位于胰尾部，影像学特征呈囊实性，综合考虑 SPN 可能性大，但其如何与
PNET、SCN 等进行鉴别，对其影像学特点及细节的把握犹不可忽视。

三、 初步诊断

胰腺占位:实性假乳头状瘤? 胰腺神经内分泌肿瘤? 实性浆液性囊腺瘤?

四、 诊治计划

消化内科医师:

可考虑行超声内镜引导下细针穿刺(EUS-FNA)获取组织和囊液,进行肿瘤标记物及淀粉酶等检测,对疾病的鉴别诊断提供帮助,但目前尚无充分证据支持将其作为常规检查项目。

肝胆胰外科医师:

EUS-FNA 由于取材样本量受限,即便获得良性结果,亦不能完全排除本例恶变可能,暂不考虑施行。且该患者胰腺实性肿物诊断基本明确,首先考虑SPN。根据相应指南,不论肿瘤大小,均存在手术指征,且患者年轻、PS 评分良好,建议行腹腔镜下胰体尾切除术。综合考量,选择行此手术获益较大。视术中胰尾肿瘤性质、与脾血管的关系及血管受累情况决定是否保脾,尚可权衡采用切除脾血管(Warshaw 法)或保留脾血管(Kimura 法)的保脾胰体尾切除术。同时术中行冰冻切片病理检查,明确诊断。

五、 诊治经过

肝胆胰外科医师:

在排除手术禁忌后,择期全麻下行"腹腔镜保留脾脏的胰体尾切除术"(图3 和图 4)。术中腹腔内未见明显腹水;胰体尾部可见一直径约 3cm 圆形肿块,与周围组织边界尚清;脾脏大小正常,约 8cm×6cm×5cm 大小;探查胃、盆腔、网膜未见明显转移性结节。术中冰冻切片病理提示:(胰体尾)腺瘤,瘤细胞呈立方形,腺样或腺泡状排列,部分呈囊性扩张。考虑浆液性腺瘤。手术顺利。术后遵循 ERAS 路径,患者恢复情况良好,术后第 6 日出院。

病理科医师:

术后常规病理(图 5)提示:(胰体尾)胰体尾切除标本,胰体部可见灰白肿块,大小约 3cm×2cm。由形态一致的立方上皮围成的小腺管,核居中,无明显异型。未见血管及神经侵犯,符合浆液性腺瘤,实性型。免疫组化结果:

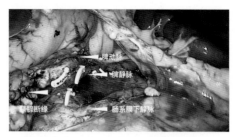

图3 腹腔镜保留脾脏（Kimura法）的胰体尾切除术后腹腔示意

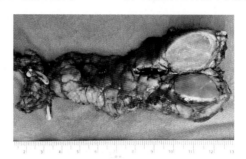

图4 胰体尾肿瘤标本大体观可见肿瘤断面呈红白色，为质地均匀的实性成分

Syn（－），CgA（－），CD56（－），Ki-67＜5％（＋），β-catenin 膜（＋），CK7 弥漫（＋），CD10（－），Vimentin（－），CAM5.2 弥漫（＋），CD31 血管（＋），ERG 血管（＋）。同期送美国 UCLA 病理会诊，亦支持 SSCA 诊断。

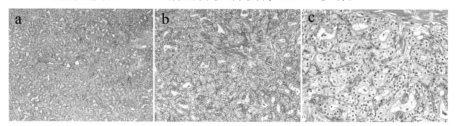

图5 术后常规病理。镜下可见形态一致的立方上皮围成的小腺管，规则排列，胞核未见异型，腺体间未见纤维间隔，符合 SSCA 表现。(a)HE,×40；(b)HE,×100；(c)HE,×200

六、总结

肝胆胰外科医师：

胰腺囊性疾病（pancreatic cystic lesions，PCLs）是指由胰腺上皮和/或间质组织形成的肿瘤或非肿瘤性病变，均包含囊腔，可为单灶或多灶性，主要包括胰腺假性囊肿和 PCN。而后者常见类型有浆液性囊性肿瘤（serous cystic neoplasm,SCN)、黏液性囊性肿瘤(mucinous cystic neoplasm,MCN)、导管内乳头状黏液性肿瘤(intraductal papillary mucinous neoplasm,IPMN)及 SPN 等[4—5]。虽然 PCN 总体发病率较低,但近年来随着影像学技术的发展及国民健康意识的提高,其检出率逐渐增加,日益受到专科医生的重视。此类囊性肿瘤多数为良性或低度恶性,通过手术切除几乎均可治愈。然而,由于胰腺手术相关并发症的发生率一直较高且较严重,因此应严格把握手术指征,结合临床证据和患者具体情况,制订合理的个体化诊治方案显得尤为重要。但当诊断不明确时,则应建议手术治疗。外科手术原则应是彻底切除肿瘤,避免癌变,且尽可能保留胰腺正常实质,并保护胰腺内外分泌功能。治疗位于胰体尾的肿瘤时保脾与否,取决于肿瘤与脾血管的紧密关系以及有无可疑恶变。

学术界一般将 SCN 分为 5 个亚型:微囊型浆液性囊腺瘤(serous micro-cystic adenoma,SMCA)、寡囊型浆液性囊腺瘤(serous oligocystic and ill-demarcated adenoma,SOIA)、实性浆液性囊腺瘤(solid-type serous cystade-noma or solid serous adenoma,SSCA)、VHL 综合征相关的浆液性囊腺瘤(von Hippel-Lindau disease-associated cystic neoplasm)及浆液性囊腺癌(se-rous cyst adenocarcinoma)。2010 年版 WHO 胰腺肿瘤分类则将后两者单独提出与浆液性囊腺瘤并列。回顾本例为最为罕见的 SSCA,由 Perez-Ordonez 等于 1996 年首次报道,在 SCN 各亚型中仅占 3%;与其他亚型相比,SSCA 往往无明显性别分布差异,瘤体偏小,预后较佳,但在影像学表现上与 SPN、PNET 等实体肿瘤十分相近,极难鉴别,且临床诊断上极易混淆,选择手术切除应是较为合理的治疗选择。

七、 最终诊断

胰腺实性浆液性囊腺瘤。

参考文献

[1] Kishida Y, Matsubayashi H, Okamura Y, et al. A case of solid-type serous cystadenoma mimicking neuroendocrine tumor of the pancreas. J Dig Dis,2014,15(4):211—215.

[2] Yasuda A, Sawai H, Ochi N, et al. Solid variant of serous cystadenoma of the pancreas. Arch Med Sci,2011,7(2):353—355.

[3] Kim HJ, Lee DH, Ko YT, et al. CT of serous cystadenoma of the pancreas and mimicking masses. AJR Am J Roentgenol,2008,190(2):406—412.

[4] 中华医学会外科学分会胰腺外科学组. 胰腺囊性疾病诊治指南(2015). 中国实用外科杂

志，2015，35(9)：955—959.

[5] Abakken L，Adham M，Albin N，et al. European experts consensus statement on cystic tumours of the pancreas. Digestive & Liver Disease Official Journal of the Italian Society of Gastroenterology & the Italian Association for the Study of the Liver，2013，45(9)：703— 711.

41　　浆液性囊腺瘤

⚪要点：

（1）部分浆液性囊腺瘤（serous cystic neoplasm，SCN）诊断困难，需与其他胰腺囊性病变特别是胰腺假性囊肿（pancreatic pseudocyst，PPC）鉴别。假性囊肿的诊断金标准为病理分析囊壁无上皮细胞。

（2）不能排除为胰腺囊性肿瘤的囊性占位是手术切除的指征。

一、　病例简介

患者女性，30岁，因"反复恶心呕吐8年"入院。患者8年前反复饭后恶心呕吐，当地医院考虑"急性胰腺炎"并予对症治疗后好转，但随访B超提示"胰腺囊性肿块，大小约3.5cm"，一直普外科门诊随访。1年前出现右上腹坠胀感，病人未重视，1年来腹部坠胀感加重，半个月前行CT检查提示"胰头囊性占位"，拟"胰头囊性肿物"收住入院。查体右上腹可触及一直径约10cm包块，余无殊。肿瘤标志物中CA19-9为45.5U/ml，余无异常。入院后先后接受了肝胆胰脾彩超、MRCP、胰腺MRI增强扫描等检查，检查结果提示胰头囊性占位。

二、　鉴别诊断

放射科医师：

本例患者为青年女性，胰腺头部分叶状多房囊性占位，胰管略受压，远侧胰管轻度扩张（图1）。影像学上需考虑以下良性病变：（1）SCN：寡囊与微囊混合型，可表现为大囊与多发小囊，囊壁及分隔强化，与胰管不通，但小囊直径多＜2cm，且好发于老年女性。本例中，小囊直径＞2cm，且为年轻女性，不太符合 SCN 的特点。（2）PPC：患者一般有胰腺炎病史，可呈多房囊性改变，部分可包裹坏死物或见脂质密度/信号，与胰管不相通，本例可符合。但单从影像学上看，胰腺周围未见渗出征象，在不了解病史的情况下诊断困难。（3）黏液性囊腺瘤（mucinous cystic neoplasm，MCN）：好发于中老年女性，以胰尾部多见，囊较大，分隔少，张力较大，边缘光整，本例不太符合。（4）导管内黏液性乳头状瘤（intraductal papillary mucinous neoplasm，IPMN）：好发于老年男性，以胰头部多见，无论主胰管型或分支胰管型均与胰管相通，本例不符合。

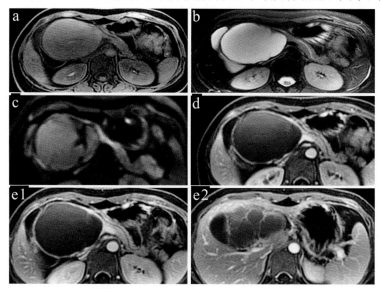

图 1　胰腺增强 MRI。胰头部一巨大囊性占位，大小约 7.7cm×8.4cm，呈 T2W FS 高、T1WI 等信号，DWI 未见弥散受限。病灶边缘呈分叶状，内见细线状分隔。增强扫描病灶边缘及分隔明显强化，邻近胰管受压，未见相通征象，远侧胰管轻度扩张。胰腺周围未见渗出征象。(a)T1WI；(b)T2WI；(c)DWI；(d)胰腺 MRI 增强门脉期；(e)胰腺 MRI 增强延迟期

超声科医师：

胰头和左肝之间可见一囊性暗区，范围约 9.7cm×8.5cm×6.9cm，边界欠清，壁厚，内可见条带状分隔，后方回声增强。CDFI 示囊性暗区内未见明显血流信号，首先考虑 PPC。

肝胆胰外科医师：

PPC 是指因胰腺炎或其他胰腺损伤致胰管破裂，胰液在胰腺内及胰周聚集，周围被增生的纤维肉芽组织包裹后形成的囊性病变；囊肿内壁无上皮细胞，故称假性囊肿。结合既往胰腺炎病史，目前诊断首先考虑 PPC，但囊腺瘤不能除外。囊腺瘤中 SCN 可能性大，SCN 占胰腺囊性肿瘤的 20%～40%，呈微囊腺瘤。法国外科协会回顾 170 例 SCN，患者中 86% 是女性，平均年龄

56.6岁,1/3没有症状,常见症状是腹痛和可触及腹部包块[1]。SCN肿瘤细胞来源于腺泡细胞,囊壁由富含糖原的单层立方上皮组成。进一步的诊断方法有内镜超声检查和穿刺囊液分析,囊液的特点是清亮、没有黏液成分,富含糖原,低CEA、CA19-9。

三、 初步诊断

胰头囊性肿物:考虑胰腺假性囊肿。

四、 诊治计划

肝胆胰外科医师:

患者腹部坠胀感明显,影像学提示胰头囊性占位,但超声与MRI诊断意见不同。对于怀疑胰腺囊性肿瘤者,可行胰腺囊性肿块切除,根据术中冰冻结果再决定是否行扩大根治手术。诊断首先考虑PPC,目前PPC可以选择手术治疗[1]。外科手术术式主要有:(1)外引流术。但单纯的择期外引流术已较少应用,仅在术中发现囊肿壁不够成熟、吻合困难或假性囊肿自发破裂急症手术等少数情况下偶有采用。(2)内引流术。开腹内引流术主要有囊肿空肠Roux-en-Y吻合术、囊肿胃吻合术和囊肿十二指肠吻合术,理想的内引流是要在囊肿最低点和消化道建立吻合以达到充分引流的目的。多项研究均表明,开腹内引流术成功率高,并发症及复发率均较低,远期效果良好,囊肿空肠Roux-en-Y吻合术是目前最常用且也被认为是最理想的内引流术式。(3)囊肿切除手术。但单纯囊肿切除术多限于胰尾部小的囊肿才能采用,大部分囊肿切除手术为包括囊肿在内的胰腺部分切除术。内引流远期效果良好,但慢性胰腺炎特别是酒精性慢性胰腺炎患者常伴有胰胆管结构改变,术后易出现假性囊肿复发。行内引流术时需注意:吻合口应位于囊肿最低位,避免发生引流不畅或感染;吻合口应足够大(>3cm),需梭形切除部分囊壁,防止吻合口狭窄及过早闭合;多房性囊肿应将分隔去除,以利于充分引流;囊壁应行病理学检查,排除真性囊肿及囊性肿瘤;如果合并有胆道、胰管梗阻,可同时行胆肠吻合和胰肠吻合。

消化内科医师:

胰头囊性肿块可考虑利用超声内镜下穿刺活检明确诊断,如为假性囊肿,则内镜下经胃穿刺置管引流术也不失为一种有效的手段。囊肿周围有完整的壁围绕,并且囊壁与胃壁或十二指肠壁紧密相邻,则可进行引流操作。以往认为,囊肿直径>6cm、囊肿存在 6 周以上为内镜下引流术的禁忌,但随着内镜技术的不断发展,囊肿的大小和存在时间已经不再是内镜引流术的禁忌。本例患者囊肿较大,为多房性,内镜下穿刺可能无法彻底引流,且已有明确的梗阻症状,有外科手术指征,建议行外科手术切除。

五、 诊治经过

肝胆胰外科医师:

排除手术禁忌后行胰头肿瘤及中段切除+胰肠吻合+肠肠 Roux-en-Y 吻合术。术中见胰头囊性肿块,直径约 6cm,质中,界清,包膜完整,来源于胰头部(图 2)。术中冰冻提示胰腺良性囊性病变,常规病理提示 SCN,UCLA 病理科会诊诊断 PPC,但术后对病理诊断存疑,因此回顾病理并行免疫组化检查,支持 SCN 诊断。术后长期随访,未见明显复发。

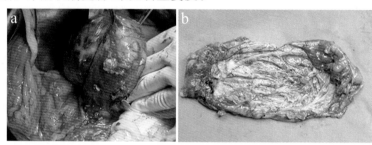

图 2　术中标本图片(a)及剖检大体表现(b)

病理科医师:

术中冰冻结果为胰腺纤维囊壁性组织,未见明确内衬上皮,考虑良性囊性病变。术后常规病理结果为胰腺不规则纤维囊壁性组织,被覆立方内衬上皮,局部可见淋巴细胞浸润,考虑 SCN。后请 UCLA 病理会诊,结果为:胰腺囊壁内未见上皮细胞,诊断考虑 PPC。后再次回顾病理,镜下见纤维囊壁样组织,部分区域可见单层立方上皮衬覆,部分区域黏膜下方可见明显地出血、纤维组织增生及含铁血黄素沉积,HE 染色下衬覆的上皮不明显,但是免疫组化染色CK7 明显地勾勒出上皮衬覆的轮廓(图 3),符合浆液性囊腺瘤的诊断。

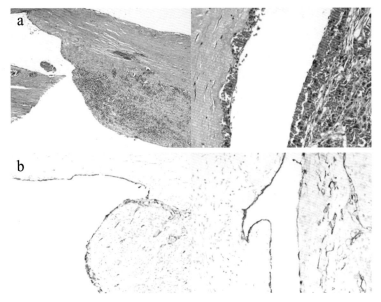

图 3　HE 染色(a)及 CK7 免疫组化染色结果(b)

放射科医师:

回顾术前诊断首先考虑囊腺瘤,CT 在胰腺囊性病变的定性诊断方面有一定的局限性,特别是对 PPC 与囊性肿瘤如黏液性囊腺瘤、导管内乳头状黏液瘤的准确鉴别价值有限。MRI 对 PPC 的部位、形态和大小显示较好,且在判定囊液成分方面优于超声和 CT。PPC 中坏死组织碎屑的形态往往不规则,有助于鉴别 PPC 与囊性肿瘤[2]。

六、总　结

本例最终诊断为 SCN,但术前放射科和超声科的诊断不一致,术后常规病理、UCLA 病理科会诊不一致,最终通过免疫组化明确为 SCN。因此,这是一例术前诊断困难、术后病理鉴别也困难的 SCN。理论上,SCN 与 PPC 的病理鉴别其实非常简明确切,PPC 的诊断金标准为病理分析囊壁无上皮细胞,但实际操作中较难做出无上皮细胞的病理描述结论。如本例中由 UCLA 高年资病理医师经过常规病理切片判断无上皮细胞,而本 MDT 团队回顾病理并行免疫组化检查,结果清晰地显现出 CK7 阳性的上皮细胞层,因此诊断为 SCN。

本例 SCN 术前诊断无法明确,明确术前诊断的最佳方式为 EUS 下穿刺活检,而 MDT 讨论未提出术前活检是本例的诊疗过程中的缺憾。如能术前行胰腺囊性占位活检并明确病理,对手术术式的确定可以有重要帮助。手术治疗的目的主要是缓解胰腺囊性占位引起的临床症状,清除其内容物,确定病变性质和预防严重并发症。如为无症状的 SCN,则推荐随访。SCN 仅有极少数恶变的报道[3]。

七、 最终诊断

胰头浆液性囊腺瘤。

参考文献

[1] Le Borgne J，de Calan L，Partensky C. Cystadenomas and cystadenocarcinomas of the pancreas：A multiinstitutional retrospective study of 398 cases. Ann Surg，1999，230（2）：152—161.

[2] Marino KA，Hendrick LE，Behrman SW. Surgical management of complicated pancreatic pseudocysts after acute pancreatitis. Am J Surg,2016,211(1):109—114.

[3] King JC，Ng TT，White SC，Cortina G，Reber HA，Hines OJ. Pancreatic serous cystadenocarcinoma：A case report and review of the literature. J Gastrointest Surg，2009,13(10)：1864—1868.

42　　胰腺黏液性囊腺瘤

🐧**要点:**

胰腺黏液性囊腺瘤(MCN)也可与主胰管相通,术前影像学诊断困难,确诊依赖病理诊断。

一、　病例简介

肝胆胰外科医师(主管医师):

患者女性,44岁,因"腹痛2个月余"入院。当地CT提示胰尾囊实性肿物。查体无殊。实验室检查提示CA19-9为48.6U/ml,肝肾功能,血常规,凝血谱,肝炎标志物,IgG4均处于正常范围。患者入院后影像学提示胰体尾囊性肿块,无肿瘤远处转移依据。

二、　鉴别诊断

肝胆胰外科医师:

患者为中年女性,胰腺体尾部囊性肿块。从发病率上看,首先考虑MCN,但是依然需要与胰腺黏液性囊腺癌、浆液性囊腺瘤、IPMN等进行鉴别。必须密切关注肿瘤是否已经出现癌变以及能否进行根治性切除。

超声科医师:

超声显示胰腺大小形态正常,胰腺实质回声均匀。胰腺体尾部可见一囊性包块,大小约3.4cm×3.1cm,边界清,内见条索状高回声,胰管未见扩张,CDFI未见血流明显异常。B超诊断MCN。

放射科医师:

胰腺增强CT扫描(图1)示胰腺体尾部有一类圆形低密度影,大小约3.1cm×2.9cm,增强后未见强化,胰管受压。另胰腺体部见2枚小类圆形低密度不强化灶,胰管未见明显扩张。肝门部及后腹膜未见肿大淋巴结。胰腺增强MRI(图2)示胰腺体尾部有一类圆形长T1、长T2信号肿块影,大小约3.1cm×2.9cm,增强后未见强化。另胰腺体部见2枚小类圆形长T1、长T2信号影,增强未见强化,胰管未见明显扩张。肝门部及后腹膜未见肿大淋巴结。综上所述,患者为中年女性,胰腺体尾部囊性肿块,直径>2cm,内未见明显分隔,边界清楚,边缘光整,未见分叶,未见明确与胰管相通。从发病率上看,首先考虑MCN,需要与IPMN及SCN鉴别。一般IPMN发生于老年男性,胰头部较多,可见与胰管相通;SCN发生于60岁左右女性,胰头部较多,内见多发分隔小囊常见(微囊型),直径均小于2cm,但也有寡囊型,表现为单囊,一般形态可为分叶状,鉴别困难。但是本例胰腺体部另见2枚小囊性灶,似与胰管相通,故需与IPMN鉴别。

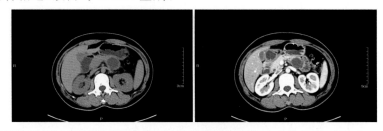

图1 胰腺增强CT扫描示胰腺体尾部有一类圆形低密度影,大小约3.1cm×2.9cm,增强后未见强化。另胰腺体部见2枚小类圆形低密度灶,胰管未见明显扩张

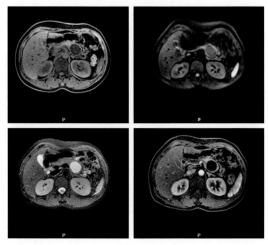

图2 胰腺增强MRI示胰腺体尾部有一类圆形长T1长、T2信号肿块影,大小约3.1cm×2.9cm,增强后未见强化。另胰腺体部见2枚小类圆形长T1、长T2信号影,增强未见强化,胰管未见明显扩张

三、 初步诊断

胰体尾囊性肿瘤。

四、 诊治计划

肝胆胰外科医师:

患者为中年女性,影像学提示胰体尾囊性肿块,直径超过 3cm,未侵犯血管,未侵犯周围组织,无远处转移依据,临床诊断 MCN。但是本例胰腺体部另见 2 枚小囊性灶,似与胰管相通,故需与 IPMN 鉴别。由于 MCN 以及 IPMN 均具有潜在癌变风险(约 6%～27%),因此需行根治性手术治疗,可以考虑行腹腔镜手术。

五、 治疗经过

肝胆胰外科医师:

对患者行腹腔镜下胰体尾切除＋脾脏切除术。术中见胰体部囊性肿物,大小约 3cm×2cm,包膜完整,界限清楚。胰腺断面胰管未扩张,约 2mm。针筒抽出标本内囊液清亮,胰管内注入美兰后,切开标本,见囊内染色。术中冰冻切片提示:(胰体尾)囊性病变,囊壁可见单层立方上皮被覆,考虑为良性囊肿,类型待常规明确。手术顺利。术后患者恢复良好,围手术期未发生明显并发症。

术后测得病灶内囊液淀粉酶为 2880U/ml,CEA 96.7U/ml,CA19-9＞12000U/ml。术后常规病理提示胰体尾囊性病变,部分囊肿间质免疫组化染色 ER(＋)、PR(＋),病变含有黏液性囊瘤并低级别上皮瘤变成分,胰腺切缘阴性。后行 UCLA 病理会诊,提示 MCN 伴低级别异型增生,未见癌,卵巢样间质阳性。

术后 1 周,患者血 CA19-9 下降至正常水平。术后患者门诊随访 1 年,未发现肿瘤复发及转移依据。

六、 总 结

肝胆胰外科医师：

MCN占胰腺囊性肿瘤的20%～30%，患者以中年女性多见，发病年龄比SCN年轻10岁，平均年龄为48～52岁。肿瘤有中高度恶变倾向，常单发于胰体尾部，平均直径为5～6cm，多与胰管不相通，为单房或多房囊肿；内含黏液样物质，囊液CEA水平高，淀粉酶水平低。密集卵巢性基质是其特征性病理特点，属于癌前病变，早期手术切除是改善预后的关键。

IPMN占胰腺囊性肿瘤的7%～35%，患者平均年龄为65岁，男女发病率相似。IPMN与MCN相似，均产生黏液，但因为IPMN与胰管相通，IPMN分泌的大量黏液及囊壁结节均会堵塞胰管，导致胰管扩张[1]。

本例中，术中发现患者病灶与胰管相通，但囊液中CEA、CA19-9及淀粉酶均明显升高，同时经病理学证实卵巢样间质阳性，诊断为MCN。国外文献也指出约有6.8%的MCN可与主胰管相通。因此，若IPMN和MCN术前影像学诊断困难，可通过超声内镜并进行活检来对其进行鉴别，但有效性仍待改进[2,3]。

七、 最终诊断

胰体黏液性囊腺瘤（MCN）。

参考文献

[1] Fong ZV, Ferrone CR, Lillemoe KD, et al. Intraductal papillary mucinous neoplasm of the pancreas: Current state of the art and ongoing controversies. Annals of Surgery, 2016, 263(5):908—917.

[2] Tanaka M, Fernández-del Castillo C, Adsay V, et al. International consensus guidelines 2012 for the management of IPMN and MCN of the pancreas. Pancreatology, 2012,(12): 183—197.

[3] Palmucci S, Cappello G, Trombatore C, et al. Cystic pancreatic neoplasms:Diagnosis and management emphasizing their imaging features. Eur Rev Med Pharm Sci, 2014, (18): 1259—1268.

43　　胰腺导管内乳头状黏液性肿瘤

![要点图标]要点：

　　胰腺囊性肿瘤（PCN）术前鉴别诊断困难，对于无症状且意外发现的PCN，需把握手术干预的指征及时机。

一、　病例简介

肝胆胰外科医师（主管医师）：

　　患者女性，62 岁，因"发现胰腺占位 10 余年"入院。患者 10 年前 CT 提示胰尾囊实性肿物直径约 4.5cm，性质不明，未进行任何干预。8 年前复查肿瘤大小约 6.0cm×5.6cm。1 周前复查提示肿块大小为 6.3cm×4.5cm。查体无殊。实验室检查提示血常规、肝肾功能电解质、凝血谱、IgG4 均处于正常范围，CA19-9 7.2U/ml，CEA 12.3U/ml。患者入院后影像学诊断胰体尾囊性肿瘤，无肿瘤远处转移依据。

二、　鉴别诊断

肝胆胰外科医师：

　　患者为老年女性，慢性起病，病程长，发现胰尾囊实性肿瘤 10 余年。影像学评估肿瘤直径＞2cm，内未见明显分隔，边界清楚，边缘光整，未见分叶，未见明确与胰管相通。从发病率上看，首先考虑黏液性囊腺瘤（MCN）。但是依然需要与黏液性囊腺癌、浆液性囊腺瘤、胰腺导管内乳头状黏液瘤（IPMN）进行鉴别。外科医师必须密切关注肿瘤是否已经出现癌变以及能否进行根治性切除。

超声科医师：

超声显示胰腺大小形态正常，胰腺实质回声均匀，胰腺体尾部可见一囊性肿块，大小约 6.3cm×4.5cm，边界清，内见条索状光带及细小光点沉积，胰管未见扩张，CDFI 未见血流明显异常。超声首先诊断胰腺黏液性囊腺瘤。

放射科医师：

影像学检查（图 1）提示患者胰体部类圆形囊性病灶，边缘尚清，直径约 44.1mm，未见与胰管相通；增强后囊壁强化明显，内见不规则分隔及实性结节影。邻近胰腺实质呈受压改变，远侧胰管轻度扩张。周围血管未见确切侵犯改变（图 2）。以上符合黏液性囊腺瘤诊断，但影像学上无法判断是否其存在恶变。

消化内科医师：

患者胰体尾囊性肿块，已行 EUS-FNA。术中发现胰体无回声占位，内部回声不均，内有粗分隔，无法判断与胰管是否相通（图 3）；胰管胆管不扩张，穿出少量草绿色不黏液体。术后实验室检查提示囊液 CEA＞15000ng/ml，CA19-9＞12000U/ml，淀粉酶＞15000U/L，穿刺病理提示囊性瘤样病变。诊断胰腺黏液性囊腺瘤。

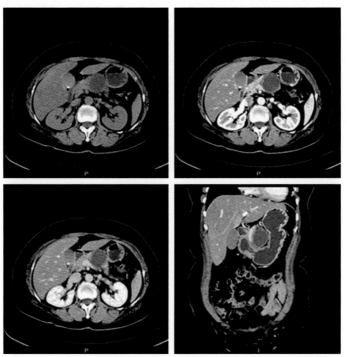

图 1　术前全腹增强 CT 检查示胰体部有类圆形囊性病灶，边缘尚清，直径约 44.1mm；增强后囊壁强化明显，邻近胰腺实质呈受压改变，远侧胰管轻度扩张；考虑为黏液性囊腺瘤并恶变

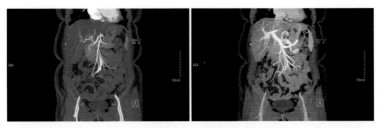

图2　术前腹部 CTA 示胰腺体部占位,周围血管未见确切侵犯改变

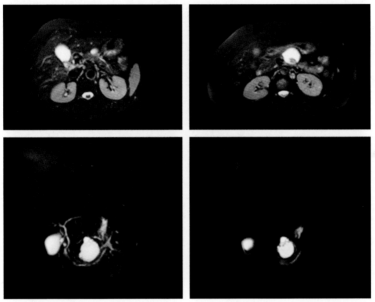

图3　术前 MRCP 示胰腺体部囊性占位,内见不规则分隔及实性结节影,远侧胰管轻度扩张,无法明确是否交通

三、　初步诊断

胰体尾囊性肿瘤;首先考虑胰腺黏液性囊腺瘤。

四、　诊治计划

肝胆胰外科医师:

患者为老年女性,影像学提示胰体尾囊性肿块,直径超过 3cm;囊壁强化伴实性结节,未侵犯血管,未侵犯周围组织,无远处转移依据,临床首先考虑黏液性囊腺瘤。由于黏液性囊腺瘤有潜在癌变,而且囊肿直径≥3cm,囊内存在实性成分是其恶变危险因素,有手术指征,计划近期行手术治疗。

五、 治疗经过

肝胆胰外科医师(主管医师):

我们为患者择期安排行胰体尾＋脾脏切除术,术中发现胰体尾5cm×6cm大小的囊性肿块,边界清,局部炎症水肿明显,与横结肠系膜粘连紧密(图4)。

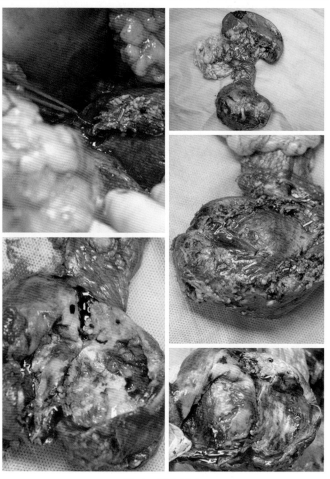

图4 手术标本

术后患者恢复可,术后病理提示胰腺肿瘤囊壁见黏液上皮,上皮下见卵巢特化性间质,囊壁周围见大量中性粒细胞浸润,符合黏液性囊性肿瘤,伴低级别上皮内瘤变,并发感染及脓肿形成(图5)。

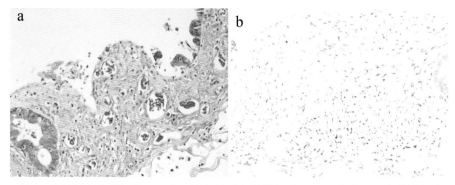

图5　术后标本病理切片。(a)HE 染色显示卵巢样间质;(b)PR 染色显示卵巢样间质

六、总　结

肝胆胰外科医师:

PCN 是指由胰腺上皮和(或)间质组织形成的肿瘤性含囊腔病变,以胰管或腺泡上皮细胞增生、分泌物潴留形成囊肿为主要特征,临床发病率为0.1%～1%。常见包括浆液性囊性肿瘤(SCN)、黏液性囊性肿瘤(MCN)、导管内乳头状黏液性肿瘤(IPMN)及实性假乳头状肿瘤(SPN)(表1和表2)。

SCN 患者以老年女性多见,恶变倾向低,约一半病例发生在胰体尾部。囊液清亮稀薄,不含黏蛋白,CEA 和淀粉酶水平低。SCN 主要有3种形态学类型:多囊型、蜂巢型和寡囊型。MCN 患者以中年女性多见,中高度恶变倾向,常单发于胰体尾部,与胰管不相通,多为单房或多房囊肿,内含黏液样物质,囊液 CEA 水平高,淀粉酶水平低,密集卵巢性基质是其特征性病理特点。MCN 属于癌前病变,早期手术切除是改善预后的关键。IPMN 患者以老年多见,发病率男女相当,起源于主胰管或分支胰管的上皮性肿瘤,胰管扩张＞5mm,好发在胰体、勾突部。IPMN 与 MCN 相似,均产生黏液,但 IPMN 与胰管相通,囊液 CEA 和淀粉酶水平高,可分为主胰管型(main duct,MD)、分支胰管型(branch duct,BD)和混合型(mixed type,MT)。SPN 患者以青年女性多见,病变在胰腺各个部位的发生比例相当。SPN 囊液呈血性,CEA 水平低。SPN 是一种隐匿性的胰腺外分泌肿瘤,低度恶性,部分可伴有肝脏、腹膜转移,一经确诊或高度怀疑后应积极手术[1,2]。

表 1 胰腺常见囊性肿瘤特点

名称	性别分布	高峰年龄	所占比例	是否与主胰管相通	病变部位	恶性程度及病程
SCN	女性为主	70周岁	32%～39%	否	任意部位，50%以上位于胰体尾	切除后可治愈，浆液性囊腺癌罕见
MCN	女性为主	50周岁	10%～45%	否	95%以上位于胰体尾	切除后可治愈，不论囊腺上皮增生程度如何，但确诊为侵袭性囊腺癌则预后不佳
IPMN	男女相当	60～70周岁	21%～33%	是	70%以上位于胰头	切除后可治愈，病理确诊为腺瘤性和边缘性的细胞异型预后佳，但确诊为侵袭性囊腺癌则预后不佳
SPN	女性为主	40周岁	<10%	否	任意部位	惰性肿瘤，罕见转移，完全切除后预后佳

表 2 胰腺常见囊性肿瘤囊液特点

囊液检查	SCN	MCN	IPMN	SPN
囊液性状	清亮稀薄非黏液	清亮黏液	清亮黏液	血性或含坏死物质
淀粉酶	低	低	高	低
CEA	低	高	高	低
细胞学检查	胞浆富糖原上皮细胞	异型性柱状黏液上皮细胞	异型性柱状黏液上皮细胞	混杂细胞

对于无症状且意外发现的 PCN，手术干预的指征及时机非常重要。目前指南认为囊肿直径≥3cm、囊内存在实性成分及伴有胰管扩张是 PCN 恶变危险因素，建议手术治疗。对于无恶性病变或重度不典型增生的无症状性PCN，不建议常规开展术后随访。而对于术后病理检查证实为浸润性癌及不典型性增生者，建议术后 1 年复查 MRI，后每 2 年行 1 次 MRI 检查以复查残余胰腺，共随访 5 年[3]。

七、 最终诊断

胰腺导管内乳头状黏液性肿瘤（IPMN）。

参考文献

[1] Fong ZV，Ferrone CR，Lillemoe KD，et al. Intraductal papillary mucinous neoplasm of the pancreas：Current state of the art and ongoing controversies. Annals of Surgery，2016，263(5)：908—917.

[2] Tanaka M，Fernández-del Castillo C，Adsay V，et al. International consensus guidelines 2012 for the management of IPMN and MCN of the pancreas. Pancreatology，2012，12：183—197.

[3] Palmucci S，Cappello G，Trombatore C，et al. Cystic pancreatic neoplasms：Diagnosis and management emphasizing their imaging features. Eur Rev Med Pharm Sci，2014，(18)：1259—1268.

44　　肝癌 TACE 术导致胰腺炎、胰腺假性囊肿形成

要点：

　　TACE 术后发生急性胰腺炎极为少见，可能是介入操作因素导致胰腺供应血管缺血所致的，可造成胰腺假性囊肿形成合并囊肿内血管破裂出血等罕见并发症，危及生命。提示行 TACE 操作时需要尽量精细、高选择性栓塞，尽可能避免发生其他脏器缺血。

一、　病例简介

肝胆胰外科医师：

　　患者男性，71 岁，因"发现肝癌 1 年，反复腹部胀痛 3 个月余"入院。患者 1 年前体检发现"肝癌"，在外院行 3 次 TACE 术和 1 次射频消融术。3 个月前患者出现反复全腹部胀痛，在外院诊断为"急性胰腺炎"，予对症治疗，症状有所好转后出院。1 个月前在外院复查诊断为"胰腺囊肿"，今我院门诊拟"胰腺囊肿"收住入院。

　　查体：腹部膨隆，左侧腹部有轻压痛，未及明显反跳痛。

　　实验室检查：血常规、凝血功能、肝肾功能等基本正常，Child-Pugh A 级，ICG R15 8.9%，血淀粉酶 222U/L，AFP 1860.9μg/L。

　　患者入院后进行了肝胆胰脾 B 超、胸部高分辨率 CT 平扫、胰腺 MRI 增强扫描、上腹部增强 CT 检查，结果提示：肝癌 TACE 术后，肝Ⅶ、Ⅷ段肿瘤存活可能；胰头部囊性占位；肝硬化，少量腹水；未发现肺部有转移灶。

二、鉴别诊断

肝胆胰外科医师：

该患者肝细胞肝癌、乙肝肝硬化诊断是明确的，且肝癌已在外院接受多次 TACE 治疗，现在我院影像学检查仍提示肝Ⅶ、Ⅷ段肿瘤有存活可能。现在主要问题是鉴别胰头部囊肿是假性囊肿还是囊性肿瘤，例如 IPMN 或 SPT。患者 3 个月来腹痛腹胀反复发作，主要考虑是 TACE 术后诱发急性胰腺炎所致的。急性胰腺炎是 TACE 术后的一种较少见并发症，相关文献报道其发生率在 1.7%～4.0% 左右，主要是非选择性的栓塞引起胰腺缺血损伤所致的[1,2]。本例结合影像学特点、患者胰腺炎病史及其 TACE 术前外院 CT 片并未发现胰腺囊肿等来看，胰头部囊性占位首先考虑胰腺炎反复发作引起的胰腺假性囊肿。

放射科医师：

上腹部 CT 增强扫描（图 1 和图 2）示肝癌 TACE 术后，肝右叶见散在碘油沉积，肝Ⅶ及Ⅷ段肿瘤部分存活，增强不均匀强化，肝脾周围积液。胰头部见一不规则囊实性肿块，增强扫描不均匀强化，周围见渗出，胰腺体尾部轻度萎缩。腹膜后未见明显肿大淋巴结。

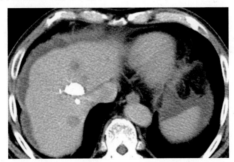

图 1　上腹部 CT 增强扫描（实质期）。肝癌 TACE 术后，肝Ⅶ及Ⅷ段肿瘤部分存活，增强不均匀强化

肝脏 MR 增强扫描（图 3 和图 4）示肝癌 TACE 术后，肝Ⅶ及Ⅷ段肿瘤部分存活，T1WI 低信号，T2WI 高信号，DWI 高信号，增强后不均匀强化。胰头部不规则囊性占位，囊壁较厚，T1WI 低信号，T2WI 高信号，DWI 低信号，增强后周边不均匀强化，周围见渗出；胰腺体尾部轻度萎缩，主胰管未见扩张。

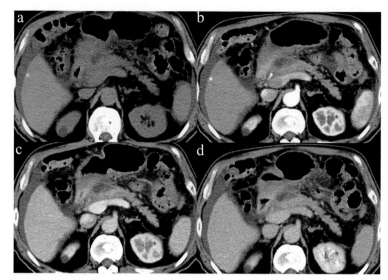

图 2　上腹部 CT 增强扫描,胰头部见一不规则囊实性肿块,增强扫描不均匀强化,周围见渗出,胰腺体尾部轻度萎缩。(a)平扫期;(b)动脉期;(c)门脉期;(d)实质期

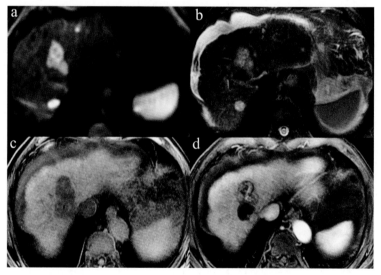

图 3　肝脏 MR 增强扫描示肝癌 TACE 术后,肝Ⅶ及Ⅷ段肿瘤部分存活,T1WI 低信号,T2WI 高信号,DWI 高信号,增强后不均匀强化。(a)DWI;(b)T2WI;(c)T1WI;(d)增强动脉期

　　综上所述,从 CT 和 MRI 上看,肝癌 TACE 术后,肝Ⅶ及Ⅷ段肿瘤部分存活。因胰头部囊性肿块伴周围渗出,胰腺体尾部萎缩,故胰头部假性囊肿诊断明确。因肿块未与主胰管相通,主胰管未见扩张,故不支持 IPMN。另囊腺瘤好发于女性,患者无胰腺炎病史,而该患者为老年男性,有胰腺炎病史,故也不符合。

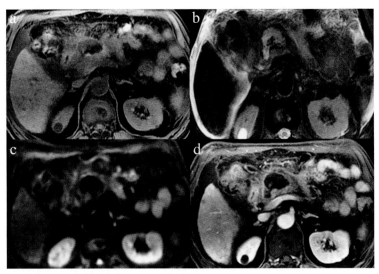

图 4   肝脏 MR 增强扫描示胰头部不规则囊性占位，囊壁较厚，T1WI 低信号，T2WI 高信号，DWI 低信号，增强后周边不均匀强化，周围见渗出，胰腺体尾部轻度萎缩。（a）T1WI；（b）T2WI；（c）DWI；（d）增强动脉期

三、 初步诊断

肝癌 TACE 术后；胰腺假性囊肿；胰腺炎；乙肝肝硬化。

四、 诊治计划

超声科医师：

对于肿瘤直径不超过 3cm 的肝癌，B 超引导下微波消融可以达到与手术切除相同的效果。目前发现患者的肝Ⅶ、Ⅷ段肿瘤直径均在 3cm 以下，而且位置适宜，具有行微波消融的适应证。术前最好做一次超声造影，再次明确肿瘤性质及位置。

肝胆胰外科医师：

TACE 诱发的胰腺炎的治疗与其他原因引起的胰腺炎治疗并无区别，以保守治疗为主。现患者仍有腹痛腹胀等胰腺炎症状，CT 提示胰腺周围仍有少量渗出表现，胰腺假性囊肿形成时间不长，且无恶心呕吐等压迫症状，暂无手术指征，可等待炎症消退后再行观察或处理。尚存活的肿瘤主要位于肝Ⅶ、Ⅷ段，直径较小，可考虑行超声引导下微波消融术。

五、 诊治经过

肝胆胰外科医师：

对该患者予预防感染、抑酶、制酸等抗胰腺炎治疗后其腹痛症状好转，于入院后第 12 天行右肝肿瘤微波消融术，术后患者恢复良好出院。后因"腹痛 4 天"于 2 周后再次入院，全腹增强 CT 检查提示胃十二指肠动脉瘤，胰腺假性囊肿破裂出血，囊肿较前增大，周围渗出增多。

放射科医师：

全腹部 CT 增强扫描（图 5 和图 6）示肝癌 TACE 及射频微波消融术后，肝Ⅶ、Ⅷ段肿瘤未见明显残留或复发征象。胰头颈体部见一巨大类圆形不均匀低密度肿块，内见稍高密度影，增强扫描未见强化；肿块右侧壁另见一结节状稍低密度影，增强扫描门脉期及实质期明显结节状强化，结节与胃十二指肠动脉关系密切；肿块周围脂肪间隙模糊，肿块推移胃及十二指肠降部、水平部；胰腺体尾部略萎缩，肿块远端胰管轻度扩张。综上所述，从 CT 上看，考虑慢性胰腺炎、胰头颈体部假性囊肿伴胃十二指肠动脉假性动脉瘤破裂出血。

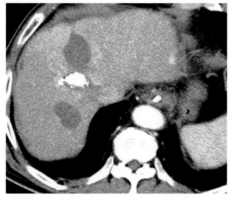

图 5 全腹部 CT 增强扫描门静脉期示肝癌 TACE 及射频微波消融术后，肝Ⅶ、Ⅷ段低密度肿块未见明显强化

肝胆胰外科医师：

入院后第 7 天患者出现呕血、黑便等消化道出血症状，血红蛋白进行性下降，生命体征不平稳，遂于急诊全麻下行剖腹探查＋胰腺假性囊肿内血肿清除＋胃十二指肠动脉结扎＋术中胃镜检查＋贲门周围血管离断＋胰腺假性囊肿外引流术。术中探查腹腔内无明显游离血液或腹水；打开胃结肠韧带，可见原胰头部位有一巨大假性囊肿，直径约 8cm，壁厚，与周围组织、横结肠、胃后壁

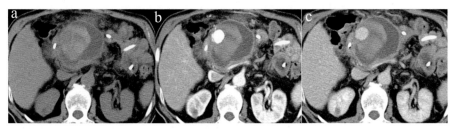

图 6　全腹部 CT 增强扫描示慢性胰腺炎,胰头颈体部假性囊肿伴胃十二指肠动脉假性动脉瘤破裂出血。(a)平扫期;(b)门静脉期;(c)实质期

粘连紧密;分离粘连打开囊肿壁,可见内有大量血凝块,清除后未见明显活动性出血。术中胃镜探查发现胃底部、十二指肠球部广泛出血点,胃底有一血凝块,周围可见少许出血。手术顺利,术后安返 ICU。术后诊断:胃十二指肠糜烂出血;胃十二指肠动脉假性动脉瘤破裂出血;胰腺假性囊肿;肝癌 TACE、微波消融术后。术后予抗感染、抑酶、制酸、护肝、肠外营养、腹腔冲洗等处理,患者恢复良好出院。

　　术后 1 个月复查上腹部增强 CT(图 7)未见胰头囊肿残留。后患者又接受 1 次超声引导下肝癌微波消融术和 1 次 TACE 术。术后复查肝脏增强 MR 示均无肿瘤存活,定期复查血清 AFP 水平均正常,目前身体状况良好,无腹痛腹胀、发热等不适主诉,已经无瘤生存将近 1 年。

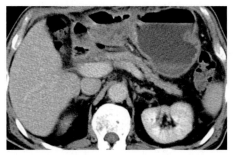

图 7　胰腺假性囊肿术后 1 个月上腹部 CT 增强扫描示胰头部肿块切除术后,未见明显残留征象

六、总　结

肝胆胰外科医师:

　　该病例最大的一个特点是肝癌患者行 TACE 术后发生一个较少见的并发症——急性胰腺炎,胰腺炎反复发作又在胰头部形成了一个假性囊肿,而且该患者又恰恰出现了囊肿内血管破裂出血,这给患者带来很大的风险,也给外

科医生的处理增加了难度。TACE 术后急性胰腺炎的发病率在 1.7%～4.0%，主要是胰腺的供应血管缺血所致的，而导致胰腺缺血性损伤的 3 个危险因素分别是非选择性的栓塞、操作的次数和栓塞物的体积[3]。这给放射介入科的医生敲响了警钟，行 TACE 操作时需要精细操作，尽量选择对肿瘤血管行高选择性的栓塞，也就是导管末端需尽量置入到肝动脉的远端分支，这样才能避免发生其他脏器缺血引起的并发症。

七、 最终诊断

胃十二指肠动脉假性动脉瘤破裂出血；胃十二指肠糜烂出血；胰腺假性囊肿；胰腺炎；肝癌 TACE、微波消融术后；乙肝肝硬化。

参考文献

[1] Roullet MH，Denys A，Sauvanet A，et al. Acute clinical pancreatitis following selective transcatheter arterial chemoembolization of hepatocellular carcinoma. Ann Chir，2002，(127):779—782.

[2] Khan KN，Nakata K，Shima M，et al. Pancreatic tissue damage by transcatheter arterial embolization for hepatoma. Dig Dis Sci，1993，(38):65—70.

[3] López-Benítez R，Radeleff BA，Barragán-Campos HM，et al. Acute pancreatitis after embolization of liver tumors：Frequency and associated risk factors. Pancreatology，2007，(7):53—62.

45　　经皮肾镜治疗急性胰腺炎胰周感染

要点：

急性胰腺炎伴胰周包裹性坏死（walled-off necrosis，WON）并感染需外科积极干预，干预时机为起病4周以后，经皮肾镜经腹膜后途径行胰腺坏死感染组织清除和引流术，疗效确切，并发症少，值得推广。

一、 病例简介

肝胆胰外科医师（主管医师）：

患者女性，47岁，因"饱餐后上腹痛2个月，再发4天"入院。患者2个月前饱餐后出现上腹痛，当地医院增强CT提示急性胰腺炎，经保守治疗病情好转出院。初次发病1个月后再发腹胀，当地医院CT提示腹腔大量积液，予穿刺置管引流，于左下腹置入引流管一根，引流黄色浑浊液体500ml。后引流量逐渐减少，置管一周后予以拔除引流管。4天前再发腹胀，伴发热，体温最高38.5℃。来我院就诊，增强CT提示腹腔大量包裹性坏死物积聚，双侧大量胸腔积液。患者自病来体重减轻约2kg。查体示慢性面容，贫血貌，无黄疸，腹部膨隆。

入院后实验室检查提示血淀粉酶44U/ml，白蛋白21.2g/ml，降钙素原0.17ng/ml，超敏C反应蛋白135.0mg/L，白细胞7.2×10⁹/L，血红蛋白82g/L。

患者入院后影像学提示急性胰腺炎，胰周WON形成伴感染。入院第2天出现发热，体温最高达39.0℃。目前已予美罗培南＋替考拉宁抗感染治疗1周，同时予以双侧胸腔穿刺置管引流、营养支持等治疗，患者仍有发热，但体温已低于38.0℃。同时实验室检查提示血淀粉酶32U/ml，白蛋白30.2g/ml，降钙素原0.09ng/ml，超敏C反应蛋白50.7mg/L，白细胞5.5×10⁹/L，血红蛋白84g/L。

二、 鉴别诊断

肝胆胰外科医师：

患者 2 个月前于当地已确诊急性胰腺炎，保守治疗至今。目前影像学提示 WON 伴感染。胰腺炎中后期继发胰周感染是其最严重的并发症之一，通常见于胰腺炎发病后 2～3 周，如不进行干预治疗，病死率较高。传统的干预治疗方法是开腹手术，进行坏死组织清除术及术后冲洗引流，手术效果确切，但存在创伤大、患者无法耐受手术打击而加重病情、出血、肠瘘、多脏器功能衰竭（MOF）等并发症多发问题。近年来，各种微创手术方式不断出现，成为解决这一问题的新的有效途径。其中，经皮肾镜经腹膜后途径行胰腺坏死感染组织清除和引流术是一项新兴且相对成熟的技术，手术并发症少，对患者创伤小，可取得较好的临床效果[1,2]。

放射科医师：

患者腹部增强 CT（图 1）提示急性胰腺炎，胰周及左侧肾前间隙、结肠旁沟包裹性积气积液，考虑 WON 伴感染。

超声科医师：

超声提示患者急性胰腺炎，胰周、右肝下及左侧结肠旁沟积液，可行超声引导下穿刺置管。

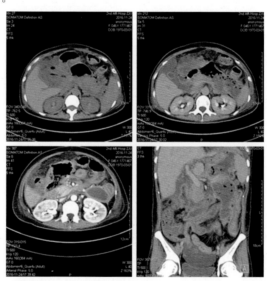

图 1　发病 2 个月，腹部增强 CT 提示腹盆腔积液，胰周及左侧肾前间隙、结肠旁沟包裹性积气积液，提示合并产气菌感染

三、 初步诊断

急性胰腺炎;胰周 WON 伴感染;腹腔积液。

四、 诊治计划

肝胆胰外科医师:

患者确诊急性胰腺炎 2 个月余,保守治疗至今。目前继发胰腺厚壁坏死伴感染,有手术干预指征,但患者目前营养状况较差,开腹手术创伤大,患者无法耐受。拟安排行经皮肾镜经腹膜后途径行胰腺坏死感染组织清除和引流术。

五、 诊治经过

肝胆胰外科医师(主管医师):

对患者在超声引导下行经皮腹膜后穿刺置管引流术,于左肾前间隙与胰尾交界处,放置 7F 引流管一根。当日经 CT 评估引流管已置入 WON 内(图2)。第 2 天行手术治疗。术中患者采用平卧位,左侧身体稍抬高 10°～15°,在

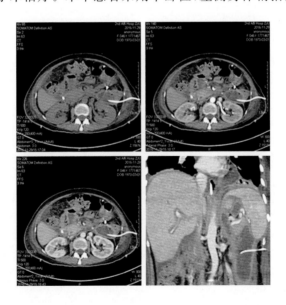

图 2　腹腔超声置管术后第 2 天复查腹部增强 CT,提示腹腔穿刺管已置入脓腔内

原腹腔穿刺引流管中插入硬泥鳅导丝,拔出引流管,沿窦道切开皮肤1.5cm
左右,使用COOK公司扩张条逐渐扩张窦道至30F,使用Trocar穿刺进入后
腹膜腔;退出导丝及导引管,见脓性分泌物伴颗粒状坏死组织流出。插入肾
镜,见胰周及左侧结肠旁沟大量灰白色及灰黄色坏死组织,边界不清,伴大量
脓液。低压冲洗,脓液吸尽后,使用抓钳从外向内钳夹坏死组织,清创至质地
韧血供丰富肉芽组织,同时用无菌生理盐水冲洗,并局部电凝止血(图3c)。
完成胰周清创后,调整Trocar角度,再次用同样方法清除左侧结肠旁沟坏死组
织。局部脓腔清理基本完成,停止清创,检查手术视野,确定无活动性出血后,
顺窦道放置可冲洗双腔引流管(黎式管)一根(图3a)。术中钳取坏死组织
(图3b)及脓液送细菌学培养。

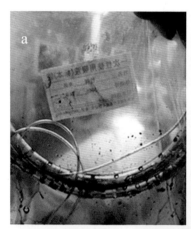
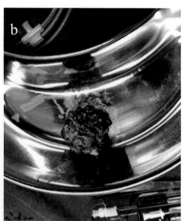
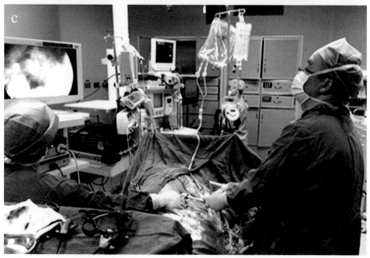

图3 (a)术中使用的黎氏管;(b)术中取出的部分胰腺坏死组织;(c)手术现场

术后对患者行腹腔持续冲洗及引流。每日予以 3～6L 生理盐水持续冲洗，同时予以抗感染、营养支持等治疗。术后患者感染症状得到有效控制，3 天后体温即下降至正常范围，血象及感染指标（PCT、CRP）均达到正常范围，一般情况好转，胃纳及体重均增加。术后复查 CT 示胰周感染情况较手术前明显好转，脓腔明显缩小（图 4）。术后 20 天，为患者更换普通引流管。术后 22 天，患者出院。

出院后，患者门诊常规随访观察（图 5）。

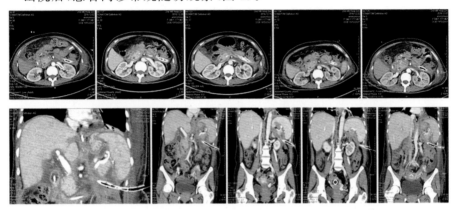

图 4　术后 1 个月，每周定期复查 CT 提示腹腔内脓腔缩小，腹腔积液积气减少

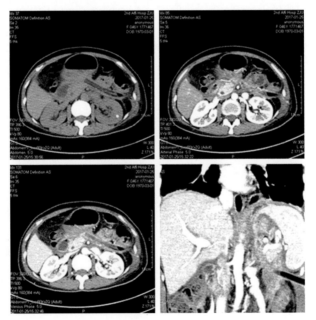

图 5　出院后 1 个月复查 CT 提示急性胰腺炎，腹腔内渗出积液；胰腺周边包裹性积液引流中，对照前 CT 片积液减少。脾门及肠系膜根部肾镜清创术残留的小片坏死组织在随访过程中亦逐渐被吸收干净

六、总　结

肝胆胰外科医师：

急性胰腺炎以胰腺体尾部坏死为主，胰酶渗出和坏死感染组织大部分局限在腹膜后。如患者无继发感染表现，单纯无菌性坏死以内科保守治疗为佳。一旦患者出现感染症状，经腹部增强 CT、经皮穿刺细菌学检测确诊后，需考虑外科干预。手术时机多考虑在发病后 3～4 周，此时患者已基本渡过急性炎症和多器官功能衰竭期，病情相对平稳，坏死组织开始局限包裹，这将有助于减少术中发生出血、胃肠道瘘等并发症的概率。结合患者临床表现和腹部 CT，如怀疑坏死胰腺和胰周组织合并感染，即可行 CT 或超声引导下经腹膜后穿刺；如抽出脓液可确诊并进行细菌培养、药敏实验指导治疗，同时行置管引流术。经皮肾镜手术一般在经皮穿刺置管引流术成功建立直径大于 1cm 的窦道后进行[2]。

术后需保持冲洗和通畅引流。因首次肾镜手术时胰腺坏死组织清除通常不彻底（为防止术中出血），后续冲洗时可有大块坏死组织脱落，导致引流管堵塞，必要时及时更换引流管。术后根据患者感染症状、引流液情况，以及腹部 CT 情况，综合评估引流效果。术后首次 CT 通常选择在手术后 1～2 周。如患者感染症状无好转或再次加重，引流效果不佳，或 CT 提示坏死感染范围无缩小或有所扩大，可再次行肾镜下坏死组织清除术。如患者感染症状得到有效控制，引流液持续变清亮，CT 下可见脓腔明显缩小，可逐渐更换较细的引流管，直至拔管，同时需要动态观察和排除胰漏的发生。

七、最终诊断

急性胰腺炎；胰腺厚壁坏死伴感染；腹腔积液。

参考文献

[1] Maheshwari R，Subramanian RM. Severe acute pancreatitis and necrotizing pancreatitis. Criti Care Clin,2016，32(2)：279—290.

[2] Zerem E. Treatment of severe acute pancreatitis and its complications. World J Gastroenterol，2014，20(38)：13879—13892.

[3] van Santvoor HC，Bakker OJ，Bollen TL，et al. A conservative and minimally invasive approach to necrotizing pancreatitis improves outcome. Gastroenterology，2011，141（4）：1254—1263.

46   胰腺假性囊肿

要点：

胰腺假性囊肿表现多样，甚至可表现为多房囊性肿块，诊断时需注意鉴别。

一、 病例简介

患者男性，52岁，因"体检发现后腹膜囊性肿块4年"入院。患者4年前体检B超提示"后腹膜囊性肿物，大小约3cm"，一直无明显酸胀不适。1周前查CT示：右肝下方与右肾前方不规则多房性囊实性占位病变，大小约11.2cm×9.3cm。由于囊性肿块较大且有增大趋势，拟因"后腹膜囊性肿物"收住入院。入院前3个月内，体重下降2.5kg。肿瘤标志物无异常。入院后先后接受了超声造影、MRCP、肝脏MRI增强扫描、腹部CT血管成像等检查。

二、 鉴别诊断

放射科医师：

本例患者为中年男性，腹部增强CT(图1)和胰腺增强MR(图2)提示肝门区胰头外侧一囊实性占位，肿块与胰头分界不清，十二指肠向前推移；腹部CTA(图3)提示肿块由胰十二指肠动脉供血，因此考虑肿块来源于胰头。肿块呈多房囊性占位，分隔较厚，但无壁结节，可见点状钙化，增强后可见分隔及囊壁明显强化，肿块不与胰腺导管相通(图4)。影像学上需考虑以下良性病变：(1)浆液性囊腺瘤：寡囊与微囊混合型，可表现为大囊与多发小囊，囊壁及分隔强化，与胰管不通，好发于老年女性。本例需考虑此疾病。但浆液性囊腺瘤中的钙化多位于中央，为星状钙化，与本例不符。(2)假性囊肿：患者一般有

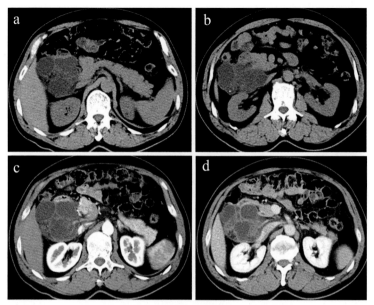

图1　腹部增强CT。肝门区胰头外侧一巨大囊实性肿块,肿块与胰头分界不清,十二指肠向前推移,考虑肿块来源于胰头。囊性部分CT值约为5Hu,肿块内可见点状钙化。胰腺形态可,胰管无明显扩张。胆总管无明显扩张。增强扫描可见肿块段囊壁强化,囊性部分无强化。(a,b)平扫;(c)动脉期;(d)实质期

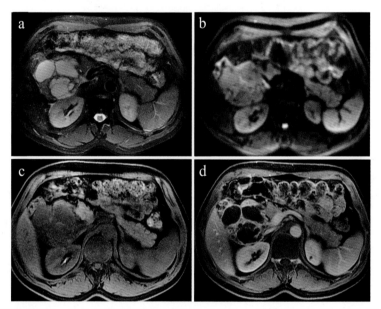

图2　胰腺增强MR。胰头处囊实性肿块,囊腔内成分均一,囊壁呈略长T1、略长T2信号,囊壁较厚,未见明显壁结节,DWI上囊壁未见明显高信号。增强后,囊壁均一明显强化。(a)T2WI成像;(b)DWI;(c)T1WI抑脂;(d)T1WI抑脂增强延迟期

胰腺炎病史,可呈多房囊性改变,部分可包裹坏死物或见脂质密度/信号,与胰管不相通。本例可符合,但单从影像学上看,胰腺周围未见渗出征象,在不了解病史的情况下诊断困难。(3)黏液性囊腺瘤:好发于中老年女性,以胰尾部多见,囊较大,分隔少,张力较大,边缘光整。本例不太符合。(4)导管内黏液性乳头状瘤:好发于老年男性,以胰头部多见,无论主胰管型或分支胰管型均与胰管相通。本例不符合。

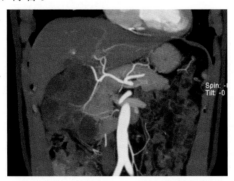

图3 腹部CTA示胰十二指肠动脉分支进入肿块

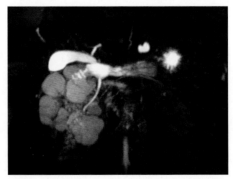

图4 MRCP示肿块未与胰管相通,胆总管、胰管无明显扩张

超声科医师:

肝门区胰头与右肾之间见一多房囊实性肿块,大小约9.5cm×8.3cm,呈蜂窝状,边界清晰,形态不规则。超声造影示病灶于动脉期20s实性部分开始增强,呈高灌注,与胰腺头部分界欠清,消退与周围胰腺组织同步。考虑为后腹膜多房囊实性肿块,首先考虑黏液性囊腺类肿瘤,恶变可能,不排除来源于胰腺的可能性。

三、 初步诊断

胰头囊性肿物。

四、 诊治计划

肝胆胰外科医师:

患者胰头囊性肿瘤诊断基本明确,但具体性质尚不明确,有恶性病变可能,有外科手术指征。拟行胰腺肿物切除术,术中冰冻病理检查,结合肿瘤位置及累及范围,备行胰十二指肠切除术。待术后病理明确性质后,决定进一步辅助治疗方案。

五、 诊治经过

肝胆胰外科医师:

排除手术禁忌后行手术切除胰头肿块,术中见胰头一巨大囊实性肿物,形态不规则,大小约 8cm×9cm,表面张力较高,与十二指肠及右肾脂肪囊粘连致密,无局部浸润侵犯征象。遂行胰十二指肠切除术。剖检标本见肿瘤有包膜,呈多房样囊实性,实质成分质韧,部分呈灰白色渣状,囊液为白色浑浊乳糜样伴轻度异味(图 5)。术中冰冻病理提示胰头上皮样细胞肿瘤,常规病理为胰腺假性囊肿(PPC)。术后恢复顺利,现患者门诊定期随访。

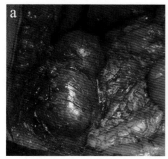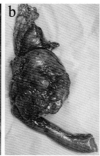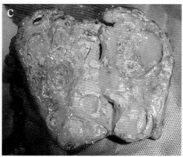

图 5　(a)术中;(b,c)手术标本大体表现

病理科医师:

镜下可见多囊性结构,囊壁内纤维组织增生,伴见大量组织细胞及慢性炎

症细胞聚集,并可见肉芽组织形成以及脂肪坏死,未见被覆上皮,符合假性囊肿特征。需要和胰腺的各种真性囊肿以及囊性肿瘤鉴别。真性囊肿包括胰胆管内结石引起的潴留囊肿、寄生虫囊肿。该类囊肿壁内衬覆单层立方或柱状上皮,囊肿旁胰腺组织无明显粘连和炎症。囊性肿瘤包括黏液性囊腺瘤、浆液性囊腺瘤、导管内乳头状黏液性肿瘤。黏液性囊腺瘤大体上常为单囊性的,与胰腺导管系统无交通;可见黏液性内容物,镜下衬覆黏液柱状上皮,上皮可以显示不同程度的异型性;黏膜下方可见致密的卵巢样间质,该类间质免疫组化染色常显示 PR 及 CD10 阳性。浆液性囊腺瘤大体上可以有寡囊、多囊、实性的表现,与胰腺导管系统无交通;可见浆液性内容物,镜下为衬覆单层立方上皮囊腔,胞浆透明,细胞核无异型。导管内黏液性肿瘤与胰腺导管系统交通,镜下可见导管上皮呈乳头状增生,产生黏液。

本例病理送 UCLA 会诊,会诊结果显示:病变包括多个囊肿,有些囊包括坏死组织;囊壁由肉芽组织、纤维化、脂肪坏死、组织细胞和慢性炎症细胞构成,符合假性囊肿的诊断。综合考虑为胰腺假性囊肿,无恶性指征。

六、总 结

PPC 是指因急慢性胰腺炎或胰腺损伤(胰腺外伤或手术创伤),胰管破裂后,胰液在胰腺内聚集(可部分或全部位于胰腺内),胰腺周围被增生的纤维或肉芽组织包裹后形成的囊性病变。本例 PPC 由于表现为多房囊性肿块,较为符合胰腺囊性肿瘤的影像学特点,因此术前诊断困难,首先考虑为胰腺囊性肿瘤。从常规影像学表现来看,胰腺囊性肿瘤常存在囊内分隔,囊壁明显钙化,MRI 或 EUS 检查可发现囊内分隔和实质成分,如果仍不能明确诊断,可采取 EUS 引导下囊肿细针穿刺,抽取囊液行生化、肿瘤标志物检测和细胞学分析,必要时可对囊壁行病理学检查[1]。

胰腺切除术是治疗 PPC 的非常规术式,主要用于多发性假性囊肿;胰头及钩突部囊肿合并有胆总管或十二指肠梗阻,不适合行引流;胰尾部 PPC 合并左侧胰管结石或胰管结构异常;PPC 与囊性肿瘤难以鉴别。针对不同病因及部位,应采用不同的术式,具体术式有胰体尾切除术、胰十二指肠切除术、Beger 术(保留十二指肠的胰头切除术)、Puestow 术(胰尾部切除＋胰管空肠侧侧吻合术)及 Frey 术(胰头局部切除＋胰管空肠侧侧吻合术)等[2]。

七、 最终诊断

胰头假性囊肿。

参考文献

[1] Andersson B，Nilsson E，Willner J，et al. Treatment and outcome in pancreatic pseudo-cysts. Scand J Gastroenterol，2006,41(6):751—756.

[2] 蒋奎荣，吴鹏飞，苗毅. 胰腺假性囊肿诊治进展. 中国实用外科杂志，2013,(6): 511—514.

47   Ⅰ型自身免疫性胰腺炎

要点：

(1)肿块型自身免疫性胰腺炎(AIP)与胰腺癌极难鉴别，往往只能通过穿刺活检或术后病理明确诊断。

(2)肝胆胰外科医生均应深化对 AIP 的理解和认识，提高警惕，加强甄别，避免因误诊而进行无必要的手术。

一、 病例简介

肝胆胰外科医师：

患者男性,44 岁,因"上腹痛伴背部放射痛 24 天"入院。24 天前无明显诱因下出现上腹部疼痛,为钝痛,持续性,伴背部放射痛,进食后加重,伴小便颜色偏黄,"奥美拉唑"对症治疗后症状不缓解,外院查腹部 B 超、CT 提示胰腺占位。既往无糖尿病史。

查体:巩膜轻度黄染,腹平软,剑突下压痛,余无压痛、反跳痛,肝脾肋下未及明显包块。

辅助检查:IgG4 14.00g/L(正常值:0.03～2.01g/L),血淀粉酶 300U/L,TBIL 47.7μmol/L,CA19-9 489.7U/ml。腹部超声:胰腺头颈部占位,伴肝内外胆管扩张、胰管扩张,考虑胰头癌。建议胰腺双重造影。胰腺增强 CT、MR 及 PET-CT 均提示:胰头部肿块伴胰腺体尾部肿胀,考虑胰腺癌伴胰腺炎,肿瘤侵犯肠系膜上静脉、门静脉起始部,胰管及肝内外胆管扩张,胆囊增大。

二、鉴别诊断

超声科医师：

超声提示胰头部低回声团块，大小约 3.5cm×3.2cm，注入造影剂后肿块大小约 3.9cm×3.1cm，呈低增强；余胰腺组织轻度弥漫性肿大，胆管及胰管均可见扩张，未见明显胆、胰管结石；门脉三叉处受肿块压迫，有受累可能。考虑胰头癌可能性大，亦不能完全排除肿块型慢性胰腺炎。需结合临床症状及其他辅检资料综合判断。必要时可行超声引导下穿刺活检。

放射科医师：

患者为中青年男性，影像学提示胰腺肿大，呈腊肠样改变，胰腺周围脂肪间隙模糊；胰头部低密度肿块，呈渐进性均匀强化（图 1 和图 2），胰管扩张并中断（图 1 和图 3），肠系膜上静脉、门静脉汇合处受压（图 4）；结合 IgG4 升高，

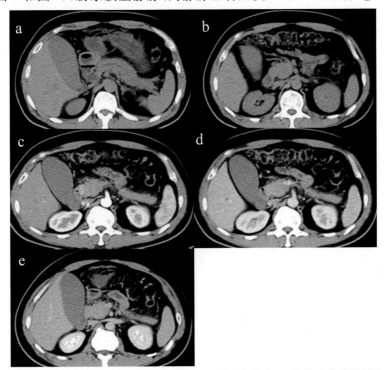

图 1　胰腺 CT 增强扫描平扫期（a,b）示：胰腺体积弥漫性增大，正常分叶状外形消失，呈腊肠样改变，胰周可见一浅淡的包膜样环状影，无钙化，胰腺周围脂肪间隙模糊。胰头部见一等密度肿块，大小约 33mm×32mm，胰头部胰管截断，远端胰管轻度扩张，肝内外胆管扩张，胆囊增大。增强动脉期、实质期和延迟期（c-e）示：胰头部肿块呈中度渐进性均匀强化

首先考虑自身免疫性胰腺炎,合并胰头部癌变待排,可进一步穿刺活检明确病理。自身免疫性胰腺炎与胰腺癌影像学上的鉴别要点如下:(1)前者一般显示胰腺肿大,呈腊肠样改变,胰周可伴渗出,而后者也可继发胰腺炎表现,但一般肿块表现为远胰腺萎缩;(2)前者胰管一般粗细不均,呈串珠状改变,而后者一般肿块表现为远胰管较均匀扩张;(3)前者局部也可呈肿块表现,相邻胰管也会截断,发生于胰头部也可引起"双管征"及胆囊增大,但肿块本身增强扫描常常表现为渐进性均匀强化,而后者增强扫描往往呈乏血供轻度强化,后期稍低于正常胰腺密度/信号,其 DWI 序列往往呈稍高信号,介于正常胰腺与前者之间;(4)若有 IgG4 升高者,对前者有诊断价值,但前者也可以发生局部癌变,需警惕,而后者一般不伴有 IgG4 升高;(5)前者亦可累及全身多脏器系统,需与后者伴全身转移鉴别,激素治疗有效,对前者诊断有帮助。

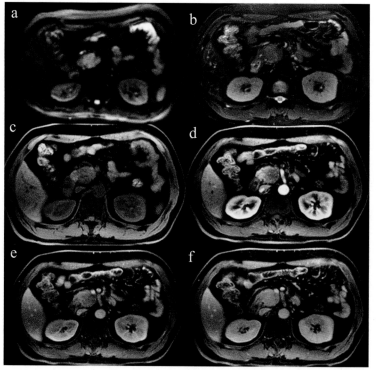

图 2 胰腺 MRI 增强扫描胰头处见一稍长 T1、稍长 T2 信号肿块(b、c),DWI 呈高信号(a),内信号尚均匀,T1WI 增强扫描呈中度渐进性均匀强化(d:动脉期;e:门脉期;f:延迟期)

肝胆胰外科医师:

该患者以上腹部疼痛为主要临床症状,影像学检查提示胰腺弥漫性肿大,胰头部低密度团块,压迫/侵犯 SMV、PV 起始部,伴 IgG4 及 CA19-9 升高明

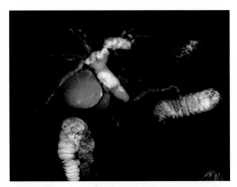

图 3　MRCP 示胰头部胰管截断,远端胰管轻度扩张,肝内外胆管明显扩张,呈"双管征"

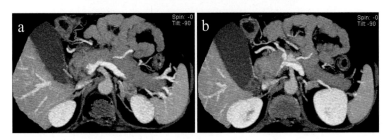

图 4　腹部 CTA 最大宽度投影(MIP)重建示肿块侵犯或压迫肠系膜上静脉、门静脉起始部

显,总胆红素轻度增高。诊断首先考虑自身免疫性胰腺炎,胰头部合并癌变可能。PET-CT(图 5)亦支持上述诊断,全身未见明显转移。建议进一步穿刺活检明确诊断。必要时可行激素诊断性治疗。

三、 初步诊断

胰腺肿物:自身免疫性胰腺炎合并癌变?

四、 诊疗计划

消化内科医师:

超声内镜(EUS)已成为胰腺疾病,特别是胰腺实性占位的重要诊断工具,但是单纯基于超声内镜影像来判断病灶的良恶性仍颇具难度。而超声内镜引导下细针穿刺(EUS-FNA)可以从胰腺病灶获取细胞学,乃至组织学样本,对胰腺恶性肿瘤的诊断具有较高的灵敏度($75\%\sim92\%$)和精确度($79\%\sim92\%$),特异性可达 $71\%\sim100\%$,同样也较具安全性,总并发症发生率仅在

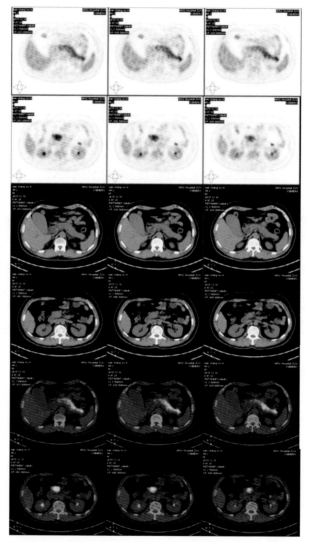

图5　PET-CT 示胰头部肿块糖代谢异常增高,早期 $SUV_{max}=8.06$,延迟 $SUV_{max}=10.51$;胰体尾肿胀,糖代谢异常增高,早期 $SUV_{max}=6.68$,延迟 $SUV_{max}=8.86$

1%左右;相比较经皮穿刺途径,还可减少腹膜种植的风险,已被临床医生广泛认同和接受。对于术前需穿刺明确胰腺肿物病理者,建议首选 EUS-FNA。

肝胆胰外科医师:

拟行胰头 EUS-FNA 获取病理学证据。如为自身免疫性胰腺炎,则行激素治疗;如为胰腺癌,则考虑行新辅助化疗。

五、 诊治经过

消化内科医师：

在超声内镜引导下，以 25G 穿刺针经十二指肠壁穿刺至胰头部病灶 2 次，穿刺出淡血性液及组织条送病理学检查。细胞学涂片结果回示：见增生的导管上皮，局灶上皮轻度异型。考虑样本量不足，不排除存在假阴性结果可能。可考虑重复穿刺，或改行超声引导下粗针穿刺活检。

超声科医师：

虽然腔内超声引导下细针抽吸可获得细胞学和/或组织病理学结果，具有较高灵敏度和特异性，但囿于穿刺管径，取材样本大多是细胞成分，结果存在一定程度的不确定性。而粗针穿刺可提供给病理医师样本量更大的组织块，能够更为准确地判断良恶性程度。有文献报道，经皮粗针穿刺活检的灵敏度、特异性及诊断准确率分别可达 99.2%、100% 及 99.2%，但并发症发生率亦不容忽视，为 2.7%～8.7%，可作为 EUS-FNA 的重要补充，甚至有时可作为一线选择。

该患者在再次实时超声择点定位及引导下，以 18G 穿刺针直入胰头占位组织，取出长约 2.2cm 组织条送检。

病理科医师：

常规病理(图 6)提示：慢性胰腺炎并纤维组织增生，以及慢性炎细胞浸润。免疫组化结果：CD3 多量(＋)，CD20 部分(＋)，CD79a 部分(＋)，CD4 部分(＋)，CD8 部分(＋)，IgG(＋)，IgG4 部分(＋)，SMA(＋)。结合临床，考虑 IgG 相关性炎症性病变。

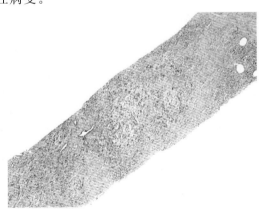

图 6   超声引导下粗针穿刺常规病理

肝胆胰外科医师：

诊断为 IgG4 相关的自身免疫性胰腺炎，根据指南给予甲强龙 40mg 静推，3 天后改为泼尼松片 30mg 口服出院。3 个月后复查总胆红素、血淀粉酶及 CA19-9 均降至正常，复查 CT（图 7）见胰头肿块消失。

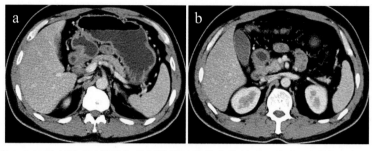

图 7　治疗 3 个月后全腹 CT 增强扫描门脉期胰腺体积较前明显缩小，胰管仍见轻度扩张(a)；胰头部肿块消失，肝内外胆管不扩张，胆囊形态正常(b)

六、总 结

肝胆胰外科医师：

自身免疫性胰腺炎（autoimmune pancreatitis，AIP）是一种对激素治疗较为敏感的特殊类型的胰腺炎，临床上可见频发的梗阻性黄疸、伴/不伴有胰腺肿块，组织学上以淋巴浆细胞浸润及胰管纤维化为主要病理特征[1—3]。最早在 1961 年由 Sarles 等首次描述，后于 2010 年第 14 届国际胰腺病学会（International Association of Pancreatology，IAP）年会上达成国际共识诊断标准（International Consensus Diagnostic Criteria，ICDC），作出上述定义，并结合胰腺影像学表现、组织病理学特点、血清学指标、其他脏器受累以及对激素治疗的反应性等 5 项基本特征作为诊断标准，划分为Ⅰ型和Ⅱ型这 2 种亚型。Ⅰ型 AIP，即淋巴浆细胞硬化性胰腺炎（lymphoplasmacytic sclerosing pancreatitis，LPSP），好发于亚洲中老年男性，以 IgG4（＋）浆细胞浸润伴导管周围纤维化为特点，无粒细胞性上皮损害（granulocyte epithelial lesions，GELs），常伴有血清 IgG4 水平的增高及胰腺外器官受累（如硬化性胆管炎、腹膜后纤维化等），被视作 IgG4 相关性疾病（IgG4-related disease，IgG4-RD）在胰腺的表现；Ⅱ型 AIP，即特发性导管中心性胰腺炎（idiopathic duct-centric pancreatitis，IDCP），多累及西方 40～50 岁人群，以 GEL 为特点，一般无 IgG4（＋）淋巴细胞浸润，尚缺乏特异性的血清学标记物，确诊仍需胰腺组织学依据，约 30%

已报告病例中可伴随有炎症性肠病(IBD)。

AIP 最常见的临床表现为梗阻性黄疸,可伴或不伴有轻度上腹部疼痛;少数病例还可出现体重下降、胰腺分泌功能不全、新发糖尿病等。与胰腺癌相比,并无特异性,鉴别诊断上存在极大难度,时有误诊的病例个案报道。当诊断不明时,可考虑尝试激素试验,2011 年 ICDC 指南推荐使用泼尼松(0.6～1.0mg/(kg・d))治疗,2 周后再行影像学评估及 CA19-9 复测。AIP 患者往往可有胆道狭窄和胰腺肿大等影像学异常的改善,以及 CA19-9 水平的回落;反之,则应高度怀疑胰腺癌的可能性。此外,将血清 IgG4 与 CA19-9 相结合用于鉴别 AIP 和胰腺癌,亦可提高两者诊断的敏感性及特异性。然而,部分肿块型 AIP 仍往往只能通过穿刺活检或术后病理明确最终诊断。本文所述病例就极具迷惑性,若脱离穿刺病理学诊断手段,几乎无法排除胰腺恶变而蒙受胰十二指肠切除之重创可能。因此,临床医生均应深化对该病的理解和认识,提高警惕,加强甄别,尽量避免将其误诊为恶性疾病而进行无必要的手术。

根据国际胰腺病学会 2017 年最新的治疗共识,AIP 一旦确诊,有症状或影像学上持续存在胰腺包块者均应接受一线激素治疗。如存在激素使用禁忌,则利妥昔单抗可作为单用的替代药物。一般建议至少治疗 12 周。Ⅰ 型AIP 复发率远高于 Ⅱ 型 AIP,故而日本学者多建议前者需要低剂量的糖皮质激素(2.5～7.5mg/(kg・d))或激素助减剂(steroid-sparing agents,如硫嘌呤等)来维持治疗,直至影像学及血清学指标完全改善后方可考虑停药,维持期甚至可长达 3 年[4-6]。而对于药物保守治疗效果欠佳,尤其是黄疸持续不退的患者,手术治疗不失为一项重要的选择。

AIP 整体预后较好,但有关其自然病程的长期随访数据极为有限,不同文献报道其癌变率为 0%～4.8%。

七、 最终诊断

Ⅰ型自身免疫性胰腺炎。

参考文献

[1] Song TJ, Kim MH, Min JK, et al. Clinical validation of the international consensus diagnostic criteria and algorithms for autoimmune pancreatitis: Combined IAP and KPBA meeting 2013 report. Pancreatology, 2014, 14(4):233—237.

[2] Fritz S, Bergmann F, Grenacher L, et al. Diagnosis and treatment of autoimmune pancrea-

titis types 1 and 2. Br J Surg, 2014, 101(10):1257—1265.

[3] Rasch S, Phillip V, Schmid RM, et al. Epidemiology, clinical presentation, diagnosis and treatment of autoimmune pancreatitis: A retrospective analysis of 53 patients. Pancreatology,2016,16(1):73—77. doi: 10.1016/j. pan. 2015. 11. 006.

[4] Kubota K, Kamisawa T, Okazaki K, et al. Low-dose maintenance steroid treatment could reduce the relapse rate in patients with type 1 autoimmune pancreatitis: A long-term Japanese multicenter analysis of 510 patients. J Gastroenterol, 2017 Jan 6. doi: 10.1007/s00535-016-1302-1.

[5] Masamune A, Nishimori I, Kikuta K, et al. Randomised controlled trial of long-term maintenance corticosteroid therapy in patients with autoimmune pancreatitis. Gut, 2017, 66(3):487—494.

[6] Okazaki K, Chari ST, Frulloni L,et al. International consensus for the treatment of autoimmune pancreatitis. Pancreatology, 2017,17(1):1—6. doi: 10.1016/j. pan. 2016. 12. 003.

48 慢性胰腺炎伴梗阻性黄疸

🐻**要点：**

（1）慢性胰腺炎同样会导致无痛性梗阻性黄疸，术前应注意与胰腺癌的鉴别诊断。

（2）对于术前诊断不明确的无痛性黄疸病例，术中在明确诊断前不能盲目扩大手术范围。

一、 病例简介

肝胆胰外科医师（主管医师）：

患者男性，63岁，因"皮肤巩膜黄染伴尿色加深20余天"入院。黄疸呈进行性加重，无明显腹痛、发热等不适。既往有40余年的酗酒史，每天饮白酒约250~500ml。体格检查示皮肤巩膜重度黄染，腹部无明显异常体征。血常规、凝血功能、血肿瘤标记物等均正常，HBV、HCV均阴性。肝功能示：总胆红素194.8μmol/L，直接胆红素114.8μmol/L，谷丙转氨酶118U/L，谷草转氨酶105U/L，白蛋白36.3g/L。患者入院后，先后接受了肝胆胰脾彩超及超声造影、胸腹部CT扫描、胰腺MRI增强扫描等检查，结果提示壶腹周围恶性肿瘤可能。

二、 鉴别诊断

超声科医师：

肝胆胰脾彩超及超声造影提示：胆囊增大，肝内外胆管明显扩张；胰腺实质回声不均匀，胰头部可见一低回声肿块，大小约2.0cm×1.8cm×2.4cm，边界不清，胰管扩张，直径约4mm。超声造影提示胰头部病灶呈等增强"快进快退"表现,腹腔干、肝固有动脉受推移。综合上述表现,胰腺呈弥漫性慢性炎症改变,胰头部病灶首先考虑为胰腺癌,不能排除肿块型胰腺炎。

放射科医师:

胰腺增强 CT 扫描(图 1)及增强 MRI 扫描(图 2)提示胆总管下段管壁增厚,增强后呈持续性强化。胰腺弥漫性信号异常,胰头部轻度肿胀伴胰管轻度扩张,考虑慢性胰腺炎可能。以上表现提示胆总管下段肿瘤可能,伴慢性胰腺炎。

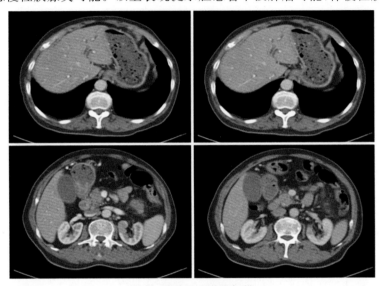

图 1 胰腺 CT 增强扫描

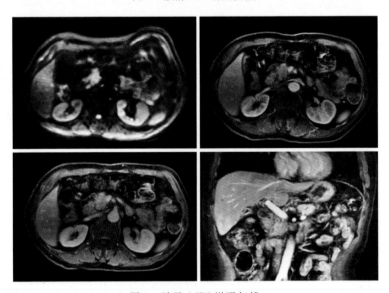

图 2 胰腺 MRI 增强扫描

肝胆胰外科医师：

该患者以无痛性、梗阻性黄疸入院，影像学检查提示胰头部肿块、胆总管下段增厚，主胰管轻度扩张，以上特征符合壶腹周围癌的表现。但患者的血肿瘤标记物均正常；胰腺 MRI 增强扫描显示胰腺弥漫性肿胀，提示慢性胰腺炎可能；再结合患者的长期酗酒史，不能排除酒精相关性慢性胰腺炎导致胆管、胰管受压梗阻性黄疸的诊断。另外，超声及放射检查提示腹腔干等周围大血管受"肿块"推移而非侵犯，也是一个排除胰腺癌等恶性肿瘤的有力线索。但有一点需要警惕，胰腺癌可发生于慢性胰腺炎的基础之上，对于慢性胰腺炎伴有梗阻性黄疸的病例，必须 100％排除恶性肿瘤才能下良性疾病的诊断。

同时，对该病例还要排除自身免疫性胆管炎（AIC）及自身免疫性胰腺炎（AIP）所致梗阻性黄疸的可能，两者通常伴随发生。继发性梗阻性黄疸和反复发作的急性胰腺炎是 AIP 最常见的临床表现，这主要是肿胀的胰腺压迫胆管及胰管所致。多数 AIP 病例的血清 IgG4 升高；影像学检查提示胰腺弥漫性或局限性肿大，胰管通常受压狭窄。AIP 对类固醇激素药物治疗敏感，梗阻性黄疸等临床症状在激素治疗后可显著缓解。根据梅奥诊所的诊断标准，患者应符合以下表现的一项或多项才能进行激素治疗：（1）组织病理符合自身免疫性胰腺炎的特异表现；（2）影像学上有典型表现，伴血清 IgG4 水平增高；（3）对类固醇激素药物治疗有反应。

三、 初步诊断

慢性胰腺炎，梗阻性黄疸，壶腹周围癌？

四、 诊疗计划

消化内科医师：

患者目前诊断不能完全明确。建议完善血清 IgG4 检测以进一步排除自身免疫性胰腺炎。ERCP 下胆管毛刷细胞学检查及超声内镜引导下细针穿刺（EUS-FNA）细胞学检查的假阴性率较高，对该患者而言诊断价值不是太大，最终确诊可能仍需术中活检病理检查。若手术探查存在禁忌，可行 ERCP 下胆管内支架置入术减黄。

肝胆胰外科医师：

综合患者的临床表现及检查结果，慢性胰腺炎的诊断成立，酒精性胰腺炎可能性大。但影像学检查提示胆总管下段环形强化及胰头部可疑肿块，合并胆总管下段或胰头部恶性肿瘤的可能性不能排除。内镜下活检的阳性率低，故建议限期行手术探查，若术中证实为恶性肿瘤则行胰十二指肠切除术；若未发现恶性总瘤证据则可考虑行胆肠 Roux-en-Y 吻合术以解决胆道梗阻问题。患者黄疸持续时间较长，建议在等待手术期间先行经皮胆囊造瘘减黄。

五、 治疗经过

肝胆胰外科医师（主管医师）：

我们追加了血清 IgG4 测定，结果在正常范围，排除了 IgG4 相关性自身免疫性胰腺炎可能。经皮穿刺胆囊造瘘术后患者的血清胆红素水平下降至 $100\mu mol/L$ 以下，排除其他手术禁忌证后患者接受了剖腹探查术。术中发现胰腺质地硬，表面不光整，周围无明显渗出，胰头部似可触及质硬肿物，边界不清。纵行切开胆总管直至胰腺上方，管内可见泥沙样结石，胆总管胰腺段局部明显狭窄，胆管内壁未见明显新生物。切取部分狭窄部位的胆总管壁送快速冰冻病理检查提示慢性炎症改变。多次穿刺可疑胰头肿物处送快速冰冻病理检查提示胰腺组织慢性炎。遂行胆肠 Roux-en-Y 吻合术，手术顺利。术后常规病理提示胰头及胆总管下段慢性炎。患者术后血清胆红素降至正常，顺利康复出院。目前已术后半年，规律随访无明显异常。

病理科医师：

胰腺组织穿刺标本镜下可见胰腺组织纤维组织增生，伴淋巴细胞、浆细胞等慢性炎细胞浸润，未见异形细胞，考虑慢性胰腺炎。胆总管下段活检标本镜下可见纤维组织增生，伴慢性炎性细胞浸润，未见异形细胞，考虑胆管壁慢性炎。术中获取的周围淋巴结均为慢性反应性增生，未见肿瘤细胞。综上所述，术中获取的所有组织标本均未见恶性肿瘤征象。

临床症状、实验室检查及影像学表现可为鉴别自身免疫性胰腺炎与普通的慢性胰腺炎提供参考，但诊断的金标准仍为病理学检测。自身免疫性胰腺炎的病理学表现为显著的导管及腺泡周围淋巴细胞浸润、胰管周围纤维化、胰腺腺泡萎缩及闭塞性血管炎。免疫组化可见 IgG4 阳性浆细胞浸润。一般的慢性胰腺炎表现为胰腺导管及腺泡的萎缩甚至消失，而胰岛相对正常，胰腺导管周围可见不规则分布的纤维化改变，胰管堵塞或胰管呈不规则扩张，内可见结石，神经周围可见炎性细胞浸润。

放射科医师：

部分情况下胆总管炎性狭窄和肿瘤性狭窄的鉴别诊断非常困难。回顾此病例的术前影像及病史，可发现该患者存在慢性酒精性胰腺炎的影像学及临床证据。当然，影像上还需要与自身免疫性胰腺炎相鉴别。后者表现为胰腺体积弥漫性扩大，边界光滑，称为"香肠胰腺"。胰腺周围可见低密度环状边缘或晕征，主胰管通常变窄。局灶性肿块性改变可见于30%～40%的自身免疫性胰腺炎患者。MRI提示病变为T1弥漫性高信号，增强扫描呈不均匀渐进性强化。胰腺周围可见晕征，T1、T2上均为低信号，增强扫描呈延迟强化。

肝胆胰外科医师：

对于胆总管狭窄伴梗阻性黄疸的病例，必须首先考虑恶性肿瘤，但不可忽略其是炎性疾病所致的可能，特别是对临床及影像学表现不典型的病例。有关胆管炎性狭窄与肿瘤鉴别的较大样本的临床病例研究报道不多。Baskin-Bey等对比分析了12例肝门部胆管炎性狭窄及26例癌性狭窄的临床表现，结果表明女性、Bismuth-Corlette Ⅲ型、CA19-9＜100U/ml、缺氧诱导因子1α高表达更多见于炎性狭窄[1]。

慢性酒精性胰腺炎本身即为胰腺癌发病的高危因素[2]。酗酒也可导致沟槽胰腺炎（groove pancreatitis）。沟槽胰腺炎指病变累及胰腺沟槽状区域所导致的一种节段性的慢性胰腺炎，为慢性胰腺炎的特殊类型[3]。故对于影像学检查怀疑胰头肿物的慢性酒精性胰腺炎应注意两疾病的鉴别，应结合患者的临床表现、血清肿瘤标记物及辅助检查表现综合判断，必要时行肿块活检或手术探查。

六、总　结

肝胆胰外科医师：

无痛性梗阻性黄疸虽为壶腹周围癌的重要特征，但也可见于原发及继发性硬化性胆管炎、慢性胰腺炎、自身免疫性胰腺炎等良性疾病。该病例的诊治过程提示规范的术前评估及充分的MDT讨论可减少可能的误诊误治。若术前误诊为壶腹周围癌，直接选择行胰十二指肠切除术，则会给患者带来巨大的手术创伤及术后多种严重并发症的风险，患者的生活质量将受到极大影响。当然，对于以无痛性梗阻性黄疸为主要表现的患者而言，必须首先考虑恶性肿瘤；若诊断不清，建议手术探查，根据术中所见及时更改手术方式，以避免过度治疗的发生。

七、 最终诊断

慢性胰腺炎胆总管下段炎性狭窄梗阻性黄疸。

参考文献

［1］Baskin-Bey ES，Devarbhavi HC，Nagorney DM，et al. Idiopathic benign biliary strictures in surgically resected patients with presumed cholangiocarcinoma. HPB（Oxford），2005，7(4):283—288.

［2］Lowenfels AB，Maisonneuve P，Cavallini G，et al. Pancreatitis and the risk of pancreatic cancer. International Pancreatitis Study Group. N Engl J Med，1993，328（20）：1433—1437.

［3］Stolte M，Weiss W，Volkholz H，et al. A special form of segmental pancreatitis:"groove pancreatitis". Hepatogastroenterology,1982,29(5):198—208.

49   慢性胰腺炎误诊胰腺癌

🐧 要点：

胰腺癌与肿块型胰腺炎术前影像学诊断困难，CA19-9对胰腺癌诊断的敏感性及特异性较高，对于胰腺肿块不伴CA19-9及胆红素升高患者，需行鉴别诊断。

一、 病例简介

肝胆胰外科医师(主管医师)：

患者女性，63岁，因"体检发现胰体尾占位2个月"入院。外院B超提示胰体尾占位，考虑胰腺癌。入院查体无殊。实验室检查提示血常规、肝肾功能电解质、凝血谱、肝炎标志物、IgG4均处于正常范围，CA19-9 10.3U/ml。患者入院后影像学诊断胰体尾癌，无肿瘤远处转移依据。

二、 鉴别诊断

肝胆胰外科医师：

患者影像学提示胰体尾癌，临床无不适主诉，无黄疸，CA19-9正常水平，目前需进一步行肿瘤可切除性评估。

超声科医师：

超声显示胰体实质内低回声声团，大小约2.5cm×1.6cm，边界清，内部回声不均，胰管扩张不明显，CDFI未见异常血流。超声造影提示病灶整体呈向心性低增强改变，未累及血管，综合考虑为胰体尾癌。

放射科医师：

患者CT提示胰体稍低密度异常结节影，范围为2.5cm×1.6cm，边界欠清；增强后动脉期轻度强化，但低于正常胰腺实质强化；门脉期及延迟期呈等密度改变(图1)。肿瘤后缘邻近脾动脉,但未累及周围主要血管(图2)。胰腺MRI增强进一步证实胰体尾癌(图3)。

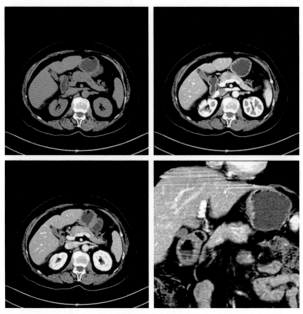

图1 术前腹部CT增强检查提示胰腺体部稍低密度灶,边界不清,直径约20mm,呈延迟强化改变,结合MRI,考虑为胰腺癌

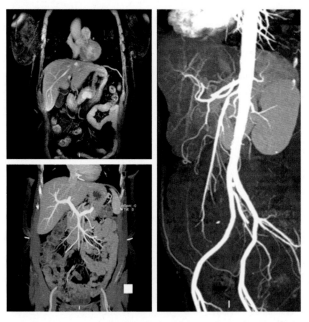

图2 术前腹部CTA提示胰体部肿物,考虑胰腺癌,未侵犯周围大血管

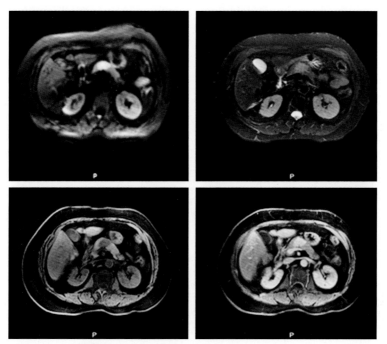

图 3　术前肝脏 MRI 增强检查提示胰体部见稍长 T1、T2 异常信号结节灶,边界尚清,质地均匀,直径约 28mm,DWI 呈高信号,呈明显延迟强化改变,首先考虑胰腺癌

三、 初步诊断

胰体尾癌。

四、 诊治计划

肝胆胰外科医师:

患者术前诊断为胰体尾癌。目前影像学提示肿瘤未侵犯主要血管,未发现淋巴结转移依据,也未发现肿瘤远处转移依据,临床考虑肿瘤可切除,可行手术治疗。

肿瘤内科医师:

患者胰体尾恶性肿瘤,目前考虑可切除。术前 CA19-9 正常,无黄疸,原发肿瘤病灶未侵犯出胰腺,未出现局部肿大淋巴结,术前无行新辅助化疗指征,术后可以考虑行吉西他滨单药辅助化疗。

五、 治疗经过

肝胆胰外科医师(主管医师):

患者行腹腔镜下胰体尾＋脾脏切除＋淋巴结清扫术。术中发现肿块位于胰体尾(图4),直径约3cm,边界清,未侵犯胰腺包膜,胰周未见明显肿大淋巴结;术中冰冻提示肿块为慢性胰腺炎。术后常规病理提示:胰腺腺泡组织萎缩,间质纤维组织增生,伴淋巴细胞、浆细胞及中性粒细胞浸润,考虑慢性胰腺炎。胰腺周围有一颗淋巴结呈反应性增生。

术后患者恢复良好,围手术期未发生明显严重并发症,术后1周复查增强CT检查未提示明显异常。

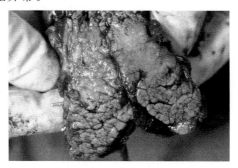

图4 术中标本提示胰体实性肿块,未侵犯周围血管

放射科医师:

回顾这个病例,肿块型胰腺炎与胰腺癌的术前影像学鉴别比较困难。一般肿块型胰腺炎与胰腺癌的鉴别诊断主要有以下几点:(1)前者表现为肿块缓慢、弥漫性增强,与周围胰腺实质增强模式及程度相似;后者系乏血供肿瘤,微血管少于正常胰腺,故以低增强为其特殊的增强方式。(2)沿主胰管走形钙化被认为是诊断前者的可靠征象;周围脏器的侵犯及转移,淋巴结的增大,这些都是后者的征象,特异性几乎达100%。(3)前者是胰腺反复炎症的结果,通常整个胰腺都伴有炎性改变,胰体尾部常有纤维组织增生和炎性细胞渗出而致体尾部肥大,与后者肿块常伴体尾部萎缩的征象具有重要鉴别意义。(4)前者肿块内可见腹腔血管及其分支"穿行",其形成原因可能是胰腺炎性水肿渗出和坏死物增多,进而包绕动脉;而后者肿瘤的生长对动脉的影响往往是推挤,因此这种"伪动脉穿行征"可作为两者的重要鉴别点。(5)肾前筋膜增厚在前者和后者的发生率差异有统计学意义,此征象的出现提示前者可能性大。

(6)假性囊肿的形成也是前者的较特征性表现。虽然如此,两者术前鉴别依然非常困难,有时甚至需要穿刺活检或随访来明确诊断,即使根据病史、体征及影像特征,甚至术中所见也难以和胰头癌相鉴别。

本病例中患者术前影像学与胰腺癌鉴别困难,但此例不存在胰管中断及梗阻,患者术前 CA19-9 正常,无黄疸,这些均提示炎症可能。

六、 总 结

肝胆胰外科医师:

患者术前影像学提示胰腺癌可能,但患者术前无黄疸且 CA19-9 处于正常范围。CA19-9 诊断胰腺癌的敏感性为 79%~81%,特异性为 82%~90%,因此 CA19-9 对诊断胰腺癌有很大价值。但也有 3%~7% 的胰腺癌患者为 Lewis 抗原阴性血型结构,不表达 CA19-9,此类患者检测不到 CA19-9 的异常。因此,对于影像学诊断胰腺癌,若患者 CA19-9 水平不高,我们需与肿块型胰腺炎、胰腺 IPMN 等进行鉴别诊断[1]。

肿块型胰腺炎是节段性慢性胰腺炎的一种特殊类型,又称为假肿瘤性胰腺炎,占慢性胰腺炎的 10%~36%,有 93% 的炎性肿块位于胰头部。肿块型胰腺炎的病因,国外以慢性酒精中毒为主要原因,国内以胆源性为主,其他原因还包括高血脂、遗传性和自身免疫异常等[2,3]。国内目前肿块型胰腺炎分为 4 型:(1)单纯肿块型:病理机制为炎症迁延不愈反复发作,胰腺组织变性坏死,腺泡萎缩,胰腺小叶间或胰管周围纤维组织增生和慢性炎性细胞浸润而形成炎性肿块。(2)肿块内合并假囊肿型:假性囊肿的形成是慢性胰腺炎的特征性表现。(3)肿块内伴钙化型:此型最多见,钙化为慢性胰腺炎的特征性表现,形成原因为胰液的蛋白质慢性沉淀并阻塞胰管导致钙质沉积。(4)混合型:本型较为少见,钙化位于上方中心部位,假囊肿分布于钙化周围,囊肿大小不等,形状不规则;部分学者认为胰头内钙化阻塞胰腺导管的开口,从而导致胰液的聚积形成囊肿。

七、 最终诊断

慢性胰腺炎。

参考文献

［1］ Li XQ，Qian JM. Updated key points and clinical pathway for NCCN Clinical Practice Guidelines in Oncology：Pancreatic Adenocarcinoma（Version 2. 2015）. J Clin Hepatol，2015，31（5）：649—653.

［2］ Ito T，Ishiguro H，Ohara H，et al. Evidence-based clinical practice guidelines for chronic pancreatitis. J Gastroenterol，2015. doi：10. 1007/s00535-015-1149-x.

［3］ Katz MH，Marsh R，Herman JM，et al. Borderline resectable pancreatic cancer：Need for standardization and methods for optimal clinical trial design. Ann Surg Oncol，2013，20（8）：2787—2795.

50　　十二指肠降部异位胰腺

👨‍⚕️**要点：**

异位胰腺缺乏特异性临床症状及影像学表现，诊断上不易鉴别，如遇到胃肠道黏膜下隆起型病变，术前诊断应充分结合超声内镜及 CT、MR 等影像学检查，注意排除有无异位胰腺的可能性，而不可轻易诊断为胃肠间质瘤（gastrointestinal stromal tumor，GIST）或其他病变。手术切除是唯一有效治愈手段。

一、　病例简介

患者女性，65 岁，因"右上腹胀痛 2 年余，加重 2 个月"入院。起初间歇发作，可自行缓解。2 个月前加重，伴嗳气。既往史及查体无殊。实验室检查：无明显异常项。辅助检查时，胃镜示：慢性非萎缩性胃炎伴多发隆起糜烂；十二指肠降部外侧壁可见一黏膜隆起，大小约 0.5cm×0.5cm，表面糜烂。病理提示胃炎，HP（一）。

二、　鉴别诊断

消化内科医师：

胃镜提示十二指肠降部增生，遂再次行超声内镜，见十二指肠球后一直径约 0.8cm 扁平隆起，呈低回声改变，表面糜烂，无蒂，起源于黏膜层或黏膜下层；另见十二指肠壁增厚，层次显示不清，首先考虑神经内分泌肿瘤可能或炎性改变。但患者胃泌素、胰岛素、C 肽等实验室检查均正常，且经 PPI 治疗效果反复，需注意有无其他病变可能，建议结合放射学检查进一步鉴别。

放射科医师：

上腹部 CT 增强扫描（图 1）及胰腺 MRI 增强扫描（图 2）均提示十二指肠降部富血供结节，黏膜或黏膜下起源不易分辨。按发病率来看，以间质瘤多见。富血供强化可符合,如肿块较大,内部可出现坏死,一般为固有肌层起源,突向腔外生长多见。但本例结节较小,腔内或腔外生长不易分辨。如起源于黏膜,则需考虑神经内分泌肿瘤,其典型的强化方式为动脉期强化,一直持续至门脉期,实质期下降,但此结节为持续强化,后期未见明显下降,不太符合。如起源于黏膜下,则需考虑少见的异位胰腺,其也可以发生在上消化道,最常见为胃大弯侧,十二指肠也可受累,多为乳头以上,球部较多见;其强化方式与胰腺实质相仿,特征性表现为肿块中心出现点状凹陷,称为脐样征;可为中央扩张的胰管所致或由于消化液的刺激,分泌胰蛋白酶消化胃肠黏膜形成溃疡所致;但本例结节较小,未见脐样征,鉴别困难[1—3]。肝脏未见转移征象。胸部高分辨率 CT 平扫未见转移灶。

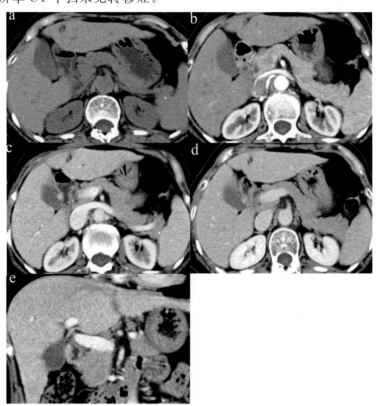

图 1 上腹部增强 CT 扫描示十二指肠降部外侧壁局部管壁结节状增厚,大小约 8.2mm×11.7mm×13.3mm,增强扫描呈较明显持续均匀强化(b—d),与胰腺实质强化相仿但不完全一致,黏膜面及浆膜面尚光整,相应管腔略狭窄,其近侧管腔未见明显扩张梗阻征象。肝门部多发轻度肿大淋巴结

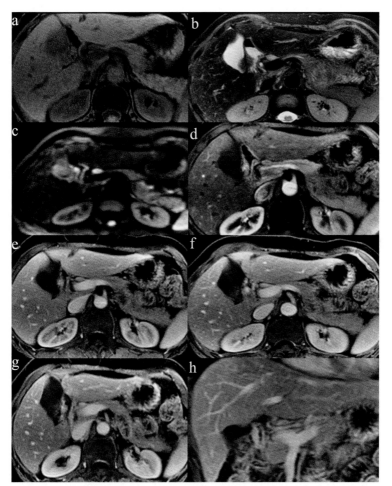

图2　胰腺增强MRI扫描示十二指肠降部外侧壁局部结节状等T1、等T2信号灶(a,b),大小约8.2mm×11.7mm×13.3mm,增强扫描呈较明显持续均匀强化(d—h),黏膜面及浆膜面尚光整,相应管腔略狭窄,其近侧管腔未见明显扩张梗阻征象

肝胆胰外科医师:

十二指肠球降部后壁富血供占位明确,直径约1cm,全身其他部位未见明显占位,临床表现及影像学特点不具特异性。从发生率上来分析,GIST可能性稍大,但亦不能完全排除胃肠道神经内分泌肿瘤等。现患者无其他并存疾病,可排除禁忌后手术切除肿物,待常规病理明确诊断。

三、 初步诊断

十二指肠降部后壁肿物:间质瘤? 神经内分泌肿瘤? 异位胰腺?

四、 诊疗计划

患者十二指肠肿物诊断基本明确,但性质不明,存在手术指征,建议行腹腔镜下探查,可考虑行局部切除,同时术中行冰冻切片,明确病理。

五、 治疗经过

全麻下行"腹腔镜下十二指肠肿物切除术"。术中腹腔未见明显腹水及粘连,探查胃、网膜、肝脏未见明显肿瘤转移。肿块位于十二指肠降部后壁,质软同胰腺组织,考虑异位胰腺可能。予完整切除肿瘤,送术中冰冻提示(十二指肠)肌层可见胰腺组织,符合异位胰腺。术后常规病理(图3)提示:(十二指肠异位胰腺)黏膜下层及肌层见胰腺腺泡及导管,结合临床,符合异位胰腺。术后1个月复查腹部CT(图4)未见异位胰腺组织残留。

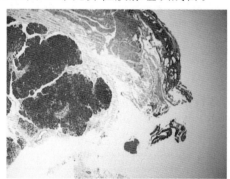

图3 术后常规病理(HE,×100)黏膜下层及肌层可见胰腺腺泡及导管,符合Ⅰ型异位胰腺表现

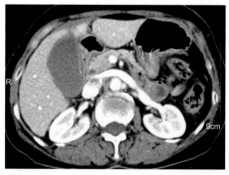

图4 十二指肠降部异位胰腺术后胰腺增强CT扫描,动脉期未见残留征象

六、总 结

异位胰腺(HP/EP)是指生长在胰腺自身之外并与之无任何解剖、血管关联的散在胰腺组织,其具有胰腺腺泡、导管和胰岛细胞等正常胰腺成分[4-5]。它最早为 Jean Shulz 在 1727 年所报道,是一类极为少见的先天性发育畸形,尸检发生率一般为 0.55%～4.00%,约每 500 个上消化道手术切除标本里可检出 1 例。常见发生部位是上消化道,其中以胃最多见(30%),其次是十二指肠(25%)和空肠(15%),位于食管、胆囊、纵隔和输卵管等部位均属少见。黏膜下层居多,占 50%～60%,故一般黏膜面完整,多为腔内生长,少部分可达肌层(20%～30%)。通常在手术或体检中意外发现,多数无临床表现。只有当继发感染、出血、梗阻或癌变时,才可能发生相应的症状。

随着医学影像技术及内镜技术的普及和发展,其检出率逐渐增高,但由于 CT/MR 影像学检查以及内镜图像均缺乏特异性,且临床症状亦不典型,极易与另一种消化道常见的 GIST 相混淆[2]。两者临床特点相似,均可表现为黏膜下的实体肿瘤,常常难以区分,容易误诊,而术后病理则是鉴别两种疾病最可靠的诊断手段。

异位胰腺按构成比不同分为 4 型:Ⅰ型,由类似正常的胰腺组织,即腺泡、胰管和胰岛细胞组成而出现在非正常部位;Ⅱ型,仅由胰管构成;Ⅲ型,由腺泡组织构成(外分泌型);Ⅳ型,由胰岛细胞构成(内分泌型)。由不同比例的腺泡、胰管及胰岛细胞构成的异位胰腺,其平扫密度及强化方式亦不相同,一般来说,其强化程度与强化的衰减类似于正常胰腺组织,但如果其内发生囊变坏死或导管扩张,则可出现片状低密度影;其特征性表现为肿块中央出现脐凹征,可为中央扩张的胰管所致或由于消化液的刺激,分泌胰蛋白酶消化胃肠黏膜形成溃疡所致;如果其主要以胰腺导管及胰腺腺泡组成,则可表现为中度强化,延迟后衰减不明显。本例强化方式与此型表现一致,术后病理证实为黏膜下层及肌层见胰腺腺泡及导管。另外,异位胰腺也可发生急慢性胰腺炎,可能与异位胰腺多为黏膜下病变,且受消化道的压迫及分泌的大量消化酶作用所致,影像表现为周围渗出性改变。其还可发生胰腺假性囊肿、继发出血坏死,甚至有癌变的可能,出现相应的影像学表现,需引起注意。

手术切除是治愈异位胰腺的唯一有效手段。手术方式一般根据其位置、大小及病变程度而定,可行内镜下黏膜剥离(endoscopic submucosal dissection,ESD)、局部切除、肠管切除吻合,甚至胰十二指肠切除,可采用开放、腹腔镜、双镜联合或机器人途径等[6]。

总之,异位胰腺缺乏特异性临床症状及影像学表现,诊断上不易鉴别,唯有术后常规病理是确诊的金标准。如遇到胃肠道黏膜下隆起型病变,术前诊断应充分结合超声内镜及 CT、MR 等影像学检查,注意排除有无异位胰腺的可能性,而不可轻易诊断为 GIST 或其他病变。

七、 最终诊断

Ⅰ型十二指肠降部异位胰腺。

参考文献

[1] Kim DU, Lubner MG, Mellnick VM, et al. Heterotopic pancreatic rests: Imaging features, complications, and unifying concepts. Abdom Radiol(NY), 2017,42(1):216—225.

[2] Subasinghe D, Sivaganesh S, Perera N, et al. Gastric fundal heterotopic pancreas mimicking a gastrointestinal stromal tumour (GIST): A case report and a brief review. BMC Res Notes, 2016,22(9):185.

[3] Low G, Panu A, Millo N, et al. Multimodality imaging of neoplastic and nonneoplastic solid lesions of the pancreas. Radiographics,2011, 31(4):993—1015.

[4] Monier A, Awad A, Szmigielski W, et al. Heterotopic pancreas: A rare cause of ileo-ileal intussusception. Pol J Radiol,2014,(79):349—351.

[5] Habibi H, Devuni D, Rossi L. Ectopic pancreas: A rare cause of abdominal pain. Conn Med,2014,78(8):479—480.

[6] Vitiello GA, Cavnar MJ, Hajdu C, et al. Minimally invasive management of ectopic pancreas. J Laparoendosc Adv Surg Tech A, 2017. doi: 10.1089/lap.2016.0562.

51　　十二指肠癌的综合治疗

🐧要点：

十二指肠癌可首发十二指肠球部溃疡，内镜病理阴性。胰十二指肠切除术联合术后化疗能使患者生存获益。

一、病例简介

肝胆胰外科医师（主管医师）：

患者女性，48岁，因"上腹痛1个月余"入我院消化内科。当地胃镜提示十二指肠球部溃疡伴出血，十二指肠球部畸形。入院后予以制酸、禁食、营养支持等处理后症状好转，后复查胃镜提示十二指肠球部隆起伴出血，病理提示十二指肠球部黏膜慢性炎症，伴腺上皮绒毛状增生。后查CT提示十二指肠内侧壁增厚，恶性肿瘤可能，遂转入我科。

患者入院后实验室检查提示血色素116g/L，血小板 117×10^9/L、CA19-9 340.7U/ml，肝肾功能电解质、凝血功能、肝炎标记物均阴性。

患者入院后影像学提示十二指肠癌，未发现肿瘤远处转移依据。

二、鉴别诊断

肝胆胰外科医师：

患者为中年女性，因十二指肠溃疡伴出血入院，胃镜提示十二指肠球部隆起伴出血，但胃镜病理未发现肿瘤依据。影像学提示十二指肠癌。目前需明确有无外科手术干预指征。

放射科医师：

患者增强CT（图1）提示十二指肠内侧壁增厚，呈不规则肿块，已累及胃

十二指肠动脉及胃右动脉近端，局部已侵犯胰头。MRI 增强（图 2）提示十二
指肠球壁明显增厚，内侧为著，呈不规则团块影，T1WI 为低信号，T2WI 为低
信号，DWI 高信号，增强后明显均匀强化，累及胰头、胃后壁，包绕胃十二指肠
动脉及胃右动脉起始部。综合考虑为十二指肠癌。

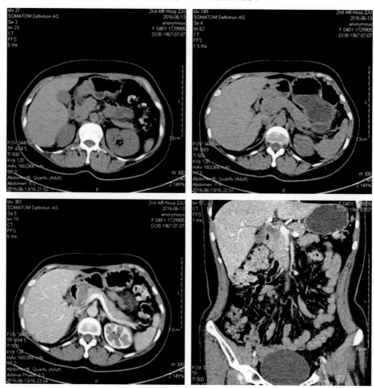

图 1　术前腹部 CT 增强提示十二指肠内侧壁不规则肿块，考虑十二指肠恶性肿瘤。肿块包绕
肝固有动脉，局部侵犯胰头

三、　初步诊断

十二指肠癌。

四、　诊治计划

肝胆胰外科医师：

患者影像学提示十二指肠癌，累及胰头、胃后壁，包绕胃十二指肠动脉及
胃右动脉起始部，未发现肿瘤远处转移依据。对于原发性十二指肠癌患者而

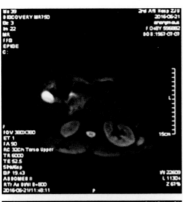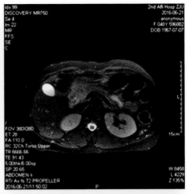
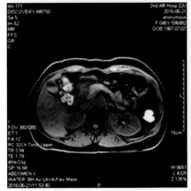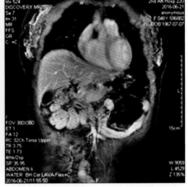

图2   术前 MRI 增强提示十二指肠球壁增厚,恶性肿瘤,包绕胃十二指肠动脉及胃右动脉近端,局部受累狭窄,累及胰头、胃窦后壁

言,手术切除是最有效、最根本的治疗方式。胰十二指肠切除术是目前公认的最有效治疗手段,不仅可以完整切除十二指肠,还可以进行胰十二指肠周围、肝门及结肠系膜内淋巴结清扫,使患者生存获益。有报道胰十二指肠切除术的 5 年生存率可高达 35％。因此,我们计划近期行手术治疗。

肿瘤内科医师:

原发性十二指肠癌的转移率为 20％～50％,一般存在局部淋巴结、肝、胰、腹膜、卵巢和肺转移。治疗手段以外科治疗为主,术后辅助化疗是影响预后的另一重要因素,但对术后辅助化疗指征及标准化方案尚无统一标准,可借鉴结肠癌和胃癌化疗方案。一般建议采用氟尿嘧啶类药物为基础的化疗方案。在我们的临床实践中,发现奥沙利铂和氟尿嘧啶连用后具有较高的临床有效率,相关文献及小样本 RCT 研究有类似报道。

五、 治疗经过

肝胆胰外科医师（主管医师）：

对患者行手术治疗，术中发现十二指肠内侧壁肿瘤，侵犯胰头、胃后壁，包绕胃十二指肠动脉及胃右动脉起始部，遂行胰十二指肠切除术。

术后患者恢复良好，围手术期未发生明显严重并发症，术后病理提示十二指肠中分化腺癌，大小约 2.6cm×2.2cm，神经侵犯阳性，手术切缘阴性。胃大弯侧淋巴结 0/8 阳性，胰周淋巴结 2/4 阳性，8a 组淋巴结 2 枚，其中一枚内见腺癌成分。术后 1 个月复查，增强 CT 检查未提示复发或转移。

患者出院后，门诊常规随访。术后半年，患者复查 CT 提示术区复发及肝脏转移可能（图 3）。已于肿瘤内科行 XELOX 方案辅助化疗。目前肿瘤内科随访治疗。

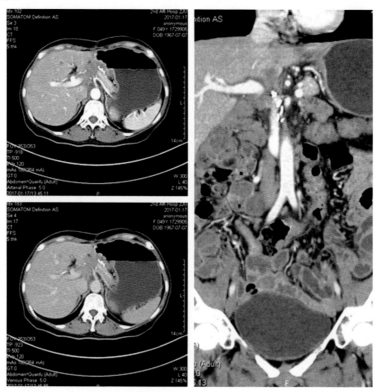

图 3　术后半年复查 CT 提示十二指肠癌术后，术区少许软组织影，不排除复发可能；肝Ⅰ段、Ⅳ段结节，考虑转移瘤，必要时行 MRI 检查；腹膜后多发淋巴结增大

六、 总　结

肝胆胰外科医师：

原发性十二指肠癌是指原发于十二指肠各段的恶性肿瘤，好发于十二指肠乳头周围区。发病率约为 10 万分之 0.54，占胃肠道恶性肿瘤的 0.3％～1.0％，发病率占全消化道恶性肿瘤的 0.3％，占小肠恶性肿瘤的 33％～48％。发病年龄多为 40～60 岁，平均年龄 53.1 岁，男性多于女性。该病起病隐匿，临床表现不典型，可以有消化道溃疡、肠道出血、胆道梗阻、肠道梗阻等不同表现[1]。本例患者首发症状为十二指肠溃疡，且胃镜病理未取得肿瘤依据，经保守治疗后症状已好转；若继续保守治疗，极易出现漏诊及误诊，延误手术时机。因此，对于临床表现为十二指肠溃疡的患者，须鉴别诊断十二指肠癌。

原发性十二指肠癌的转移率为 20％～50％，一般存在局部淋巴结、肝、胰、腹膜、卵巢和肺转移，手术复发的病例常有多处组织、脏器的转移。目前文献指出术前血清 CA19-9 升高、病灶直径＞2.5 cm、区域淋巴结阳性、合并脉管癌栓及肿瘤分化差为影响患者预后的危险因素。这提示行胰十二指肠切除术时，需行胰十二指肠周围、肝门及结肠系膜内淋巴结清扫，才能使患者生存获益[2,3]。

七、 最终诊断

十二指肠癌。

参考文献

[1] Buchbjerg T,Fristrup C,Mortensen MB. The incidence and prognosis of true duodenal carcinomas. Surg Oncol,2015,24(2):110—116.

[2] Cloyd JM,Norton JA,Visser BC,et al. Does the extent of resection impact survival for duodenal adenocarcinoma? Analysis of 1,611 cases. Ann Surg Oncol,2015,22(2):573—580.

[3] Han SL,Cheng J,Zhou HZ,et al. The Surgical treatment and outcome for primary duodenal adenocarcinoma. J Gastmintest Cancer,2010,41(4):243—247.

52　　十二指肠乳头癌

（1）手术切除是十二指肠乳头肿瘤唯一的治疗手段，但至今仍无标准一线术后化疗方案。

（2）S-1联合奥沙利铂（SOX方案）化疗对十二指肠乳头癌临床疗效佳。

一、　病例简介

患者女性，51岁，因"反复背部、腹部隐痛5年余，加重1个月"入院。患者诊断：十二指肠乳头癌。1年来体重减轻3～4kg。父亲死于肺癌。体格检查结果无殊。实验室检查：血常规、肝肾功能、肿瘤标记物等结果无异常。患者入院后先后接受了肝胆胰脾B超、肝脏MRI增强扫描、全腹CT血管成像、MRCP等检查，检查结果提示十二指肠恶性肿瘤，无远处转移征象。

二、　鉴别诊断

放射科医师：

腹部增强CTA扫描（图1a）示十二指肠乳头部肿块，大小约3.5cm×1.3cm，增强扫描明显欠均匀强化。肿块由胰十二指肠上动脉分支供血，其上肝内外胆管扩张，胰头部胰管轻度扩张，胆囊增大。肝门部及后腹膜未见肿大淋巴结。MRCP（图1c）示胆总管下端截断，其上肝内外胆管明显扩张，胰管轻度扩张。肝脏增强MRI扫描（图1b）示十二指肠乳头部稍长T1、稍长T2信号肿块，增强扫描明显欠均匀强化；其上肝内外胆管扩张，胰头部胰管轻度扩张，胆囊增大。肝门部多发稍大淋巴结。肝脏未见明显转移瘤。胸部高分辨率CT未见转移灶。综上所述，从影像学上看，十二指肠乳头部肿瘤诊断明确，十二指肠乳头癌可能大，肿瘤由胰十二指肠上动脉分支供血。

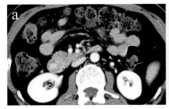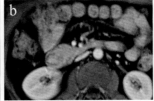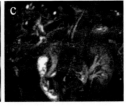

图1   首次影像学评估。(a)腹部增强 CTA 肝门静脉期；(b)肝脏增强 MRI 扫描肝实质期；(c)MRCP

患者入院前主要表现为胆管梗阻和胆管炎，影像学检查都提示十二指肠乳头肿瘤，明确诊断并不困难。现在主要的问题是患者当地医院影像学资料提示十二指肠乳头癌伴肝内转移，入院后需准确完善术前肿瘤的影像学评估，包括肿瘤大小、血管侵犯、肝内转移、淋巴结转移及远处转移情况，决定是否可行根治性切除，如必要可行内镜下穿刺活检明确病理结果。因此，要通过影像学检查结果积极完善术前评估，汇总多学科的临床资料，以拟订进一步肿瘤治疗方案。

三、 初步诊断

十二指肠乳头癌，伴肝内外胆管扩张。

四、 诊治计划

肝胆胰外科手术切除是十二指肠乳头肿瘤唯一的治疗手段。对于可行手术切除的十二指肠乳头癌患者，胰十二指肠切除术是标准的手术治疗方法。近年来，随着腹腔镜技术的提高、器械的改进，加之外科手术经验的积累、手术技巧的提高，腹腔镜在胰十二指肠切除术中的应用得到了快速的发展。该患者肿瘤位于壶腹周围，是腹腔镜胰十二指肠切除术较好的适应证，且无肿瘤大小顾虑。但是腹腔镜下胰十二指肠切除操作复杂、切除范围广，要控制好术中出血，术前需充分评估患者肝功能、凝血机制，术中熟练的腹腔镜手术技术及腔镜视野下良好的解剖层次感也是决定手术成功的关键。当然，术后患者预后与较多影响因素相关，如患者年龄，肿瘤分化程度，ECOG 评分，R1 切缘，脉管侵犯，较高的淋巴结阳性率以及 CEA、CA19-9 的异常升高等。

五、 诊治经过

肝胆胰外科医师：

排除禁忌后行腹腔镜下胰十二指肠切除术。术中见腹腔内无明显腹水，盆腔、肠系膜、腹膜、膈肌等未及明显转移病灶。胆囊形态正常，肝脏无明显硬化表现，色红、质地可，胆总管未扩张，直径为 0.7cm。肿块位于十二指肠乳头，大小约 5cm×2cm，未侵出浆膜。肝动脉旁及肠系膜根部淋巴结可及肿大。胰腺质软，胰腺断面胰管未扩张，约 2mm。术中冰冻提示高分化腺癌，隆起型，大小约 4.8cm×2.1cm×1.5cm，浸润至浆膜层。淋巴结病理均阴性。术后患者恢复可，术后发生 A 级胰瘘，无其他明显并发症。术后 24 天出院。术后 3 个月复查肝脏 MRI 增强示肝 V、VI、VII 段异常信号灶，考虑转移灶。后行 5 次奥沙利铂＋S1 化疗，无严重化疗副反应。第 4 次化疗后复查肝脏 MRI 增强示肝 V、VI、VII 段转移结节，较前明显缩小；肝门部多发淋巴结肿大，较前片缩小。这说明奥沙利铂＋S1 化疗方案针对该患者十二指肠乳头癌肝转移治疗有效。

放射科医师：

十二指肠乳头癌术后 3 个月拟行第 1 次化疗，复查肝脏增强 CT 及 MRI 扫描（图 2）示肝 V、VI、VII 段多发环形强化结节，考虑转移瘤，较术前片新出现。

十二指肠乳头癌术后 5 个月拟行第 4 次化疗，复查肝脏增强 MRI 扫描（图 3）示肝 V、VI、VII 段多发转移瘤，较前片明显缩小。

十二指肠乳头癌术后 8 个月，复查肝脏增强 MRI 扫描（图 4）示肝 V、VI、VII 段多发转移瘤基本消失。

六、 总　结

据报道，十二指肠癌发病率呈上升趋势，虽然根治性手术切除是十二指肠癌的首选治疗方法，但是仍有 39% 的患者手术治疗后再次出现疾病进展[1]。对于不可切除的和术后复发的十二指肠乳头癌患者，全身化疗是其可选治疗方案。但因十二指肠癌发病率低，缺乏大型 III 期前瞻性临床研究，目前仍无标准一线化疗方案。在日本的一项 III 期临床研究显示，S-1 联合奥沙利铂（SOX 方案）一线治疗晚期胃癌无进展生存期不劣于 S-1 联合顺铂（SP 方案），且患

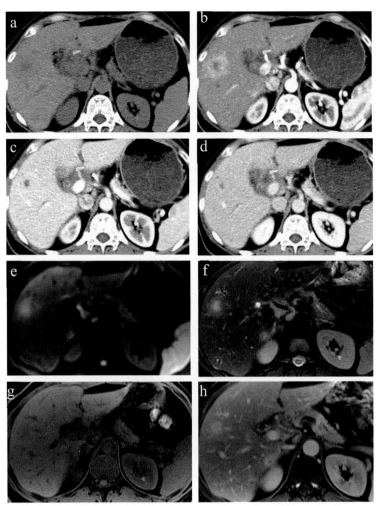

图 2　术后 3 个月影像学评估。(a) CT 平扫示肝 V 段低密度结节;(b)CT 增强动脉期示结节周边环形强化;(c)CT 增强门脉期示结节周边环形强化;(d) CT 增强实质期示结节周边环形强化;(e)肝脏 MRI 的 DWI 示肝 V、VI 段弥散受限结节;(f) T2WI 示结节呈稍高信号;(g) T2WI 示结节呈稍低信号;(h)增强延迟期扫描示结节周边环形强化

者的耐受性良好[2]。患者十二指肠乳头癌术后 3 个月,复查肝脏磁共振提示肿瘤复发转移,根据临床试验结果,选用 S-1 联合奥沙利铂(SOX 方案)化疗 5次至今,复查肿瘤缩小,患者无化疗后严重不良反应。

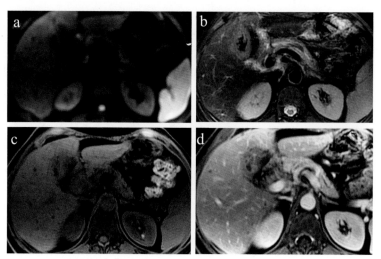

图 3　术后 5 个月影像学(肝脏 MRI)评估。(a)DWI 示肝 Ⅴ、Ⅵ 段结节弥散受限不明显；(b)T2WI 示结节显示不明显；(c)T1WI 示结节显示不明显；(d)增强延迟期扫描示结节较前片明显缩小

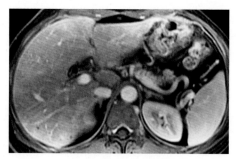

图 4　术后 8 个月影像学评估,肝脏 MRI 增强扫描延迟期示肝 Ⅴ、Ⅵ 段结节已基本消失

七、　最终诊断

十二指肠乳头癌,伴肝内外胆管扩张。

参考文献

[1] Dabaja BS, Suki D, Pro B, Bonnen M, Ajani J, et al. Adenocarcinoma of the small bowel: Presentation, prognostic factors, and outcome of 217 patients. Cancer, 2004,101(3):518—526.

[2] Yamada Y, Higuchi K, Nishikawa K et al. Phase Ⅲ study comparing oxaliplatin plus S-1 with cisplatin plus S-1 in chemotherapy-naive patients with advanced gastric cancer. Ann Oncol, 2015,26(1):141—148.

53   食管神经内分泌癌伴多发转移

要点：

（1）对于降钙素原（PCT）升高但无感染征象表现者，诊断需要考虑神经内分泌肿瘤及伴癌综合征。

（2）对于低分化食管神经内分泌肿瘤伴转移无法手术患者，可行化疗治疗。

一、 病例简介

患者男性，63岁，因"腰痛20余天，进行性吞咽困难10余天"入院。患者出现腰痛，前往当地医院行推拿治疗，未见好转；后来我院就诊局部理疗仍未好转；并出现左下腹部疼痛，进行性加重的吞咽困难，伴食欲减退。该患者有长期吸烟史。实验室检查示多项肿瘤指标异常，血清 CEA 277.9ng/ml，AFP 3.6ng/ml，CA19-9 210.4U/ml，CA12-5 36.7U/ml，CA24-2 109.1U/ml，细胞角蛋白 211 109.1U/ml，神经元特异性烯醇化酶 124.0ng/ml；WBC 10.1×10^9/L，中性粒细胞百分比 80.1％，CRP 17.2mg/L，PCT 36.17g/ml。

患者入院后先后接受了肝胆胰脾B超、泌尿系B超、胸部高分辨率CT平扫、肝脏CT增强扫描、胃镜活检、全身PET-CT等检查，检查结果提示食管癌伴肝、胸椎、肋骨多发转移。

二、 鉴别诊断

放射科医师：

患者影像学（图1—图3）提示食管肿物伴肝脏多发转移及骨转移。

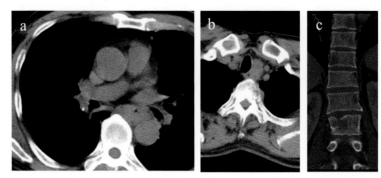

图1 胸部CT平扫。(a)食管中段管壁明显增厚;(b)上纵隔气管左旁淋巴结转移;(c)冠状位骨窗示胸腰椎多发骨质破坏

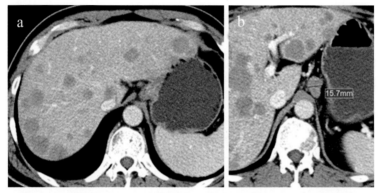

图2 CT增强门脉期示肝内弥漫转移瘤(a)及贲门下肿大淋巴结(b)

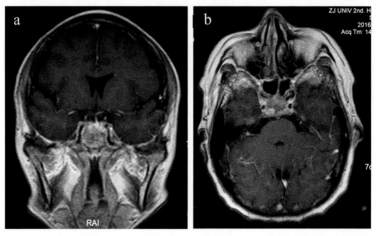

图3 头颅MR增强。(a)冠状位示斜坡骨质破坏;(b)轴位示斜坡骨质破坏

肿瘤内科医师:

目前病理结果明确原发肿瘤病灶在食管,且为低分化小细胞癌,恶性程度

高。同时需注意的是,该患者 PCT 高达 36.17g/ml,但无炎症感染征象,鉴于病理为小细胞癌,应考虑为伴癌综合征(paraneoplastic syndrome,PNS)[1];而临床食管小细胞癌表现为 PCT 升高的伴癌综合征实属少见,需注意与类癌综合征相鉴别。伴癌综合征指原发肿瘤患者由于癌肿本身代谢异常或癌肿产生的一些物质进入血流并作用于远处组织,对机体产生各种影响而引起的一组症候群。类癌综合征则是一种罕见的、生长缓慢的、能产生小分子多肽类或肽类激素的肿瘤,即 APUD 细胞瘤,除能分泌有强烈生理活性的 5-羟色胺、胰舒血管素和组织胺外,有的还可分泌其他胺和肽类物质。类癌是胃肠道最常见的内分泌肿瘤,由于血液中 5-羟色胺等物质增多,临床上出现皮肤潮红、腹泻、腹痛及哮喘和心脏瓣膜病等征象。

三、 初步诊断

食管癌伴肝、骨多发转移。

四、 诊治计划

肝胆胰外科医师:

从目前检查结果来看,该患者诊断明确,已经出现肝脏、胸椎及肋骨多发转移,为食管癌晚期,已丧失手术切除根治机会,考虑以化疗为核心的多学科综合治疗,以控制疾病进展,缓解症状。

肿瘤内科医师:

消化道小细胞癌跟肺小细胞癌一样,恶性程度很高,唯一优点是对化疗敏感。临床上多采用含铂类化疗方案,既往临床研究表明,含铂类化疗方案较不含铂类化疗方案更能延长患者生存期[2]。

五、 诊治经过

肝胆胰外科医师、肿瘤内科医师(主管医师):

该患者胃镜活检病理结果为(食管中段)低分化小细胞癌。免疫组化结果:CK(AE1/AE3)(+),CK5/6(−),CK7 弱(+),CK20(−),P63(−),Syn(+),CgA 散在(+),CD56 弱(+),Ki-67>80%(+),P53(−)。考虑患者病情为晚期,后转至肿瘤内科行 EP 方案(依托泊苷 0.1g d5＋顺铂 40mg d3)化

疗 2 次。遗憾的是，CT 评估疗效结果（图 4 和图 5）提示肝内部分病灶及淋巴结有所缩小，少部分病灶明显增大，病变处于进展期；多发胸腰椎转移，腰 2 椎体压缩性改变，较前进展。评估结果为 PD（progressive disease，疾病进展）。

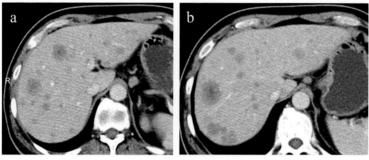

图 4 化疗 1 个月后。(a)增强 CT 门脉期示贲门下肿大淋巴结有缩小；(b)肝脏病灶部分缩小，小部分增大

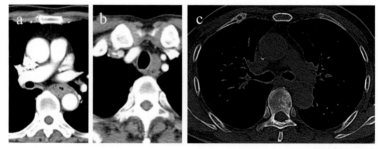

图 5 胸部 CT 增强。(a)食管中段管壁增厚减轻；(b)上纵隔气管左旁淋巴结缩小；(c) 骨窗示肋骨及胸椎骨质破坏区边缘出现硬化

因此，讨论后建议更换化疗方案为 IP 方案（伊立替康 105mg d1＋顺铂 50mg d1）2 次。期间患者出现右眼睑上翻乏力，行头颅磁共振检查提示斜坡区及两侧蝶骨大翼骨质膨大，考虑转移瘤。后因患者腰部疼痛明显，放疗科会诊后对其行局部放疗治疗，放疗后腰痛较前明显好转。后再次行 IP 方案（伊立替康 105mg d1、d8＋顺铂 50mg）化疗 1 次，化疗后出现骨髓抑制（I 度，血小板最低 $86×10^9/L$，白细胞最低 $3.0×10^9/L$）；第 8 天化疗推迟并减量为"伊立替康 100mg＋顺铂 50mg d8"实施，2 次化疗后我们对患者进行了再次评估，疗效评估为 SD（图 6）。

六、总 结

从上述可见该病例诊治过程之曲折。首先从诊断上，该病例最初诊断为

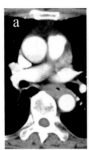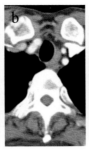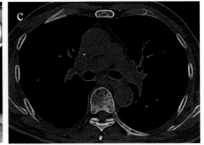

图6　化疗4个月后复查。(a)食管中段管壁增厚进一步减轻;(b)纵隔淋巴结进一步缩小;(c)骨窗示肋骨及胸椎骨质破坏区边缘硬化增多后病情进一步进展,出现右下肢行动不便,肌力下降,肝性脑病。鉴于病人一般情况差,无法继续行化疗治疗,予姑息性支持治疗

食管癌应该无异议,而小细胞癌是一种少见的进展快、转移率高、预后差的恶性肿瘤类型,主要发生部位为肺,食管小细胞癌约占食管恶性肿瘤的0.5%～4.0%[3]。另外,该患者PCT高达36.17g/ml,而无炎症感染征象,似乎不合常理,但该患者病理为低分化小细胞癌,其本质上是神经内分泌肿瘤的一种,出现这种情况又可以解释。其次,对于此类晚期患者,多学科之间的协调综合治疗是最后的法宝,即使无法达到根治的效果,也可期望延长患者生存期及减轻疾病痛苦,提高生活质量。这提示我们,对于PCT升高但无炎症感染征象的患者,诊断需考虑神经内分泌肿瘤及其相关的伴癌综合征。伴癌综合征指原发肿瘤患者由于癌肿本身代谢异常或癌肿产生的一些物质进入血流并作用于远处组织,对机体产生各种影响而引起的一组症候群。对于低分化食管神经内分泌肿瘤伴转移无法手术患者,一线方案可使用铂类药物联合依托泊苷,一般可以达到70%的反应率。

七、 最终诊断

食管小细胞癌伴肝、骨多发转移;肝性脑病;梗阻性黄疸。

参考文献

[1] Boutzios G, Kaltsas G. Clinical syndromes related to gastrointestinal neuroendocrine neoplasms. Front Horm Res, 2015, 44: 40—57.

[2] Meng MB, Zaorsky NG, Jiang C, et al. Radiotherapy and chemotherapy are associated with improved outcomes over surgery and chemotherapy in the management of limited-stage small cell esophageal carcinoma. Radiotherapy and Oncology, 2013, 106(3):317—322.

[3] Kukar M, Groman A, Malhotra U, et al. Small cell carcinoma of the esophagus: A SEER database analysis. Annals of Surgical Oncology, 2013, 20(13):4239—4244.

54　　消化道多发脂肪瘤

🐷要点：

（1）消化道多发脂肪瘤较为罕见，诊断时需结合脂肪瘤的临床特点多加鉴别；

（2）多发脂肪瘤导致梗阻症状，可行外科手术治疗。

一、　病例简介

肝胆胰外科医师（主管医师）：

患者女性，21岁，因"眼黄肤黄伴呕吐20天"入院。患者20天前出现皮肤巩膜黄染，伴恶心呕吐，呕吐为胃内容物，量多，宿酸味；剑突下有持续性胀痛。当地医院CT检查提示十二指肠脂性占位，脂肪肉瘤或畸胎瘤可能。查体可见皮肤巩膜中度黄染，腹平软，剑突下压痛阳性，Murphy's征阳性，未及明显肿块，肝脾肋下未及，移动性浊音阴性。实验室检查提示：总胆红素升高（46.5μmol/L），以直接胆红素为主（35.5μmol/L），ALT 184U/L，AST 155U/L，GGT 455U/L，ALP 369U/L。肿瘤标志物无异常。患者入院后接受了肝胆胰多普勒超声、腹部CT增强扫描（图1）等检查。

二、　鉴别诊断

超声科医师：

肝胆胰多普勒超声提示肝内胆管可见扩张，较宽处内径约0.9cm；胆总管全程扩张，较宽处内径约1.5cm，胆总管末端变细。十二指肠乳头似可见一个不规则形的低回声结节，大小约2.1cm×1.3cm，边界不清，内部回声不均，提示十二指肠乳头部占位。分析：后腹膜病变通常因肠道气体影响声像图，导致超声诊断的定位及定性困难，可通过胃窗造影的方式对其显像质量加以改善。该病例经上述检查，发现胰头区低回声病灶，排除了十二指肠来源。通过"声诺维"造影成像，发现该病灶为"持续低增强"表现，可以进一步排除胰腺癌低增强"快进快退"的典型表现，另外也可排除后腹膜转移性淋巴结及胃肠道间质瘤高灌注这一特点。

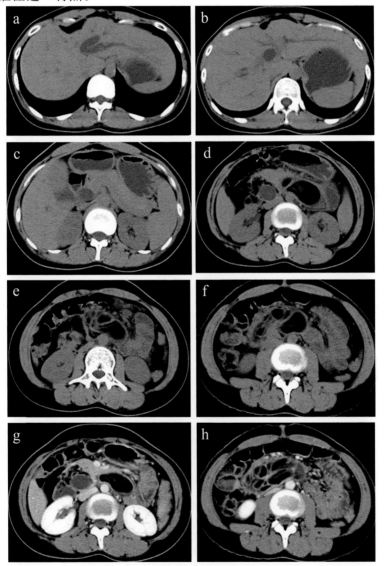

图 1　全腹增强 CT。胰头、十二指肠降部、水平部见多发脂肪密度肿块，病变边界清楚，呈多房性改变。病变累及胆总管下端，以上胆系明显扩张，胰管无明显扩张。增强扫描见肿块无明显强化。肝圆韧带可见局限性脂肪浸润。(a—f)CT 平扫；(g)，(h)CT 增强门脉期

放射科医师：

腹部 CT 增强扫描(图 1)提示所见胰腺头部、十二指肠降段及水平段内见多发脂肪密度影，边缘清楚，呈多房性改变；病灶累及胆总管下段，以上胆管明显扩张。另胰腺头体部见多发小结节状脂肪密度影；余胰腺平扫形态大小未见异常，内部密度均匀，未见异常密度影，增强扫描后胰腺强化均匀，胰管显影。综上考虑胰头、十二指肠降段及水平段脂肪密度为主占位，胰腺多发灶性脂肪密度影，首先考虑脂肪源性肿瘤，脂肪瘤可能性大，错构瘤待排。(1)脂肪瘤：其典型表现为与胃肠道关系密切的、凸向肠腔的脂肪密度肿块，肿块主体无明显强化。周围胃肠壁柔软，部分肠管黏膜慢性炎症可致管壁增厚。本例首先考虑此疾病。(2)脂肪肉瘤：此病虽含有脂肪成分，但密度不均匀，有分隔，内含有软组织成分，实质成分呈轻—中度强化。本例不含有实性成分，暂不考虑。(3)错构瘤：小肠错构瘤是一种罕见的小肠良性肿瘤，文献报道并不多。错构瘤因含有脂肪、软骨、平滑肌、腺体和上皮细胞，有时还有骨组织或钙化，因此 CT 上可表现为多种成分，具有不同的 CT 值。错构瘤多继发肠梗阻表现。这与本病例不符。

消化内科医师：

内镜提示十二指肠球降交界处以下可见多枚隆起的囊实性病变(图 2)，进一步超声内镜提示胰腺头部、十二指肠降段及水平段多发起源于黏膜下层的密集高回声团块，边界清楚，内部回声均匀，诊断首先考虑脂肪瘤。但十二指肠脂肪瘤需与 Brunner 腺瘤相鉴别[1]，因为脂肪瘤与 Brunner 腺瘤在内镜超声下同样表现为黏膜下的中高回声，而又不像异位胰腺那样具有其他特征，所以鉴别较为困难。可通过以下几点鉴别：Brunner 腺瘤以球部或球降部交

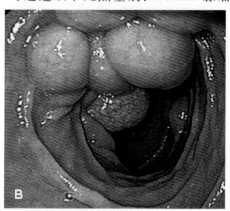

图 2　内镜提示十二指肠球降交界处以下可见多枚隆起的囊实性病变

界处多见,而脂肪瘤则以降部多见;在声像图上,Brunner 腺瘤回声不如脂肪瘤密集、均匀;Brunner 腺瘤常因累及黏膜固有层造成局部黏膜肌层显示模糊、连续性不完整,而脂肪瘤患者的黏膜肌层则始终清晰可辨。

肝胆胰外科医师:

结合放射科、超声科、消化内科意见,诊断首先考虑十二指肠、肝、胰头多发脂肪瘤。值得一提的是,单纯的胰腺脂肪瘤应注意与以下疾病相鉴别:(1)胰腺组织脂肪化:与脂肪瘤的密度类似,但后者为局限性肿块,有被膜包绕,可呈分叶状,边缘光滑,不浸润周围组织;而前者表现更为弥漫,甚至内部可见胰腺组织。(2)脂肪肉瘤:其 CT 值更高,可见实质或液性区域,边界不清,可见局部或远处转移。(3)胰腺脂肪瘤样假性肥大:特征为胰腺体积增大,胰腺外分泌组织被脂肪组织取代甚至累及整个胰腺。

三、　初步诊断

十二指肠、肝、胰头多发肿瘤:首先考虑脂肪瘤。

四、　治疗计划

肝胆胰外科医师:

针对本例十二指肠周围多发脂肪瘤的治疗,目前尚没有统一的观点。一般来说,对无症状的胰腺脂肪瘤,不必进行手术治疗。而对于有症状的或诊断上不能排除为恶性的病例,可以进行肿瘤局部摘除术;如果无法进行摘除,根据其所在部位可考虑行胰头十二指肠切除术或胰腺远端切除术等术式[1]。患者因十二指肠、胰头部多发占位,已导致胆总管狭窄及梗阻性黄疸,存在手术指征。诊断首先考虑脂肪瘤,不排除其他性质病变可能,因此拟行胰十二指肠切除术,同时切除肝脏肿物,术中冰冻初步明确病变性质与切缘情况。

消化内科医师:

患者为十二指肠周围多发脂肪瘤,内镜下高频电切治疗仅能切除部分脂肪瘤,建议行外科手术治疗。

五、 治疗经过

肝胆胰外科医师(主管医师):

按计划行胰十二指肠切除＋肝脂肪肿瘤切除术。术中见十二指肠降部明显膨隆,十二指肠系膜、胰头、肝脏表面近镰状韧带处可见多发脂肪样肿瘤(图3),无肿大淋巴结;胆囊肿大,胆总管扩张,直径约1.5cm。十二指肠降部可及多发卵圆形肿块,质软,胰腺质地软。标本剖检十二指肠壶腹周围见多发卵圆形脂肪样肿块,质软,最大者直径约4cm;胰头内脂肪样肿瘤压迫胆总管胰腺段致胆总管狭窄。由于病变主要为脂肪组织,术中冰冻制片困难,无明确结果。术后常规病理结果为多发性脂肪瘤。病人术后恢复良好,现长期门诊随访。

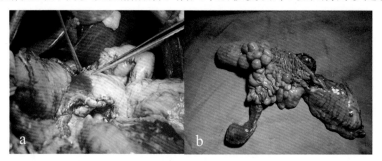

图3　(a)胰腺和(b)十二指肠周围的多发脂肪瘤

病理科医师:

病理大体检查可见十二指肠乳头处见一个息肉样物,大小7.5cm×4.0cm×3.0cm;十二指肠其余黏膜面可见十几枚息肉样物,大小0.3cm×0.3cm×0.3cm～3cm×2cm×1cm;十二指肠浆膜面可见1个息肉样物,大小5cm×5cm×3cm。这些息肉样物切面均呈灰黄色,质软,有油腻感。

镜下(图4)可见肿物均由成熟脂肪组织及少量纤维组织构成,脂肪细胞成熟,大小一致,符合多发性脂肪瘤的诊断。

六、 总　结

本例为十二指肠、肝、胰头多发脂肪瘤,较为罕见,未见文献报道。由于十二指肠或胰腺脂肪瘤发病率低,临床诊治经验较少。多学科诊疗过程中,影像学评估和内镜评估相互补充,有助于明确多发脂肪瘤的诊断,协同外科及消化内科,以确定治疗方案。

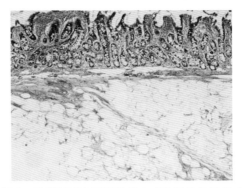

图 4 肠黏膜下方可见肿瘤由成熟脂肪组织构成

七、 最终诊断

十二指肠、肝、胰头多发脂肪瘤。

参考文献

[1] Galiatsatos P. A case of mistaken lipoma. Diagnosis：Brunner gland cyst. Gastroenterology, 2011,141(4):1159—1160.

[2] Liu X，Wilcox CM，Nodit L，Lazenby AJ. Multiple gastrointestinal stromal tumors and lipomatosis. Arch Pathol Lab Med，2008,132(11):1825—1829.